早产儿常见疾病
诊治手册

主 编　魏克伦　李　冬　李　娟

U0263213

科学出版社

北京

内 容 简 介

本书全面介绍早产儿概念与解剖生理特点、早产儿喂养和营养特点、早产儿体液平衡和液体疗法、体温调节和保暖以及国内外最新进展等相关内容，重点阐述早产儿常见感染性疾病、糖代谢紊乱、常见疾病防治与急救技术等。内容全面新颖、实用性强，适用于儿科青年医师、基层医师及儿科专业在读的实习医师。

图书在版编目 (CIP) 数据

早产儿常见疾病诊治手册/魏克伦，李冬，李娟主编.— 北京：科学出版社，2021.3
ISBN 978-7-03-066573-7

Ⅰ.①早… Ⅱ.①魏…②李…③李… Ⅲ.①早产儿疾病—常见病—诊疗—手册 Ⅳ.① R722.6-62

中国版本图书馆 CIP 数据核字（2020）第 209153 号

责任编辑：郝文娜 / 责任校对：张 娟
责任印制：赵 博 / 封面设计：吴朝洪

版权所有，违者必究，未经本社许可，数字图书馆不得使用

科 学 出 版 社 出版
北京东黄城根北街 16 号
邮政编码：100717
http://www.sciencep.com

天津市新科印刷有限公司 印刷
科学出版社发行 各地新华书店经销
*
2021 年 3 月第 一 版 开本：880×1230 1/32
2021 年 3 月第一次印刷 印张：12 1/4
字数：333 000
定价：79.00 元
（如有印装质量问题，我社负责调换）

编者名单

主　编　魏克伦　李　冬　李　娟

副主编　任雪云　王　莉　魏　兵　冀　红

编　者（按姓氏笔画排序）

　　　　　王　莉　王晓晴　丛　雪　田云红

　　　　　任雪云　许　婧　孙婷婷　李　冬

　　　　　李　沫　李　娟　李宇丹　陈传喆

　　　　　徐　军　冀　红　魏　兵　魏克伦

秘　书　徐　军

前　　言

随着国内外新生儿医学的发展，我国早产儿疾病防治与急救技术也在不断提高，从而使我国新生儿病死率与伤残率不断下降，但与国际部分发达国家相比仍有一定差距。为此，提高我国早产儿的疾病防治与急救技术，目前仍是我国新生儿医学界的重要任务，并且一直是贯彻我国优生优育国策的重要内容之一。

本书编写的内容主要包括早产儿的发育、营养、常见疾病防治与急救技术，以及国内外最新进展等相关内容。内容全面新颖、实用性强，尤其适用于我国儿科界的青年医师、基层医师及儿科专业在读的实习医师的参考与指导。

本书编写得到中国医科大学附属盛京医院、大连市医疗中心的新生儿专家们的热情支持。由于编者的水平有限，书中若有不足之处，敬请读者指正。

中国医科大学附属盛京医院
魏克伦
2021 年 1 月 31 日

目　　录

第1章　早产儿概念与解剖生理特点 / 1

第一节　早产儿分类 / 1

第二节　早产儿解剖生理特点 / 3

第2章　早产儿的营养与喂养 / 8

第一节　早产儿营养特点 / 8

第二节　早产儿肠内营养 / 18

第三节　早产儿肠外营养 / 26

第四节　早产儿喂养相关问题 / 33

第3章　早产儿体液平衡特点及紊乱 / 39

第一节　早产儿体液平衡特点及液体疗法 / 39

第二节　早产儿酸碱代谢紊乱 / 45

第三节　早产儿电解质紊乱 / 50

第4章　早产儿糖代谢紊乱 / 63

第一节　早产儿低血糖 / 63

第二节　新生儿高血糖症 / 65

第5章　早产儿体温调节和保暖 / 68

第一节　早产儿体温调节特点 / 68

第二节　早产儿保暖 / 69

第三节　早产儿寒冷损伤综合征 / 71

第6章　危重早产儿的监护与转运、护理 / 75

第一节　危重早产儿的监护 / 75

第二节　危重早产儿的转运及护理 / 76

第7章　早产儿疾病筛查 / 80

第一节　早产儿先天代谢性疾病筛查 / 80

第二节　早产儿听力筛查 / 83

第8章　早产儿常见感染性疾病 / 86

第一节　早产儿常见病毒感染 / 86

第二节　早产儿常见细菌感染 / 90

第三节　早产儿其他感染 / 93

第四节　早产儿消毒隔离 / 97

第9章　早产儿窒息与复苏 / 99

第一节　早产儿窒息 / 99

第二节　早产儿复苏 / 99

第10章　早产儿高胆红素血症 / 107

第一节　早产儿高间接胆红素血症 / 107

第二节　早产儿高直接胆红素血症 / 110

第11章　早产儿常见呼吸系统疾病 / 112

第一节　早产儿呼吸窘迫综合征 / 112

第二节　早产儿感染性肺炎 / 114

第三节　早产儿肺出血 / 117

第四节　早产儿肺气漏 / 118

第五节　支气管肺发育不良 / 120

第六节　早产儿呼吸衰竭 / 123

第七节　新生儿持续性肺动脉高压 / 124

第八节　危重早产儿的呼吸支持治疗 / 126

第12章　早产儿常见消化系统疾病 / 131

第一节　早产儿口腔炎 / 131

第二节　早产儿胃食管反流病 / 132

第三节　早产儿腹泻 / 135

第四节　早产儿坏死性小肠结肠炎 / 142

第五节　早产儿常见先天性消化道畸形 / 145

第13章　早产儿常见心血管系统疾病 / 162

第一节　早产儿心脏发育特点 / 162

第二节　早产儿心血管系统疾病的辅助诊断 / 163

第三节　早产儿先天性心脏病 / 164

第四节　早产儿心律失常 / 178

第五节　早产儿心肌炎 / 185

　　第六节　早产儿休克 / 188
　　第七节　早产儿心力衰竭 / 191
第14章　早产儿血液系统疾病 / 195
　　第一节　早产儿营养性贫血 / 195
　　第二节　早产儿失血性贫血 / 196
　　第三节　早产儿溶血性贫血 / 199
第15章　早产儿常见泌尿生殖系统疾病 / 201
　　第一节　早产儿肾功能特点及检查方法 / 201
　　第二节　早产儿先天性泌尿系统畸形 / 203
　　第三节　早产儿泌尿系感染 / 206
　　第四节　早产儿肾衰竭 / 207
第16章　早产儿常见神经系统疾病 / 210
　　第一节　早产儿神经系统临床检查方法及发育
　　　　　　评估 / 210
　　第二节　早产儿神经系统影像检查方法 / 216
　　第三节　早产儿脑电图检查 / 218
　　第四节　早产儿神经系统常见先天畸形 / 222
　　第五节　早产儿缺氧缺血性脑病 / 225
　　第六节　早产儿颅内出血 / 227
　　第七节　早产儿脑白质损伤 / 230
第17章　早产儿常见内分泌系统疾病 / 235
　　第一节　早产儿甲状腺疾病 / 235
　　第二节　早产儿先天性肾上腺皮质增生症 / 239
第18章　早产儿常见先天性遗传性疾病 / 245
　　第一节　早产儿先天性遗传性疾病的诊治 / 245
　　第二节　早产儿染色体畸变及染色体病 / 247
　　第三节　早产儿遗传性代谢疾病 / 250
第19章　早产儿常见免疫系统疾病 / 269
　　第一节　早产儿免疫特点 / 269
　　第二节　早产儿原发性免疫缺陷病 / 271
第20章　早产儿常见产伤性疾病 / 279
　　第一节　早产儿软组织损伤 / 279
　　第二节　早产儿出血性疾病 / 279

第三节　早产儿神经性损伤 / 281

第四节　早产儿骨折 / 283

第五节　早产儿内脏损伤 / 287

第21章　早产儿常见皮肤疾病 / 290

第一节　早产儿脓疱疮 / 290

第二节　早产儿剥脱性皮炎 / 291

第三节　早产儿尿布性皮炎 / 292

第四节　大疱性表皮松解症 / 293

第五节　血管异常发育 / 294

第22章　早产儿常见眼耳鼻喉科疾病 / 299

第一节　早产儿眼科疾病 / 299

第二节　早产儿先天性耳疾病 / 303

第三节　早产儿鼻先天发育异常 / 305

第四节　早产儿喉先天发育异常 / 307

第23章　早产儿其他疾病 / 311

第一节　早产儿撤药综合征 / 311

第二节　早产儿猝死综合征 / 313

第24章　早产儿常用的诊疗操作 / 315

第一节　早产儿血样采集及外周血管插管术 / 315

第二节　早产儿外周中心静脉置管 / 320

第三节　早产儿脐血管插管 / 323

第四节　早产儿骨髓穿刺 / 327

第五节　早产儿胸腔穿刺术及引流 / 328

第六节　早产儿腹腔穿刺术及引流 / 330

第七节　早产儿胃肠道置管 / 331

第八节　早产儿气管插管 / 334

第九节　早产儿心包穿刺术 / 337

第十节　早产儿腰椎穿刺术 / 339

附录一　早产儿常用生化检查正常范围 / 341

附录二　早产儿生命体征正常范围 / 345

附录三　早产儿体格发育测量值 / 349

附录四　早产儿常用药物剂量表 / 352

附录五　早产儿常见疾病临床诊治指南 / 382

第1章

早产儿概念与解剖生理特点

第一节　早产儿分类

胎龄（gestational age，GA）是指从最后1次正常月经第1天起至分娩为止，通常用周来表示。GA＜37周的新生儿称早产儿（preterm infant）。早产儿分类有不同的方法，分别根据胎龄、出生体重、出生体重与胎龄关系及出生后周龄等进行分类。

（一）根据胎龄分类

1.超早产儿（extremely preterm infant）　指GA＜28周的早产儿，也称极早早产儿。

2.早期早产儿（early preterm infant）　28周≤GA＜32周。

3.中期早产儿（moderate preterm infant）　32周≤GA＜34周。

4.晚期早产儿（late preterm infant）　34周≤GA＜37周。曾被称为"近足月儿"，其并发症、预后的风险常被低估，但呼吸系统并发症、喂养困难、高胆红素血症、颅内出血等发生率高于足月儿。虽然晚期早产儿死亡率相对较低，但由于该群体数量大，很大程度上影响了早产儿的死亡率。

（二）根据出生体重分类

出生体重（birth weight，BW）指出生1小时内的体重。

1.正常体重儿（normal birth weight infant，NBWI）2500g≤BW≤4000g。

2.低出生体重儿（low birth weight infant，LBWI）1500g≤BW＜2500g。

3.极低出生体重儿（very low birth weight infant，VLBWI）1000g≤BW＜1500g。

4.超低出生体重儿（extremely low birth weight infant，ELBWI）BW＜1000g。

5.巨大儿（macrosomia）BW＞4000g。

（三）根据出生体重与胎龄关系分类

中国15个城市不同胎龄新生儿出生体重及百分位数（1986～1987年）见表1-1-1。

表1-1-1　中国15个城市不同胎龄新生儿出生体重及百分位数
（1986～1987年）

单位：g

胎龄/周	平均值	标准差（SD）	百分位数						
			第3	第5	第10	第50	第90	第95	第97
28	1389	302	923	931	972	1325	1799	1957	2071
29	1475	331	963	989	1057	1453	2034	2198	2329
30	1715	400	1044	1086	1175	1605	2255	2423	2563
31	1943	512	1158	1215	1321	1775	2464	2632	2775
32	1970	438	1299	1369	1488	1957	2660	2825	2968
33	2133	434	1461	1541	1670	2147	2843	3004	3142
34	2363	449	1635	1724	1860	2340	3013	3168	3299
35	2560	414	1815	1911	2051	2530	3169	3319	3442
36	2708	401	1995	2095	2238	2712	3312	3458	3572
37	2922	368	2166	2269	2413	2882	3442	3584	3690
38	3086	376	2322	2427	2569	3034	3558	3699	3798
39	3197	371	2457	2560	2701	3162	3660	3803	3899
40	3277	392	2562	2663	2802	3263	3749	3897	3993
41	3347	396	2632	2728	2865	3330	3824	3981	4083
42	3382	413	2659	2748	2884	3359	3885	4057	4170
43	3359	448	2636	2717	2852	3345	3932	4124	4256
44	3303	418	2557	2627	2762	3282	3965	4184	4342

1.小于胎龄儿（small for gestational age infant，SGA）

指BW在同胎龄BW的第10百分位数以下的新生儿。

2.适于胎龄儿（appropriate for gestational age infant，AGA） 指BW在同胎龄BW的第10～90百分位数的新生儿。

3.大于胎龄儿（large for gestational age infant，LGA）指BW在同胎龄BW的第90百分位数以上的新生儿。

（四）根据出生后周龄分类

1.早期新生儿 出生后1周以内的新生儿称早期新生儿。

2.晚期新生儿 出生后第2周开始至第4周末称晚期新生儿。

第二节 早产儿解剖生理特点

（一）外表特点

1.头部 头大，囟门宽，颅缝可开裂，头发呈绒线状，耳舟发育不良，耳壳紧贴颅骨。

2.皮肤 鲜红薄嫩，水肿发亮，毳毛多，皮下脂肪少，指（趾）甲未超过指（趾）端。

3.乳腺结节 无或GA超过36周后可触及直径小于3mm的乳腺结节。

4.胸腹部 胸廓呈筒状，肋骨软，肋间肌无力，吸气易见胸廓凹陷，腹壁薄弱，易见肠型。

5.足底纹理 少，足跟光滑。

6.生殖系统 男婴阴囊皱褶少，睾丸未降或未完全降至阴囊。女婴大阴唇未遮盖住小阴唇。

（二）出生后体重

出生后第1周的"生理性体重下降"可达10%～15%，超低出生体重儿可下降20%。一般1周后体重开始恢复，2～3周末恢复至出生体重水平。

（三）体温调节

由于体温调节中枢发育不成熟、基础代谢低，肌肉活动少，缺乏寒战反应，糖原和皮下脂肪少，体表面积相对大、棕色脂肪少、汗腺发育不全等因素，早产儿体温随环境温度的变化而变化，环境温度过高时体温易升高，常因寒冷或感染发生硬肿症。

（四）呼吸系统

早产儿哭声弱或不哭，呼吸浅快不规则，易发生周期性呼吸、呼吸暂停、喂奶后发绀等情况。早产儿呼吸功能不稳定主要与呼吸中枢发育不完善及呼吸器官发育不成熟有关，如肺泡数量少，肺泡壁厚，毛细血管少，气道肺组织发育不全，气道阻力大，气体交换率低，呼吸肌发育不完善，咳嗽反射弱，肺表面活性物质合成不足等，易发生肺不张、肺出血、肺透明膜病等。高浓度氧，呼吸支持时高容量、高气道压，感染及炎症损伤导致支气管肺发育不良。

（五）循环系统

早产儿动脉导管关闭常延迟，使心肺负荷增加，发生充血性心力衰竭、肾脏损害及坏死性小肠结肠炎等。血容量不足或心肌功能障碍，易引起低血压。目前早产儿普遍应用的正常血压的定义：出生后第1天的平均压高于其孕周，出生3天后的早产儿血压应维持在30mmHg以上。临床上虽然许多早产儿血压值低于其出生时的孕周，但全身血流灌注正常，特别是脑血流并未受影响，即使不干预治疗，近远期预后也无影响，称为允许性低血压，这部分患儿虽然并不需要治疗，但需要密切观察是否存在体循环低灌注情况，如心动过速、肢端温度低、脉压大、皮肤颜色异常等，强调适当处理。

（六）消化系统

早产儿吸吮力差，吞咽反射弱，甚至无吞咽反射。胃容量小，贲门括约肌松弛，常出现喂养困难、溢乳、呛咳，所以早产儿尤其极（超）低出生体重儿常建立胃肠道喂养困难，需要管饲喂养及肠道外营养。除淀粉酶尚未发育成熟，早产儿消化酶的发育接近于成熟儿，对蛋白质的需求量较高，但胆酸分泌少，脂肪、脂溶性维生素的消化能力弱，窒息缺氧、感染、喂养不当等原因易引起坏死性小肠结肠炎。胎粪形成少及肠蠕动差，使胎粪排出延迟，常需灌肠通便。早产儿肝脏功能发育不成熟，生理性黄疸较足月儿重，且持续时间长，要警惕胆红素脑病。肝脏贮存维生素K较少，Ⅱ、Ⅶ、Ⅸ、Ⅹ凝血因子缺乏，易致出血。维生素A、维生素D储存量不足，易患佝偻病。糖原储备少，可患低血糖。肝脏合成蛋白质的能力差，易发生低蛋白水肿。

（七）泌尿系统

早产儿肾小球和肾小管发育不完善，对水、电解质和酸性物质处理能力差。肾单位较足月儿少，肾小球滤过率低，对尿素、钾、氯、磷的清除率低；抗利尿激素缺乏，水的重吸收少，故尿浓缩力较差；早产儿肾脏储存碳酸氢盐和排泄酸、氨的能力弱，容易发生代谢性酸中毒。此外，胎龄越小，肾小管重吸收葡萄糖阈值越低，加上胰岛B细胞不成熟，反应差，容易发生高血糖、糖耐量差以及尿糖阳性。早产儿的肾上腺皮质比同胎龄的胎儿重一些，早产儿常有不明原因的肾上腺肥大和增生。

（八）造血系统

早产儿血容量为85～110ml/kg，周围血中有核红细胞较多，血小板、白细胞略低于足月儿。早产儿在出生几天后，外周血红细胞及血红蛋白下降比足月儿更迅速，体重越低、胎龄越小，红细胞及血红蛋白下降得越早，由于早产儿血容量迅速增加导致血红蛋白稀释、红细胞生成素水平低下、医源性失血、先天性铁的储备不足等，生理性贫血出现早，在出生后6周左右，血红蛋白可降至70～100g/L，且胎龄越小，程度越重，持续时间越长。

（九）神经系统

早产儿神经系统的成熟度与胎龄有关，胎龄越小，原始反射越难引出或不完全，觉醒程度低，嗜睡，对光反射、眨眼反射不敏感，肌张力低。由于早产儿存在着与脑发育密切相关的室管膜下胚胎生发层基质，脑室周围-脑室内出血及脑室周围白质软化，脑室内出血可引起脑室周围终末静脉的阻塞，可进一步导致脑室周围髓静脉的大片出血性梗死。脑室周围出血性梗死和脑室周围白质软化，可引起早产儿痉挛性运动障碍。

（十）体液、能量代谢及酸碱调节

早产儿体内含水量相对比足月儿多，由于体表面积相对大和皮肤发育的不成熟，需水量与体重和胎龄呈反比。呼吸道的不显性失水、大小便丢失水分、新陈代谢、活动增加、环境温度高、应用光疗或辐射台等因素，均可增加早产儿失水量，使体重明显降低。因而应增加环境的相对湿度、采用隔热罩等以减少早产儿的不显性失水。早产儿常因不显性失水量大或入量不足，发生高渗性脱水而导致高钠血症，但输入液量过多，可能增加动脉导管未闭、坏死性小肠结肠炎及支气管肺发育不良的发生率，故补液量宜根据不同情况给予调整。早产儿对体内酸碱的调节功能差，在生命最初几天，约2/3早产儿可呈现代谢性酸中毒，1/3呈现呼吸性酸中毒或呼吸性碱中毒。

（十一）免疫功能

早产儿由于特异性免疫和非特异性免疫功能发育不成熟，抗感染的能力差，易发生败血症。此外，因患病需反复进行有创操作如血管穿刺、气管插管等，也增加了感染的机会。早产儿感染临床表现无特异性，不易识别，因此要时刻警惕早产儿感染，尤其对患病的早产儿抗生素的应用指征宜适当放宽。

（十二）视网膜病变和慢性肺部疾病

多数早产儿生命早期在新生儿重症监护病房（NICU）接受抢救治疗、护理，由于早产儿在生理结构及解剖结构上的不成熟而具有的治疗、护理特点，如吸氧浓度过高、氧疗时间过长，可严重影响早产儿视网膜的血管形成，发生早产儿视网膜病。当早产儿需呼吸机治疗时，高氧、高容量、呼吸机应用时间长，可引起早产儿的气道和肺泡损伤，发生支气管肺发育不良。

（任雪云）

参 考 文 献

江载芳，申昆玲，沈颖，2015. 诸福棠实用儿科学. 8版. 北京：

人民卫生出版社：429-432.

邵肖梅，叶鸿瑁，丘小汕，2019. 实用新生儿学. 5版. 北京：人民卫生出版社：71.

孙锟，沈颖，2014. 小儿内科学. 5版. 北京：人民卫生出版社：42-46.

魏克伦，2012. 新生儿急救手册. 北京：人民卫生出版社：42-46.

朱丽，张蓉，张淑莲，等，2015. 中国不同胎龄新生儿出生体重曲线研制. 中华儿科杂志，53（2）：97-103.

《中华儿科杂志》编辑委员会，中华医学会儿科学分会新生儿学组，2006. 早产儿管理指南. 中华儿科杂志，44（3）：188-191.

第2章

早产儿的营养与喂养

第一节　早产儿营养特点

【早产儿消化系统的解剖生理特点】

1. 早产儿胃肠动力特点

（1）吸吮与吞咽不协调：15周的胎儿可以有口部吸吮动作，但协调的吸吮和吞咽要到胎龄34周，因此较小的早产儿易发生乳汁吸入。

（2）食管蠕动不协调：32周可以有协调的食管蠕动，但其收缩幅度、传播速度及食管下括约肌压力均是减低的，早产儿更易发生胃食管反流。

（3）胃排空延迟：国内外资料均证实早产儿胃排空是延迟的，可能与胃窦和十二指肠动力不成熟，两者之间缺乏协调活动有关。

（4）小肠动力不足：小肠动力随胎龄增加有一个发育与成熟的过程。胎龄小于31周的早产儿小肠呈低幅而无规律的收缩，几乎没有推进性活动，随着胎龄的成熟，蠕动的频率、振幅和时间逐渐增加，并能向下移行，足月时出现清晰可辨的Ⅰ、Ⅱ、Ⅲ相移动性复合波。因此在小早产儿中易出现腹胀、胃潴留等喂养不耐受的体征。

（5）结肠动力不成熟：当有呼吸窘迫或感染时，常可出现类似于巨结肠的动力性肠梗阻。

2. 早产儿消化吸收特点

（1）蛋白质消化不足：刚出生的新生儿胃内pH较高，出生5～8天胃蛋白酶是无活性的，十二指肠的各种蛋白酶活性在早产儿中是减低的，因此只能消化不足80%的摄入蛋白质。

（2）脂肪消化吸收受限：新生儿的脂肪消化主要通过舌脂酶和胃脂酶，此二酶主要作用于中链三酰甘油，不需胆盐。而长链三酰甘油的消化有赖于胰脂酶和胆盐乳糜微粒化，早产儿胰脂酶的活性较低，胆酸和胆盐的水平也较低，因此早产儿对脂肪的消化吸收能力有限，但这种吸收不良可通过存在于母乳中的脂酶来补救。

（3）糖类消化能力有限：新生儿胰淀粉酶水平相对较低，乳糖酶出现于胎龄24周，但直到36周才达足月儿水平，因此早产儿在功能上可能有轻度乳糖不耐受，但是可以通过结肠细菌发酵的途径来补救。

3.肠道免疫功能　胃肠道可保护宿主不受外来毒素、病原体和异物的损害，但早产儿胃酸低、蛋白酶活性低、肠黏膜渗透性高、分泌型免疫球蛋白A（sIgA）水平低和胃肠道动力障碍等，都使早产儿发生坏死性小肠结肠炎的危险性增加。

【早产儿的营养素需求】

1.早产儿能量需求分布　见表2-1-1，小于胎龄儿比适于胎龄儿需要更多的能量。早产儿能量需求应考虑以下因素：

（1）孕期长短（24周早产儿的需要量高于36周）。

（2）累积营养缺失情况（从怀孕起到出生）。

（3）体成分改变。

（4）静息代谢率改变。

表2-1-1　早产儿能量需求分配表

组　成	能量需求（kcal·kg^{-1}·d^{-1}）
静息能量消耗	50
间歇性活动（静息的30%）	15
偶尔的寒冷窘迫（体温调节）	10
喂养的热效应	8
粪便丢失（摄入的10%）	12
生长所需	25
总计	120

2.早产儿能量需求和营养素比例 主要供能物质蛋白质、脂肪、糖类的比例：蛋白质一般占10%～15%，脂肪占40%～50%，糖类占40%～45%。

早产儿能量需求：设定能量需求按宫内生长和营养素贮存来进行估算，摄入足量蛋白质的情况下，适宜的能量推荐量为110～135kcal/（kg·d）。

（1）蛋白质

1）目标：提供足够的优质蛋白质以达到最佳的氮储存而不增加肾脏和代谢的负担。

2）蛋白质需求：①适宜的蛋白质/能量值（protein to energy ratio，P：E）与摄入充足的能量同样重要，当P：E适宜（＞3～3.6g/100kcal）时，脂肪组织的比例接近宫内参照值和足月新生儿。②促进早产儿最佳生长的P：E为1g：30kcal，对于极低出生体重儿和超低出生体重儿营养国际专家组（2005）推荐的合理蛋白质摄入量见表2-1-2。

表2-1-2 国际专家组（2005）推荐的早产儿合理蛋白质摄入量

早产儿类别	蛋白质/能量（肠外）	蛋白质/能量（肠内）
极低出生体重儿	（3.2～3.8）g：（90～100）kcal	（3.4～4.2）g：（110～130）kcal
超低出生体重儿	（3.5～4.0）g：（105～115）kcal	（3.8～4.4）g：（130～150）kcal

3）蛋白质氨基酸组成的需求

必需氨基酸：精氨酸、赖氨酸、亮氨酸、异亮氨酸、缬氨酸、甲硫氨酸、苯丙氨酸、苏氨酸和色氨酸。

早产儿需求增加的氨基酸：半胱氨酸、牛磺酸。

早产儿有堆积风险的氨基酸：苯丙氨酸、酪氨酸、甲硫氨酸。

（2）脂肪

1）必需脂肪酸的需求：两种必需脂肪酸亚油酸和亚麻酸是花生四烯酸和二十二碳六烯酸的前体，对中枢神经系统和视网膜的成熟是重要的。长链多不饱和脂肪酸（LCPUFA）是必需脂肪酸延长旁路的代谢产物，在细胞膜（特别是中枢神经系统）的磷脂中浓度很高。配方乳中含有基本脂肪酸，但早产儿合成LCPUFA的能力很低，LCPUFA必须来源于人乳，因此如何在早产儿配方乳中有效、安全添加LCPUFA仍值得研究。

亚油酸需要量：385 ～ 1540mg/（kg·d）或350 ～ 1400mg/100kcal。

α-亚麻酸需要量：55mg/（kg·d）或50mg/100kcal。

DHA（22:6n-3）需要量：12 ～ 30mg/（kg·d）或11 ～ 27mg/100kcal。

2）早产儿对脂肪的需求量：摄入脂肪的量和质也会影响早产儿的生长和发育，脂肪量的需求根据能量的需求、蛋白质和糖的摄入、输送的方法（肠内/肠外）和饮食的不同（母乳/配方乳）而不同。脂肪需要量为4.8 ～ 6.8g/（kg·d）或4.4 ～ 6.0g/100kcal；肠内喂养的脂肪摄入量为5 ～ 7g/（kg·d），所提供的热量占总热量的40% ～ 50%；而肠外营养一般＜4g/（kg·d）。

（3）糖类

1）脑代谢的主要能量来源：早产儿糖类所提供的热量应占总热量的40% ～ 45%，需要10 ～ 14g/（kg·d），足月儿葡萄糖利用速度为4 ～ 8mg/（kg·min）。

2）葡萄糖代谢机制不完善，早产儿糖原贮存量低和糖原异生能力差，更易发生低血糖，需要较高的葡萄糖输注速率，一般为12 ～ 14mg/（kg·min）。然而过高的葡萄糖输注速率可能有较高的氧耗和二氧化碳产生，从而增加了对辅助通气的需要。

3）高血糖是早期早产儿尤其超低出生体重儿的常见问题，往往应用胰岛素抑制高血糖的发生。而早期输注氨基酸可减少葡萄糖的产生，增加内源性胰岛素分泌，从而减少对外源性胰岛素的需要。

（4）矿物质

1）钾、钠、氯的需求

早产儿钠需要量：2～4mmol/（kg·d）。

早产儿钾需要量：1～2mmol/（kg·d）。

早产儿氯需要量：0.7mmol/（kg·d）。

2）钙、磷、镁的需求：早产儿明显存在钙、磷、镁储备不足。

早产儿钙需要量：0.6～0.8mmol/（kg·d）。

早产儿磷需要量：1.0～1.2mmol/（kg·d）。

早产儿镁需要量：0.3～0.4mmol/（kg·d）。

3）铁的需求：早产儿对铁的需要量有争议，一般认为每日需补充2～3mg/kg，避免铁剂补充过量。

（5）维生素

维生素A需要量：早产儿存在维生素A储存不足。

维生素D需要量：早产儿维生素D的需要量更大，为800～1000U/d，3个月后为400U/d。

维生素E需要量：5mg/d。

表2-1-3是早产儿宏量和微量营养需求表（摘自2010版ESPGAN《早产儿肠内营养支持的建议和早产儿营养需求建议》）。

表2-1-3　早产儿宏量和微量营养需求表

项　　目	需求量（最小量～最大量）	
	/（kg·d）	/100kcal
液体量/ml	135～200	
能量/kcal	110～135	
蛋白质/g		
出生体重＜1kg	4.0～4.5	3.6～4.1
出生体重1～1.8kg	3.5～4.0	3.2～3.6
脂肪/g：MCT*＜40%	4.8～6.6	4.4～6.0
亚油酸/mg	385～1540	350～1400
α-亚麻酸/mg	＞55（脂肪酸的0.9%）	＞50%
DHA/mg	12～30	11～27
氨基酸/mg	1～42	16～39

续表

项　　目	需求量（最小量～最大量）	
	/ (kg·d)	/100kcal
糖类/g	11.6 ～ 13.2	10.5 ～ 12
钠/mg	69 ～ 115	63 ～ 105
钾/mg	66 ～ 132	60 ～ 120
氯/mg	105 ～ 177	95 ～ 161
钙盐/mg	120 ～ 140	110 ～ 130
磷/mg	60 ～ 90	55 ～ 80
镁/mg	8 ～ 15	7.5 ～ 13.6
铁/mg	2 ～ 3	1.8 ～ 2.7
锌/mg	1.1 ～ 2.0	1.0 ～ 8
铜/μg	100 ～ 132	90 ～ 120
硒/μg	5 ～ 10	4.5 ～ 9
锰/μg	≤27.5	6.3 ～ 25
氟/μg	1.5 ～ 60	1.4 ～ 55
碘/μg	11 ～ 55	10 ～ 50
铬/ng	30 ～ 1230	27 ～ 1120
钼/μg	0.3 ～ 5	0.2 ～ 4.5
维生素 B_1/μg	140 ～ 300	125 ～ 275
维生素 B_2/μg	200 ～ 400	180 ～ 365
烟酸/μg	380 ～ 5500	345 ～ 5000
泛酸/mg	0.32 ～ 2.1	0.3 ～ 1.9
吡哆辛/μg	45 ～ 300	41 ～ 273
钴胺/μg	0.1 ～ 0.77	0.08 ～ 0.7
叶酸/μg	35 ～ 100	30 ～ 90
L-维生素 C/mg	11 ～ 46	10 ～ 42
生物素/μg	1.7 ～ 16.5	1.5 ～ 15
维生素 A/μg RE（1μg = 3.3U）	400 ～ 1000	360 ～ 740
维生素 D/U	800 ～ 1000	
维生素 E/mg	2.2 ～ 11	2 ～ 10

项　　目	需求量（最小量～最大量）	
	/（kg·d）	/100kcal
维生素K₁/μg	4.4～28	4～25
核酸/mg		≤5
胆碱/mg	8～55	7～50
肌醇/mg	4.4～5.3	4～48

注：*MCT，中链三酰甘油。

【早产儿的营养评估】

1. 每日摄入的评估　每日进行营养摄入评估，评估内容包括医嘱入液量、营养类型、实际入液量、主要营养素的量，并与推荐量比较以调整营养治疗方案。

2. 临床评估

（1）喂养耐受性：①奶量摄入情况；②评价腹部体征；③评价大便次数及性质。

（2）影响营养治疗的重要疾病评估：见表2-1-4。

表2-1-4　临床常见重要疾病的营养评估

早产儿常见重要疾病	评估内容	营养策略
慢性肺部疾病	①生长迟滞 ②吞咽功能失调，胃食管反流风险 ③长期应用利尿剂造成电解质紊乱风险 ④矿物质失衡：代谢性骨病风险	①适当限制总液量 ②及时补充电解质，特别是钠 ③相对高能量 ④重视维生素A、维生素E、维生素D、矿物质、铁的补充
先天性心脏病	①营养不良和生长迟滞，并处于高代谢状态 ②对液体量变化敏感 ③体循环缺血 ④并发症：肺炎、心力衰竭 ⑤长期应用利尿剂造成电解质紊乱	①个体化限制总液体量 ②额外需要能量30～60 kcal/（kg·d） ③改变喂养方式：特殊奶嘴 ④重视相关电解质、矿物质补充

续表

早产儿常见重要疾病	评估内容	营养策略
胃食管反流	可导致营养不良	①改变喂养方式：减少单次喂养量，延长喂养时间，跨幽门喂养 ②改变配方乳性质：增稠配方乳
外科手术	①处于分解代谢状态 ②液体重分布 ③胃肠道消化功能障碍	①加强氨基酸补充 ②肠内营养及肠外营养共同运用

（3）营养缺乏症状的评估：常缺乏特异性症状及体征，临床上需重视以下症状和体征：贫血貌、水肿/硬肿、骨骼发育、皮下脂肪分布等。

3.实验室评估

1）蛋白质营养状态：①BUN反映氮质摄入。②肌酐反映肌肉量指标。③血清蛋白，评估摄入蛋白质和能量是否适当，其中前白蛋白，半衰期为1.9天，反映近来蛋白质摄入及预测体重增加速率。

2）血清电解质、维生素和微量元素：①电解质、矿物质，需定期监测，尤其应用利尿剂的早产儿需定时监测血钠和血钾。②对于维生素和微量元素，健康的早产儿无须常规监测。

3）骨骼矿化：钙磷水平不能单独作为慢性骨矿状态评价的指标；碱性磷酸酶（ALP）轻度升高（<800U/L）提示代谢性骨病。

4）肝功能：血清直接胆红素可作为胆汁淤积的敏感指标。

5）血：早期贫血通常需考虑频繁抽血所致；晚期贫血与营养素缺乏有关（铁、维生素B_{12}、叶酸、维生素E、铜等）。

4.监测项目　肠内、肠外营养监测的项目不同，具体见表2-1-5。

表2-1-5　实验室检测项目

营养类别	血常规	血气分析	电解质	尿素氮	白蛋白	前白蛋白	三酰甘油	血糖	碱性磷酸酶
长期肠外营养	√	√	√	√	√	√	√	√	√
完全肠内营养	√		√			√			√

5.生长评估

（1）生长发育指标：生长发育是营养充足的最佳指标；生长状态的评估是早产儿营养评估的关键部分。标准的生长测量包括身长、体重、头围。表2-1-6是早产儿生长发育指标的测定方法。

表2-1-6　早产儿生长发育指标的测定方法

测量指标	测量方法	测量频率	理想生长速率	临床意义
身长	患儿仰卧，面向上，将头固定，头顶接触头板，按直患儿的双膝部，使足底紧贴足板，读数	每周测量1次	每周0.8～1.1cm	更精确反映无脂肪体重（LBM）增加；评估早产儿线性生长和骨骼生长不受体液状态影响
体重	将患儿置于秤盘中央，读数	每日测量1次	10～20g/（kg·d）	粗略反映营养状况，易受体液状态影响，早产儿同样存在生理性体重下降；下降的体重可达出生体重的15%～20%，10～14天恢复至出生体重
头围	将软尺零点固定于患儿头部一侧，齐眉弓上缘，紧贴皮肤，绕枕骨结节最高点回至零点，读数	每周测量1次	每周0.5～1cm	与脑发育有良好的相关性；小头畸形提示脑发育不良；头围异常增加常提示颅内出血或脑积水可能

注：固定相同测量工具，固定相同的时间，测量时尽量除去随身医疗用品，包括气管插管、胃管、外周中心静脉导管（PICC）等。

（2）生长曲线图：用于观察、比较生长情况。目前临床上常用两大类曲线图。

1）胎儿宫内生长曲线图：代表宫内理想生长，早产儿由于出生后喂养不耐受及疾病影响往往难以达到宫内生长速度（图2-1-1）。

2）早产儿出生后生长曲线图：代表早产儿出生后的纵向生长情况，反映临床的医疗和营养情况，早产儿出生后应至少赶上出生后生长曲线的生长速度，争取达到宫内生长曲线的理想生长速度［10～20g/（kg·d）］。

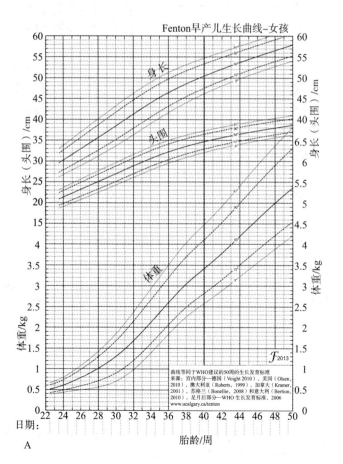

A

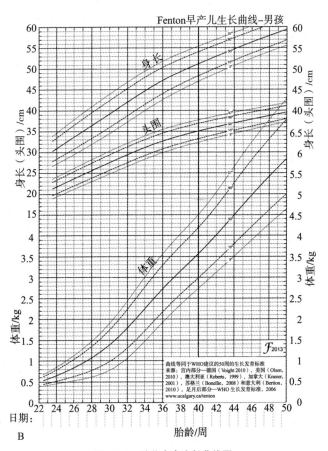

图2-1-1　胎儿宫内生长曲线图

来源：Fenton T R，Kim J H．A systematic review and meta-analysis to revise the Fenton growth chart for preterm infants．BMC Pediatrics，2013，13：59．

第二节　早产儿肠内营养

【概述】

1.肠内营养的概念　通过胃肠道提供的营养统称肠内营养，包括经口喂养和管饲喂养。

2.肠内营养的适应证

（1）无先天性消化道畸形及严重疾病，血流动力学相对稳定，此类患儿应尽早开奶。

（2）出生体重＞1000g者可于出生12小时内开始喂养。

（3）有严重围生期窒息（Apgar评分5分钟＜4分）、脐动脉插管或出生体重＜1000g者可适当延迟至24～48小时开奶。

3.肠内营养的禁忌证

（1）先天性消化道畸形等原因所致消化道梗阻。

（2）怀疑或诊断新生儿坏死性小肠结肠炎（NEC）。

（3）血流动力学不稳定。

（4）如需要液体复苏或血管活性药物多巴胺＞5μg/（kg·min）。

（5）各种原因所致多器官功能障碍等情况下暂缓喂养。

4.推荐摄入量

（1）热量：总热量为110～130kcal/（kg·d）；极低出生体重儿可达150kcal/（kg·d），蛋白质：热量＝（3.2～4.1）g：100kcal。

（2）蛋白质：体重＜1000g，摄入量为4.0～4.5g/（kg·d）；体重为1～1.8kg，摄入量为3.5～4.0g/（kg·d）。

（3）脂肪：5～7g/（kg·d），占总能量的40%～50%。

（4）糖类：10～14g/（kg·d），占总能量的40%～50%。

【早产儿肠内营养类型的选择】

1.母乳　母乳喂养的好处：母乳是早产儿肠道喂养最好的选择。

早产儿母乳中蛋白质含量高，乳清蛋白质含量高；乳糖和脂肪含量较低；钠盐较高，钙磷易于吸收。母乳喂养胃肠排空快，母乳中某些成分（激素、肽类、糖蛋白、氨基酸等）可以促进小肠的成熟；母乳中含有防御作用的物质包括抗微生物因子、抗炎因子、白细胞和低聚糖，对早产儿免疫功能的发育起调节作用，为早产儿提供最理想的免疫防御。

母乳中富含长链多不饱和脂肪酸（如DHA、花生四烯酸等）可以促进早产儿视网膜发育和中枢神经系统发育。

母乳喂养可以促进神经精神发育。

2.母乳强化剂（HMF）　对于胎龄小于32周或出生体重小于1500g的早产儿，单纯母乳喂养不能满足其蛋白质及多种营养素需求，导致体重增加不理想。添加HMF与单纯母乳喂养相比，可使体重、身长和头围增加更快，减少宫外营养不良发生，但是否可以改善远期神经发育的预后仍证据不足。因为添加HMF可能增加污染的机会、可能增加感染的发生率，因此对于常规添加HMF仍有争议。

（1）适应人群

1）推荐出生体重＜1800g的早产儿使用HMF。

2）宫外生长发育迟缓（EUGR）的早产儿、尚未完成追赶生长的小于胎龄早产儿、因疾病状况限制液体入量的早产儿、出院后早期生长落后的早产儿，需个体化评估体格生长或生化指标，在医务人员指导及监测下使用HMF。

（2）添加时间

1）对于有HMF使用指征的早产儿，建议母乳喂养量达50～80ml/（kg·d）时开始使用HMF，需注意早产儿个体差异。

2）出生早期不具备HMF使用指征的早产儿，如后期出现生长落后或因疾病限制液体入量而需要使用相对高能量密度喂养物时，可在医师指导下择时使用。

（3）添加速度

1）母乳强化从半量强化开始。

2）如早产儿耐受半量强化，3～5天应达到标准的足量强化；如早产儿对HMF耐受性差，可适当延长达到足量强化的时间。

3）早产儿出院后营养强化强度及时间需根据生长状况决定及调整。初始时半量强化，根据耐受情况逐渐增加至全量强化。

（4）个体化母乳强化：对母乳标准强化喂养过程中生长状况不理想的早产儿，可通过监测早产儿体格生长速率、生长水平、母乳成分、早产儿营养代谢指标进行个体化强化。

（5）HMF使用过程中的监测

1）体格生长和血生化指标是选择不同强化方式和强化强度、保证早产儿适度健康成长的重要监测指标。

2）无论是NICU住院期间还是出院后，母乳强化过程中均需对早产儿体格生长进行定期监测，并采用生长曲线进行评估。必要时可配合血生化监测。

（6）停止时间：HMF使用时限主要由早产儿体格生长状况决定，当适于胎龄儿体重、身长及头围位于同性别同龄儿的第25～50百分位数时、小于胎龄早产儿达到第10百分位数时，逐渐停止添加HMF。

3.母乳库母乳　来源于哺乳期母亲的捐献，大多来源于足月儿母乳，很多可能为过渡乳或晚期母乳，其成分可能不适于早产儿。喂养母乳库母乳可能导致早产儿体重增加慢，但与早产儿配方奶比较发生消化道问题相对减少。

4.早产儿配方奶

（1）优点：与足月儿配方奶比较，早产儿配方奶具有较高含量的蛋白质和矿物质，糖类主要来源于乳糖和葡萄糖结合的多聚体，含有40%～50%的中链三酰甘油，可促进脂肪的吸收。含有更多的钙、磷和维生素D，促进骨骼更好发育。早产儿配方奶喂养可更好促进早产儿体重增加，改善神经发育的预后。

（2）适于人群：胎龄＜34周或体重＜2000g的早产儿；胎龄≥34周或体重≥2000g的早产儿可先喂足月儿配方奶，如不耐受再改用早产儿配方奶。

（3）喂养方法：由于早产儿配方奶有相对高的渗透压，作为初始的肠道喂养可先给予稀释奶（2∶1或1∶1），可以改善肠道耐受性，一旦耐受即转为早产儿配方奶。也可给予低渗透压的早产儿配方奶喂养。

5.出院后配方奶　是为出院后早产儿设计的强化营养配方奶，相对于足月儿配方奶提供了更多的蛋白质、蛋白质能量比率、钙磷、维生素D、锌等，适用于早产儿出院后持续喂养。出院时仍有生长迟缓的早产儿，建议定期监测生长指标以做出个体化喂养方案选择，生长指标达到生长曲线图的第25～50百分位数（用校正年龄），可以转换成普通配方。

6.特殊配方奶　水解或部分水解蛋白配方奶：主要是半要素和低敏的，营养成分并不适合于早产儿喂养，一般短期应用；游离氨基酸配方奶由于渗透压高，不适于早产儿。可用于以下婴儿：

（1）对于牛乳或大豆蛋白不能耐受的婴儿。

（2）肠道或其他过敏的婴儿。

（3）肠道喂养不耐受的早产儿（可短期应用）。

7.含中链脂肪酸的配方奶　主要用于乳糜胸（腹）和脂肪吸收严重障碍的婴儿。对于体重＜1750g的早产儿不推荐使用大豆蛋白为主的配方奶。

8.无（低）乳糖配方奶　适用于原发性或继发性乳糖不耐受的新生儿，以及肠道功能不全（如短肠或小肠造瘘）患儿。

9.用于代谢性疾病患儿的配方奶　主要有适用于苯丙酮尿症、枫糖尿症、甲基丙二酸血症、丙酸血症等患儿的配方奶。

【早产儿开始喂养时间】

对于早产儿何时开始肠道喂养存在争议，临床稳定的早产儿应尽快开始肠道喂养。早产儿耐受胃肠道喂养的能力与胃肠道功能成熟程度密切相关，尽早的肠道喂养可促进胃肠动力的成熟，增强免疫功能，缩短达到全肠道喂养时间和尽早出院。不同机构具体操作方案可能不尽相同，一般都要求在出生后前3天开始，要求2～3周达到全肠道喂养。具体原则如下。

1.开始肠道喂养的时间

（1）胎龄＞32周或出生体重＞1500g，临床稳定的早产儿出生后24小时内开始肠道喂养。

（2）胎龄＜32周或出生体重＜1500g的早产儿视情况而定，一般临床稳定的可在出生后第2天开始肠道喂养。

2.延迟肠道喂养　早产儿尤其极低出生体重儿易发生坏死性小肠结肠炎，出现下列情况应延迟喂养（但并不是禁忌证）：

（1）围生期窒息，或出生前多普勒超声提示脐动脉舒张末期血流消失。

（2）血流动力学不稳定，特别是给予升压药物时，肠道血流会减少。

（3）早发型败血症。

（4）机械通气。

（5）频发的呼吸暂停和心动过缓。

（6）脐动脉置管，肠道血流可能减少。

（7）动脉导管未闭且应用吲哚美辛或布洛芬。

3.肠道喂养的相对禁忌证

（1）腹胀，肠鸣音减弱或消失，需要给予腹部X线检查。

（2）口腔分泌物多，需要插胃管行X线检查除外食管闭锁。

（3）呼吸急促，频率＞80次/分，存在奶汁吸入肺内的可能。

【早产儿喂养方法】

1.直接哺乳或奶瓶喂养　胎龄＞34周相对稳定的早产儿可以进行奶瓶喂养或直接哺乳喂养。

2.管饲喂养

（1）适应证

1）胎龄＜34周。

2）吞咽、呼吸、吸吮不协调的其他胎龄早产儿吞咽功能障碍。

3）呼吸急促，频率＞60次/分。

4）惊厥频繁发作。

5）辅助通气支持。

6）心血管功能不稳定。

7）唇腭裂（特殊奶瓶喂养前）。

8）作为经口喂养不足的补充。

（2）管饲途径

1）口/鼻胃管喂养：是管饲喂养的首选方法，喂养管应选用内径小而柔软的硅胶或聚亚安酯导管。

2）胃造瘘术/经皮穿刺胃造瘘术：适用于长期管饲、食管气管瘘和食管闭锁等先天性畸形、食管损伤和生长迟缓。

3）经幽门/幽门后喂养：包括胃十二指肠、鼻空肠、胃空肠、空肠造瘘/经皮空肠造瘘，适用于上消化道畸形、胃动力不足、吸入高风险、严重胃食管反流的早产儿。其中对于经口或鼻胃管喂养不能耐受者可选择经幽门管饲喂养，可以直接将营养物质输送到小肠，持续补给营养，但置管困难，可能导致穿孔，不作为常规推荐。

（3）管饲方式：由于胃肠道激素分泌为脉冲式，建议首先进行间断喂养。

1）推注法：适合于较成熟、胃肠道耐受性好、经口/鼻胃管喂养的早产儿，不宜用于胃食管反流或胃排空延迟者，需注意推注速度。

2）间歇输注法：每次输注时间应持续30分钟～2小时（建议应用输液泵），根据患儿肠道耐受情况间隔1～4小时输注。适用于胃食管反流、胃排空延迟和有肺吸入高危因素的患儿。

3）持续输注法：连续20～24小时用输液泵输注喂养法，输液泵中的配方奶应每3小时内进行更换。此方法仅适用于上述两种管饲方法不能耐受的早产儿。

4）非营养性吸吮：可以减轻疼痛刺激的反应，能够促进胃肠道的生长发育和胃肠功能成熟，能够改善早产儿生理和心理行为。对早产儿进行非营养性吸吮的好处包括：有利于经口喂养的建立，缩短管饲时间；改善吸吮反射；缩短住院时间；提高直接母乳喂养的成功率。

【早产儿喂养策略】

1.早产儿喂养的原则

（1）开始喂养：遵循母乳优先的原则，避免无菌水、5%或10%葡萄糖喂养。对于胎龄＜32周或极低/超低出生体重儿以微量喂养开始。

（2）继续喂养：初始喂养耐受逐渐增加奶量，10～30ml/（kg·d）；有高危因素的早产儿加奶要谨慎，避免发生坏死性小肠结肠炎。

（3）体重优先的原则：根据体重和胎龄决定初始喂养量和增加奶量，对于存在坏死性小肠结肠炎高风险的早产儿每日增加奶量不超过20ml/kg。

2.微量喂养 适用于无肠道喂养禁忌证，但存在胃肠功能不良的早产儿，主要用于胎龄＜32周、出生体重＜1500g的早产儿，其目的是促进胃肠功能成熟，改善喂养耐受性，不属于营养性喂养，但可以缩短达到全肠道喂养的时间，减少胆汁淤积的发生，不增加坏死性小肠结肠炎的发生。

（1）喂养方法：经口或鼻胃管，持续或间断喂养。

（2）喂养量：1～24ml/（kg·d），奶量增加原则是先缩短喂养间隔，然后再增加喂养量。如持续喂养喂养量可为0.2～1ml/（kg·h）。

（3）喂养时间：由喂养耐受性决定，一般不超过1周。

（4）具体喂养方案

1）出生体重＜1000g，胎龄＜28周

鼻饲喂养：经口/鼻胃管。

初始喂养：微量喂养，0.5～2ml/（kg·d），每6小时1次开始，逐渐缩短间隔，4小时到2小时1次。

母乳优先，无母乳可给予早产儿低渗配方奶或稀释早产儿配方奶。

耐受后逐渐增加奶量，10～15ml/（kg·d）。

2）出生体重为1000～1250g，胎龄为28～30周

鼻饲喂养：经口/鼻胃管。

初始喂养：10～20ml/（kg·d），每次1～2ml，2小时1次。

母乳优先，无母乳可给予早产儿低渗配方奶或稀释早产儿配方奶，体重偏大者可给予早产儿配方奶。

耐受后逐渐增加奶量，10～15ml/（kg·d）。

喂养不耐受可以改为微量喂养或持续喂养，持续喂养方法为开始0.5～1ml/（kg·h），如果耐受可以0.5～1ml/（kg·h）的速度增加，能耐受10ml/h者可改为间断喂养。

3）出生体重为1250～1500g，胎龄为30～32周

鼻饲喂养：经口/鼻胃管。

初始喂养：15～20ml/（kg·d），或每次2～3ml，2小时1次。

母乳优先，无母乳可给予早产儿配方奶。

耐受后逐渐增加奶量，不超过20ml/（kg·d）。

4）出生体重为1500～2000g，胎龄为32～34周

鼻饲喂养：经口/鼻胃管，如果出生体重＞1750g或胎龄＞34周，可以尝试奶瓶喂养。

初始喂养：20～25ml/（kg·d），或每次2～3ml，2小时或3小时1次。

母乳优先，无母乳可给予早产儿配方奶。

耐受后逐渐增加奶量，20～25ml/（kg·d）。

5）出生体重为2000～2500g，或胎龄＞34周

直接哺乳或奶瓶喂养。

初始喂养：20～25ml/（kg·d），或每次5ml，3小时1次。

母乳、早产儿配方奶优先，没有早产儿配方奶可给予足月儿配方奶。

耐受后逐渐增加奶量，20～25ml/（kg·d）或每次5ml。

第三节　早产儿肠外营养

【概述】

早产儿肠外营养指新生儿不能或不能完全耐受经肠道喂养时，完全或部分由静脉供给热量、液体、蛋白质、糖类、脂肪、维生素和矿物质等来满足机体代谢及生长发育需要的营养支持方式。

1.肠外营养的适应证

（1）早产儿：主要为极低/超低出生体重儿。

（2）获得性消化道疾病：如坏死性小肠结肠炎、麻痹性肠梗阻等。

（3）先天性消化道畸形：食管闭锁、肠闭锁、腹裂等。

2.肠外营养的禁忌证

（1）严重感染。

（2）严重出血倾向。

（3）严重水、电解质紊乱，酸碱失衡，休克等未纠正时，禁止以营养支持为目的的补液。

（4）血浆三酰甘油＞3.4mmol/L，暂停脂肪乳；血浆三酰甘油＞2.26mmol/L，脂肪乳减量。

（5）血浆间接胆红素＞170μmol/L，脂肪乳减量。

（6）严重肝肾功能不全慎用脂肪乳及非肝病/肾病专用氨基酸。

3.肠外营养的并发症

（1）代谢紊乱：低/高血糖、高三酰甘油血症、代谢性骨病、氨基酸异常、高氯血溶性酸中毒。

（2）输液管路相关并发症：中心静脉导管相关血行感染、心房或上腔静脉血栓、胸膜腔积液、心脏压塞、外渗损伤引起的组织坏死。

（3）全身性并发症：肝损伤、胆汁淤积。

4.肠外营养的途径 肠外营养支持的途径主要取决于营养需求量以及预期的持续时间，还应考虑患儿的个体状况（血管条件、凝血功能等）。

（1）周围静脉：适于短期（＜2周）应用，并发症少；液体渗透压不超过900mOsm/L。

（2）中心静脉：适用于液体渗透压高或使用时间长（＞2周）的情况，包括PICC、中心静脉导管（CVC）、脐静脉置管，可增加感染风险和置管并发症。

【肠外营养液的成分及需要量】

1.基本成分 氨基酸、脂肪乳、糖类、维生素、电解质、微量元素和水。

2.组合原则 ①葡萄糖和氨基酸结合使用，可防止蛋白质分解。②使用多种成分合一的制剂，可减少输液泵的用量，但可同时出现一些有害的病理变化（如大颗粒脂肪球、不溶性盐）。③钙剂不能和脂肪乳剂混合在一起输注。④避光保存，可减少脂质的过氧化。

3.肠外营养液的每日需要量

（1）液体量：①胃肠外营养的液体量取决于早产儿的成熟度、暖箱类型、用于减少体液丧失的方法。早产儿与足月儿相比，对液体过多或过少的耐受性差。光疗或远红外辐射床可增加液体的丢失，双层暖箱、保暖毯、塑料毯及增加湿度等可减少液体的丢失。②在避免显著脱水的同时，早产儿在出生后早期应谨慎地控制液体。如将早产儿置于最大湿度的暖箱，他们所需的液体量为60～80ml/（kg·d）；若不能减少不显性失水，液体量应相应增加，一些极不成熟儿可达150ml/（kg·d）。③必须对早产儿的液体状态进行系统评估：出生后1周内每12小时评估1次，包括体重丢失、尿量、血清尿素氮和电解质情况。

不同日龄早产儿每日液体需要量见表2-3-1。

表2-3-1　不同日龄早产儿每日液体需要量

单位：ml/（kg·d）

出生体重/g	第1天	第2天	第3～6天	≥7天
＜750	100～140	120～160	140～200	140～160
750～1000	100～120	100～140	130～180	140～160
1000～1500	80～100	100～120	120～160	150
＞1500	60～80	80～120	120～160	150

（2）糖类：葡萄糖提供3.4kcal/g的热量，占全部热量的35%～55%。

出生体重＜1000g：开始3.5～5mg/（kg·min），5～7g/（kg·d）。如果耐受增加1.0～2.0mg/（kg·min），1.5～3g/（kg·d）。

出生体重＞1000g：开始4～6mg/（kg·min），7.5～10g/（kg·d）。如果耐受增加2.0～3.0mg/（kg·min），3.0～4.0g/（kg·d）。

葡萄糖浓度：外周静脉最大浓度为12.5%，中心静脉最大浓度为25%。

血糖监测：输注期间监测血糖，维持血糖在2.8～6.7mmol/L，超过8.3mmol/L一般需要处理。

注意事项：①葡萄糖摄入量需每日计算，并监测血糖，避免发生高血糖或低血糖。②葡萄糖输注浓度最低不能低于5%，否则张力太低可能导致溶血。③葡萄糖最低输注速度不能低于4mg/（kg·min），保证葡萄糖所占热量比例。

（3）蛋白质：来源于氨基酸，热量为4kcal/g，占全部热量的10%～15%，为早产儿提供蛋白质的目的在于维持氮储备，而不造成代谢紊乱。

出生后最初24小时内即可给予。

极低出生体重儿：开始1.5～2g/（kg·d），以后增加0.5g/（kg·d），达到3.5～4g/（kg·d）。

低出生体重儿：开始1～1.5g/（kg·d），以后增加1g/（kg·d），达到3g/（kg·d）。

注意事项：①蛋白质摄入不足会导致生长停滞、低蛋白血症和水肿。蛋白质摄入过多可导致氮质血症、血氨基酸失衡、代谢性酸中毒、胆汁淤积。②应选用小儿专用氨基酸，成人氨基酸中的甘氨酸、甲硫氨酸和苯丙氨酸可能对早产儿有神经毒性，不能应用。小儿氨基酸去除了上述氨基酸，添加了酪氨酸、胱氨酸和牛磺酸，其pH低，另外添加了每日所需要的钙和磷。③葡萄糖提供的热量大于40～50kcal/（kg·d）时，才能开始添加氨基酸，否则氨基酸不能被利用，可能导致酸中毒和高氨血症。每增加1g蛋白质需增加25kcal非蛋白热量。④若因液体受限或高血糖无法耐受，应相应地降低氨基酸的量。无肾脏疾病，代谢性酸中毒或尿素氮增高不太可能是静脉应用氨基酸所致，应寻找其他原因；不伴有肌酐增高的尿素氮增高可能意味着脱水。排除其他病因后氨基酸用量可降低至2.5g/（kg·d）。⑤严重胆汁淤积的早产儿应减少氨基酸的应用，但一般不主张完全停用。

（4）脂肪：提供热量9kcal/g，占全部热量的30%～50%，同时可预防脂肪酸的缺乏，促进脂溶性维生素的储存。

出生后第2天可给予，有专家认为除非出现危及生命的情况，也可在出生后24小时内给予。

胎龄 <28周：开始0.5g/（kg·d），以后增加0.5g/（kg·d），最大量3g/（kg·d）。

胎龄 ≥28周：开始1g/（kg·d），以后增加1g/（kg·d），最大量4g/（kg·d）。

注意事项：①需应用20%脂肪乳剂。②监测血脂，避免高脂血症发生，三酰甘油超过2.26mmol/L，停止使用；三酰甘油超过1.7mmol/L而未超过2.26mmol/L，减半。③输注速度小于0.12g/（kg·h），避免发生高脂血症、血小板功能障碍、急性过敏反应、肝脏色素沉着症、肺血管脂质沉积。④输注时注意避光，特别是光疗时，避免脂质过氧化。⑤败血症等严重感染时应减量或停止使用24～48小时。⑥血清胆红素 >8～10mg/dl和白蛋白水平在25～30g/L时，脂肪乳的输注速度不能超过0.5～1g/（kg·d）。

（5）电解质：肠外营养液中需加入电解质，以维持电解质平衡，早产儿电解质推荐量见表2-3-2（摘自《中国新生儿营养支持临床应用指南》）。

表2-3-2　早产儿电解质推荐量

电解质	推荐量/（mmol·kg^{-1}·d^{-1}）
钠	2.0～3.0
钾	1.0～2.0
钙	0.6～0.8
磷	1.0～1.2
镁	0.3～0.4

（6）维生素：肠外营养时需补充13种维生素，包括4种脂溶性维生素和9种水溶性维生素。新生儿维生素推荐量见表2-3-3（摘自《中国新生儿营养支持临床应用指南》）。

（7）微量元素：推荐量见表2-3-4（摘自《中国新生儿

营养支持临床应用指南》)。

表2-3-3 新生儿维生素推荐量

维生素	推荐量/（$\mu g \cdot kg^{-1} \cdot d^{-1}$）
水溶性	
维生素 C/mg	15～25
维生素 B_1/mg	0.35～0.50
维生素 B_2/mg	0.15～0.20
烟酸 /mg	4.0～6.8
维生素 B_6/mg	0.15～0.20
叶酸 /μg	56
维生素 B_{12}/μg	0.3
泛酸 /mg	1.0～2.0
生物素 /μg	5.0～8.0
脂溶性	
维生素 A/μg[a]	150～300
维生素 D/μg[b]	0.8
维生素 K/μg	10.0
维生素 E/mg[c]	2.8～3.5

注：a.1μg视黄醇当量＝3.3U维生素A；b.10μg维生素D＝400U维生素D；c.2.8mg α-生育酚＝2.8U维生素E。

表2-3-4 新生儿微量元素推荐量

微量元素	推荐量/（$\mu g \cdot kg^{-1} \cdot d^{-1}$）
锌	400～450
铜	20
硒	2.0～3.0
铬	0
锰	1.0
钼	1.0
碘	1.0
铁	200

1）如果肠外营养超过1周，给予锌、铜等微量元素。

2）如果需要更长时间的肠外营养，应给予其他的微量元素：硒、铬、锰、钼等。

3）添加量：0.5ml/（kg·d）。

【肠外营养的监测】

肠外营养期间需监测相关营养、生长发育、并发症发生情况等，具体监测指标见表2-3-5（摘自《中国新生儿营养支持临床应用指南》）。

表2-3-5　肠外营养监测表

项　目	频　次	
	第1周	稳定后
摄入量		
能量	qd	qd
蛋白质	qd	qd
临床特征观察		
皮肤弹性，前囟	qd	qd
黄疸，水肿	qd	qd
生长参数		
体重	qd～qod	biw～tiw
头围	qw	qw
身长	qw	qw
体液平衡		
出入量	qd	qd
实验室检查		
血常规	biw～tiw	qw～biw
血 Na^+、K^+、Cl^-	biw（或调整电解质用量后第1天）	qw（或调整电解质用量后第1天）
血 Ca^{2+}	biw	qw
血 P、Mg^{2+}	qw	prn
微量元素	prn	prn（肝肾功能不全、长期肠外营养）

续表

项 目	频 次	
	第1周	稳定后
肝功能	qw	qw ～ qow
肾功能	qw	qw ～ qow
血浆总三酰甘油、胆固醇*	qw	qw ～ qow
血糖	qd ～ qid	prn（调整配方后，或临床出现低/高血糖者）
尿糖（无法监测血糖时）	同血糖	同血糖
中心静脉置管		
渗出	bid ～ tid	bid ～ tid
肢体肿胀	bid ～ tid	bid ～ tid
肤色	bid ～ tid	bid ～ tid

注：qd，每日1次；bid，每日2次；tid，每日3次；qid，每日4次；qod，隔日1次；qw，每周1次；biw，每周2次；tiw，每周3次；qow，隔周1次；prn，需要时。

*血脂测定标本采集前6小时内应暂停输注含脂肪乳剂营养液。

第四节 早产儿喂养相关问题

一、早产儿喂养不耐受

喂养不耐受（feeding intolerance，FI）是指对肠内喂养不能耐受而表现出的一系列症状和体征，如胃潴留、呕吐、腹胀、消化道出血等。早产儿喂养不耐受的定义不断修改和完善，缺乏统一标准的定义。

【诊断要点】

1.病因 喂养不耐受在早产儿中的发生率可达55%，主要原因如下：

（1）出生体重和胎龄：早产儿胎龄越小消化道的发育和功能发育越不成熟，胎龄＜34周的早产儿出生后早期经常出现胃食管反流、胃潴留、胎便排出延迟、肠管扩张等，出生后1个月左右逐渐恢复正常。

（2）喂养问题：开始喂养日龄、加奶速度、喂养方式。

（3）治疗因素：氨茶碱等药物可影响胃肠喂养。

（4）围生期因素：胎儿宫内窘迫、产时窒息。

2.临床症状　出现以下情况考虑喂养不耐受：

（1）呕吐次数≥3次/天。

（2）胃残留量超过上次喂入量的50%。

（3）腹胀，24小时腹围增加＞1.5cm，伴或不伴肠型。

（4）胃内有咖啡样物并排除母血咽下，或大便隐血阴性。

（5）第2周末每次喂入量＜8ml/kg。

3.喂养不耐受的监测　喂养过程中需注意加奶速度、体重增加情况等，还需注意监测以下内容：

（1）胃残留量：鼻饲管喂养的早产儿每次喂养前先抽取胃中残余奶量。胃残留量正常为0～2ml/kg，若＜2ml/kg可继续喂养。

1）胃残留量＞2ml/kg或＞3小时喂养容量的50%应减量或停喂1次。

2）胃残留物为绿色或胆汁样提示肠梗阻或胃过度膨胀引起胆汁反流至胃，应暂时停止喂养。

（2）腹胀：定时、定部位测量腹围，腹围增加1.5cm有意义，应减量或停喂1次。

呕吐、腹胀、胃残留量增加、血便或大便隐血，提示感染或坏死性小肠结肠炎，应停止经口喂养。

【治疗要点】

（1）早期微量喂养，缓慢增加喂奶量：极低/超低出生体重儿最初的胃肠喂养主要作用是促进胃肠功能成熟，按10～20ml/（kg·d）的微量喂养可促进肠道发育并逐渐建立喂养。

（2）减少禁食次数和每次禁食持续时间：在不增加坏死性小肠结肠炎的危险下，在出现喂养不耐受时尽可能保持微量喂养，谨慎禁食；如必须禁食应短时，避免胆汁淤积和喂养不耐受。

（3）非营养性吸吮：对于鼻饲喂养的早产儿，在鼻饲同时给予无孔橡皮奶嘴吸吮，称为非营养性吸吮。非营养性吸吮可兴奋迷走神经，促进胃泌素的释放及胃蠕动。

（4）益生菌治疗：益生菌可协助早产儿肠道菌群建立，维持胃肠道环境，但目前的疗效及安全性有争议。

（5）药物治疗：红霉素促进胃肠动力，一般认为对胎龄32周以上的早产儿效果更好，可口服、静脉给药，多数主张小剂量给药，3～15mg/（kg·d）开始，根据临床治疗效果可增加到10～20mg/（kg·d）至起效，疗程可为10～20天。

二、出院后早产儿喂养

出院后早产儿的喂养指导是早产儿出院后管理的重要部分，需要密切监测喂养过程，继续强化营养。

（一）出院后的乳类选择

1.*母乳* 仍是早产儿出院后首选，建议至少喂养至出生后6个月。

2.*母乳添加剂* 因早产儿奶量的限制及母乳中蛋白质和主要营养素含量随泌乳时间延长而逐渐减少，使早产儿难以达到理想的生长状态，尤其是极低/超低出生体重儿。对于胎龄＜34周、体重＜2000g的早产儿，可采用母乳强化剂加入母乳中喂养的方法，确保其营养需要。

3.*早产儿配方奶* 胎龄＜34周、体重＜2000g的早产儿住院期间应用，由于能量密度高、蛋白质含量增加，可满足早产儿出生后早期的需要。

4.*早产儿过渡配方奶* 是介于早产儿配方奶与婴儿配方奶之间的过渡乳类，可满足早产儿出院后追赶生长的需要。

5.*婴儿配方奶* 以牛乳为基础的配方可满足一般婴儿

的需要，用于无母乳喂养的婴儿。

（二）出院后的喂养方案

1.原则　早产儿出院后喂养需个体化，根据出院时营养状况，结合出院早产儿生长速度、摄入奶量等因素综合调整，使早产儿达到理想适宜的生长状态。

2.具体方案

（1）强化营养的对象：①胎龄＜34周；②出生体重＜1500g；③出生体重＜2000g，住院期间体重增加不满意[＜15g/（kg·d）]或有严重并发症的早产儿；④完全肠外营养时间＞4周；⑤宫内生长迟缓的早产儿。

（2）喂养方法：强化营养是指出院后采用强化母乳、早产儿配方奶、过渡期早产儿配方奶喂养。

1）胎龄32～34周、出生体重1500～2000g、生长速率满意的早产儿：出院后母乳喂养者可采用足量强化母乳至校正胎龄38～40周改为半量强化母乳，至出生后3个月逐渐过渡到直接哺乳；母乳不足采用混合喂养，足量强化母乳＋早产儿配方奶至校正胎龄38～40周改为半量强化母乳＋早产儿过渡配方奶至出生后3个月；无母乳给予早产儿配方奶至校正胎龄38～40周改为早产儿过渡配方奶至出生后3个月。

2）胎龄＜32周、体重＜1500g、存在宫外发育迟缓、奶量不足150ml/（kg·d）及有并发症的早产儿：出院后母乳喂养者可采用足量强化母乳至校正胎龄38～40周改为半量强化母乳至校正胎龄6个月，根据生长速率决定是否改母乳；母乳不足采用混合喂养，足量强化母乳＋早产儿配方奶至校正胎龄38～40周改为半量强化母乳＋早产儿过渡配方奶至出生后校正胎龄6个月，根据生长速率决定是否改为婴儿配方奶；无母乳给予早产儿配方奶至校正胎龄38～40周改为早产儿过渡配方奶至出生后校正胎龄6个月，根据生长速率调整。

3.其他营养素补充

（1）维生素D：根据我国《维生素D缺乏性佝偻病防治建议》，早产/低出生体重儿出生后即应补充维生素D

800～1000U/d，3月龄后改为400U/d，直至校正胎龄2岁，该补充量包括食物、日光照射、维生素D制剂中的维生素D含量。

（2）铁剂：根据2009年我国《早产/低出生体重儿喂养建议》，早产/低出生体重儿出生后2～4周开始补充铁剂2～4mg/（kg·d），直至校正年龄1岁。该补充量包括强化铁配方奶、母乳强化剂、食物和铁制剂中的铁元素含量。

4.喂养评估　喂养评估是早产儿出院后评估中的重要内容，其可促进早产儿出院后适宜的追赶生长、预防各种营养素的缺乏和过剩、保证神经系统发育的良好结局。

（田玉红　任雪云）

参 考 文 献

封志纯，钟梅，2010. 实用早产与早产儿学. 北京：军事医学科学出版社：239-243.

邵肖梅，叶鸿瑁，丘小汕，2019. 实用新生儿学. 5版. 北京：人民卫生出版社：341-387.

王丹华，2010. 超低出生体重儿的营养管理. 中国小儿急救医学，17（1）：13-16.

早产儿母乳强化剂使用专家共识工作组，《中华新生儿科杂志》编辑委员会，2019. 早产儿母乳强化剂使用专家共识. 中华新生儿科杂志，34（5）：321-328.

中国医师协会新生儿科医师分会营养专业委员会，中国医师协会儿童健康专业委员会母乳库学组，《中华儿科杂志》编辑委员会，2016. 新生儿监护病房推行早产儿母乳喂养的建议. 中华儿科杂志，54（1）：13-16.

《中华儿科杂志》编辑委员会，中华医学会儿科学分会儿童保健学组，中华医学会儿科学分会新生儿学组，2016. 早产、低出生体重儿出院后喂养建议. 中华儿科杂志，54（1）：6-11.

中华医学会肠外肠内营养学分会儿科学组，中华医学会儿科学分会新生儿学组，中华医学会小儿外科学分会新生儿外科学组，2013. 中国新生儿营养支持临床应用指南. 中华小儿外科杂志，34（10）：782-787.

周文浩，程国强，2016. 早产儿临床管理实践. 北京：人民卫生
　　出版社：270-280.

Agostoni C，Buonocore G，Camielli VP，et al，2010. Enteral
　　nutrient supply for preterm infants：commentary from the European
　　Society of Paediatric Gastroenterology，Hepatology and Nutrition
　　Committee on Nutrition. J Pediatr Gastroenterol Nutr，50（1）：
　　85-91.

Uauy R，Koletzko B，2014. Defining the nutritional needs of
　　preterm infants. World Rev Nutr Diet，110：4-10.

第3章

早产儿体液平衡特点及紊乱

第一节 早产儿体液平衡特点及液体疗法

早产儿由于器官功能的不成熟,更容易发生体液及电解质紊乱。出生后的最初阶段新生儿从水性的宫内环境转换到气态的出生后环境中,体液平衡及调节发生了根本变化,早产儿尤其是低出生体重儿体液平衡和失衡之间安全范围十分狭窄,更易出现水电解质紊乱。

【诊断要点】

1. 早产儿体液平衡特点

(1)早产儿体液分布特点和出生后的变化:胚胎发育初期,95%由水组成,主要分布在细胞外液,随着胎儿生长,细胞增殖和脂肪沉积,细胞内液逐渐增多,总液体量和细胞外液逐渐减少。因此与足月儿相比,早产儿有更多的总液体量和细胞外液,胎龄越小体液占的比例越高,细胞外液越多。早产儿体液中的电解质组成也与胎龄有关,具体变化见表3-1-1。

(2)早产儿出生后体液及电解质的变化:早产儿出生后,由于细胞外液收缩,总液体量继续减少,新生儿在前几天可出现尿量增多、尿钠排泄增多和体重下降现象,但是不伴脱水和低钠血症,称为生理性体重下降。生理性体重下降是新生儿对宫外生活的过渡和适应反应,胎龄越小,细胞外液越多,生理性体重下降越明显,持续时间越长。此变化可分为三个阶段:

表3-1-1 不同胎龄新生儿体液和电解质组成

体液组成	24周	28周	32周	36周	40周	足月儿出生后2～4周
总液体量 /%	86	84	82	80	78	74
细胞外液 /%	59	56	52	48	44	41
细胞内液 /%	27	28	30	32	34	33
$Na^+/(mmol \cdot kg^{-1})$	99	91	85	80	77	73
$K^+/(mmol \cdot kg^{-1})$	40	41	40	41	41	42
$Cl^-/(mmol \cdot kg^{-1})$	70	67	62	56	51	48

1）利尿前期：出生后12～48小时，无论摄入量如何，尿量均减少，钠、钾排泄较少，肾脏绝对排水能力受限，丢失的液体主要是经过皮肤的不显性失水。

2）利尿期：出生后2～5天，尿排出的水、钠、钾突然增加，但摄入量无明显增加，多数出生后体重下降发生于此阶段。

3）利尿后期：出生后4～5天开始，尿排出的水、钠、钾减少，尿量变化与摄入量有关。

在出生后早期体液变化期应允许细胞外液等张性收缩和负水平衡，使其能够成功地从宫内向宫外过渡，若补液或补钠过多可能延迟出生后体液分布适应性变化的发生，可能引起早产儿动脉导管未闭（PDA）、脑室内出血（IVH）、支气管肺发育不良（BPD）、坏死性小肠结肠炎（NEC）等疾病发病率增高。

2. 影响早产儿体液及电解质平衡的因素

（1）肾功能

1）肾脏的发育与胎龄相关，胎龄34周肾脏发育完成。出生后随着肾血管阻力下降和体循环压力的升高，肾小球滤过率（GFR）迅速增高，但胎龄<34周的早产儿出生后GFR无明显增高，当大量静脉供给液体或电解质时，不能有效增加尿量而易导致水、钠潴留。

2）早产儿较足月儿的肾脏浓缩功能更差，具有更大的水需要量，对水摄入不足的耐受能力更差。

3）早产儿肾脏稀释功能相对成熟，但因GFR低和浓缩功能差，使得早产儿只能在一定范围内维持水的平衡，因此出生后早期的入液量需严格控制，避免供水过多或过急。

4）早产儿钠排泄能力有限，肾小管对钠的重吸收能力低下，因此早产儿易出现高钠血症或低钠血症，需严密监测。

5）出生后利尿是早产儿的常见现象，是由出生后利钠触发的细胞外液正常缩减所致。早产儿肾糖阈较足月儿低。

（2）不显性失水：包括经皮肤和呼吸道的蒸发失水，但不包括出汗。不显性失水量取决于早产儿的胎龄、日龄、环境温度和湿度、代谢率和皮肤的完整性。

1）表皮的发育到32周基本成熟，胎龄越小、皮肤抗蒸发的屏障功能越差，加之早产儿体表面积相对较大、呼吸频率快，使早产儿经皮肤和呼吸道的不显性失水增多。

2）出生后皮肤角质层的成熟迅速加速，一般在出生后1周经皮肤的不显性失水可明显减少。而皮肤的破溃、损伤或皮肤先天性缺陷可增加皮肤的不显性失水。

3）任何增加呼吸通气量的因素都可能导致经呼吸道不显性失水增加。

4）适当湿化可以减少不显性失水，在湿化充分的暖箱内、隔热或在塑料薄膜覆盖下进行操作，可以减少不显性失水和液体需要量。而光疗可增加不显性失水。

5）应对早产儿采取必要的措施使不显性失水减少到最小，应密切观察，精确记录出入量、体重、尿量等，尽早进行血液电解质监测。

（3）内分泌因素

1）心房利钠肽、抗利尿激素、肾素-血管紧张素-醛固酮系统（RAAS）在新生儿体液平衡的调节中起到重要作用。

2）早产儿肾小管对醛固酮的反应低下，在疾病状态下有低钠血症的危险。

3）在呼吸窘迫综合征（RDS）、窒息、疼痛和IVH等疾病状态下，早产儿易出现抗利尿激素的异常分泌，出现抗利尿激素分泌综合征。

【治疗要点】

1.正常早产儿液体需要　早产儿液体需要主要指生理需要量（维持液），维持液是指补充正常情况下的体液丢失量和生长所需，包括以下方面：

（1）生长发育所需：第1周常为负值。

（2）不显性失水：皮肤70%，呼吸30%。影响不显性失水的环境因素具体见表3-1-2。

表3-1-2　影响不显性失水的环境因素及程度

增加不显性失水		减少不显性失水	
增加因素	增加程度	减少因素	减少程度
极早早产	100%～300%	保温箱湿度增大	50%～100%
开放式辐射床	50%～300%	保温箱内塑料头罩	30%～50%
强制对流	30%～50%	辐射床用塑料薄膜包裹	30%～50%
光疗	30%～50%	使用有湿化作用的气管插管	20%～30%
高温	30%～50%		
呼吸急促	20%～30%		

（3）尿量：1～4ml/（kg·h）。

（4）粪便丢失：5～10ml/（kg·d），第1周比较少。

除此之外需注意计算食物营养素氧化生水：5～10ml/（kg·d），其中糖类0.6ml/g，蛋白质0.43ml/g，脂肪1.07ml/g。推荐早产儿每日维持液需要量见表3-1-3。

表3-1-3　早产儿每日维持液需要量

单位：ml/（kg·d）

时间	出生体重/g				
	<750	750～<1000	1000～<1500	1500～<2500	≥2500
第1天	100～150	80～100	70～80	60～80	60～80
第2天	120～180	100～140	80～100	80～100	80～100
3～7天	150～200	120～160	100～150	100～150	100～150
2～4周	120～180	120～180	120～180	120～180	120～160

2. 出生后早期的液体输注方案

第1天液体方案：

（1）液体量：参照表3-1-3，体重越大液体需要量越小。

（2）葡萄糖：满足低能量需要，输糖速度为4～6mg/（kg·min），根据监测血糖调整。极低/超低出生体重儿糖耐受性差，5%葡萄糖可能提供合适的糖负荷。

（3）钠钾：不需要补充钠和钾。

（4）静脉营养：氨基酸1g/（kg·d），超低出生体重儿建议从0.5g/（kg·d）开始。

第2天液体方案：

（1）液体量：10～20ml/（kg·d）增加液体量，注意个体化补充。根据体重、尿量、血清钠和临床表现决定是否增加液体量。

（2）葡萄糖：最低需要量为6～8mg/（kg·min）。

（3）钠钾：根据血电解质结果决定是否需要补充钠和钾，可补充钠，1～2mmol/（kg·d）；若血钾低可补充钾，1mmol/（kg·d）。

（4）静脉营养：若需要增加，氨基酸增加1g/（kg·d），开始给予20%脂肪乳1g/（kg·d）。

（5）钙剂：出生体重<1500g需要开始补充钙剂，1～2mmol/（kg·d）。

第3天液体方案：

（1）液体量：10～20ml/（kg·d）增加液体量，注意必须个体化补充。根据体重、尿量、血清钠和临床表现决定是否增加液体量。

（2）葡萄糖：最低需要量为6～8mg/（kg·min）。

（3）钠钾：根据血电解质结果决定是否需要补充钠和钾，钠的需要量为2～3mmol/（kg·d）；若血钾低可补充钾，1mmol/（kg·d）。

（4）静脉营养：若需要增加，氨基酸增加1g/（kg·d），增加脂肪乳0.5～1g/（kg·d）。

（5）钙磷：出生体重<1500g需要补充钙剂1～

2mmol/（kg·d），磷1～2mmol/（kg·d）。

（6）胎龄＜28周的早产儿需要补充水溶性、脂溶性维生素和微量元素。

大于3天液体方案：

（1）液体量：根据出生后日龄逐渐增加液体量，一般以15～20ml/（kg·d）增加，直到150ml/（kg·d），热量尽可能达到100～130kcal/（kg·d）。

（2）葡萄糖：根据血糖和尿糖调整，葡萄糖热量供应占总热量的50%左右。

（3）钠钾：钠2～4mmol/（kg·d）；钾1～4mmol/（kg·d）。根据血电解质结果调整。

（4）静脉营养：氨基酸1g/（kg·d）增加逐渐达到3g/（kg·d），最大量为3.5g/（kg·d），占总热量的15%～20%；脂肪乳最大量为3g/（kg·d），占总热量的35%～40%。

3. 注意事项　①早产儿补液期间每日监测出入量、尿量、体重、电解质，监测血压、氧饱和度、呼吸、水肿等，根据病情调整补液。②由于不显性失水的影响，极早或超低出生体重儿在出生后最初几天易出现以高血钠、高血糖、高血钾和失水为特征的高渗综合征，但无尿少、酸中毒和循环衰竭的表现，因此应尽可能减少不显性失水，不显性失水增加时注意增加液体补充，必要时补液可达180～200ml/（kg·d），同时注意补钠量，任何途径的钠供给都需计算。③极低/超低出生体重儿糖耐受性差，出生后早期易出现糖代谢紊乱。④以下情况需要限制液体摄入：出生后早期体重连续增加2～3天或以上；肾衰竭、心力衰竭、抗利尿激素分泌异常综合征（SIADH）、症状性动脉导管未闭及水肿；血钠＜130mmol/L；尿比重＜1.003（3次尿样）。⑤以下情况需放宽液体摄入：日体重下降＞5%，或连续每日体重下降＞2%，连续2～3天；脱水、肾前性肾衰竭；限制性补钠情况下血钠＞148mmol/L；尿比重＞1.008。

4. 早产儿液体监测

（1）体重：一般每日称重1次，早产儿出生后10

天内存在体重下降，部分可延长到2周，一般每日下降
1%～2%，出生后1周内偶可每日下降2%～3%，最好不
要连续2天下降2%以上。体重可下降10%～20%。超低
出生体重儿每日应至少监测体重2次以上，以更密切监测
体液状态。

（2）尿量：一般通过称量尿布重量监测尿量，特殊情
况下需直接导尿。6～8小时复核一次尿量，极早早产儿
维持最小尿量 $0.5 \sim 1ml/(kg \cdot h)$，尿量 $< 1ml/(kg \cdot h)$
提示可能存在液体入量不足或需要监测肾功能，尿量 $>$
$5ml/(kg \cdot h)$ 提示利尿状态或多尿。

（3）血清学检查：应进行血细胞比容（HCT）、钾、
钠、血尿素氮（BUN）、肌酐、酸中毒、碱剩余的测定，低
钠血症、HCT下降、BUN降低可能提示液量过多。

第二节　早产儿酸碱代谢紊乱

【诊断要点】

1.酸碱平衡的调节　新生儿通过以下途径进行调节，
在一定范围内维持机体的酸碱平衡。

（1）体液缓冲作用：包括血浆中缓冲系统和红细胞中
缓冲系统。血浆中缓冲系统包括碳酸氢盐、磷酸氢盐和血
浆蛋白等，其中以碳酸氢盐缓冲为主；红细胞中缓冲系统
包括血红蛋白、有机磷酸盐、骨羟磷灰石等，其中以血红
蛋白缓冲为主。体液的缓冲对酸碱平衡的调节作用最快，
10～20分钟完成。

（2）肺的调节作用：主要通过排出 CO_2 来调节体内酸
碱平衡。挥发酸的调节主要靠肺通气量来调节，需15～30
分钟才达最大的调节作用。

（3）肾的调节作用：通过尿液排泄以保持pH正常，
肾脏调节速度慢，一般需要4～6天完成。

2.早产儿酸碱平衡调节的特点

（1）早产儿肾脏功能相对不成熟，肾小球滤过率低、
近端肾小管重吸收 HCO_3^- 水平低、泌氨能力相对低下等，

疾病状态下早产儿更易发生代谢性酸中毒。

（2）早产儿呼吸调节功能差，在发生低氧血症、呼吸窘迫、代谢性酸中毒时呼吸深长的代偿不明显，易出现呼吸性酸中毒、精神萎靡、面色灰暗等。

（3）新生儿出生后常有混合性酸中毒存在，由于出生后呼吸的建立，足月新生儿pH一般12小时可恢复正常，早产儿由于各系统发育不成熟，酸中毒往往持续24小时甚至更长时间。

3. 酸碱失衡的分类　临床上常用血气分析中的血pH、PCO_2、HCO_3^-、BE等几项指标监测酸碱失衡情况，同时患儿的病史、体格检查对判断是否为原发紊乱或代偿机制的作用是非常重要的，对进一步原发病的纠正有重要的意义。基本酸碱失衡的分类有以下四类：

（1）代谢性酸中毒：为血浆中HCO_3^-原发性减少，使pH＜7.35。根据阴离子间隙（AG）分为以下两种。①AG增加的代谢性酸中毒：是获酸性代谢性酸中毒，血Cl^-正常，主要见于组织缺氧所致的乳酸酸中毒、先天性代谢缺陷所致的有机酸酸中毒、肾衰竭等；②AG正常的代谢性酸中毒：是丢碱性代谢性酸中毒，血Cl^-多增高，比如肾小管性酸中毒、肠液丢失过多、醛固酮缺乏、静脉输入氯过多等。

（2）呼吸性碱中毒：指$PaCO_2$降低，使pH＞7.45。早产儿呼吸性碱中毒主要见于机械通气过度，也可见于轻度缺氧刺激患儿过度通气。

（3）呼吸性酸中毒：肺泡通气降低导致的PCO_2增加，使pH＜7.35。见于各种原因引起的通气功能障碍和（或）换气不良，可见于严重呼吸系统疾病，如呼吸窘迫综合征、肺炎、吸入综合征等，也可见于神经系统疾病引起的呼吸暂停、呼吸减弱等所致的通气不良。

（4）代谢性碱中毒：为血浆中HCO_3^-原发性增加。主要见于H^+丢失过多，如持续性呕吐、肾上腺皮质增生症；碱性物质输入过多；严重低氧和高钾；长期利尿剂应用，尤其支气管肺发育不良早产儿长期应用利尿剂。

当发生原发性酸碱失衡后机体通过体内的调节来代偿或部分代偿原发性酸碱失衡，呼吸性酸碱失衡主要通过改变通气而代偿，代谢性酸碱失衡通过肾对重碳酸盐的排泄来调整，如果代偿充分、pH正常，称为代偿性酸碱失衡；如代偿不充分，血pH偏离正常，称为失代偿性酸碱失衡。代偿是有限度的，且需要一定的时间，不同酸碱失衡类型可通过血气分析进行具体分析。

4. 血气分析

（1）血气标本采集：血气标本以动脉血为准，测定的pH、PCO_2、PO_2最可靠；静脉血、毛细血管血可大致评估pH和PCO_2，静脉血测定的pH较动脉血低、PCO_2偏高。毛细血管血其值介于动脉血和静脉血测定值之间。循环灌注不良的患儿不能用毛细血管血。

（2）采集注意事项

1）严重休克、末梢循环不良可能会影响采血及采血结果。

2）采血应在患儿安静时进行，哭闹时氧分压降低，严重者可能下降15mmHg左右。

3）血标本以肝素稀释，湿润注射器管壁即可，过多可造成样本稀释。

4）样本不能与空气接触，并于采血后10分钟内测定。

（3）血气分析判读

1）pH：动脉血气pH为7.35～7.45，但随胎龄和出生后日龄而变化，应至少维持在7.25以上，出生1周内早产儿，应至少维持pH在7.3以上，低于7.3提示存在酸中毒。高于7.45提示存在碱中毒。

2）判断原发和代偿改变

根据原发病和血气判断：如呼吸系统疾病往往引起原发性PCO_2改变，原发失衡后发生代偿反应，pH在一定范围内发生变化，超过一定范围则为代谢性酸碱失衡导致的pH继发性改变。不同酸碱失衡类型及代偿的血气改变见表3-2-1。

表 3-2-1　不同酸碱失衡类型及代偿的血气改变

酸碱失衡类型	血 pH	血 $PaCO_2$	血 HCO_3
代谢性酸中毒			
失代偿	↓↓	=	↓
部分代偿	↓	↓	↓
完全代偿	=	↓↓	↓
代谢性碱中毒			
失代偿	↑↑	=	↑
部分代偿	↑	↑	↑
完全代偿	=	↑↑	↑
呼吸性酸中毒			
失代偿	↓↓	↑	=
部分代偿	↓	↑	↑
完全代偿	=	↑	↑↑
呼吸性碱中毒			
失代偿	↑↑	↓	=
部分代偿	↑	↓	↓
完全代偿	=	↓	↓↓

　　根据 AB 和 SB 判断：AB 指绝对碳酸氢根，SB 指标准碳酸氢根。代谢性酸碱平衡紊乱的重要指标是碱剩余（BE），如果 BE 异常，可根据 SB、AB 确定是原发性还是继发性。具体鉴别见表 3-2-2。

表 3-2-2　AB、SB 与酸碱紊乱

AB、SB 关系	意义
AB = SB	AB、SB 正常，酸碱内环境正常
AB = SB	AB、SB 都低于正常，代谢性酸中毒未代偿期
AB = SB	AB、SB 都高于正常，代谢性碱中毒未代偿期
AB > SB	呼吸性酸中毒或代谢性碱中毒
AB < SB	呼吸性碱中毒或代谢性酸中毒

判断是单纯性还是混合性：机体有2种或2种以上类型的酸碱失衡同时存在，称为混合性酸碱失衡，二重酸碱失衡除呼吸性酸中毒与呼吸性碱中毒不能同时存在外，其余均可同时存在。PCO_2 与 HCO_3 同时增高或降低并 pH 正常，应考虑有混合性酸碱失衡的可能。单纯性酸碱失衡肺肾预期代偿公式见表3-2-3。

表3-2-3 单纯性酸碱失衡肺肾预期代偿公式

原发失衡	原发反应	代偿反应	预期代偿公式	限度/mmHg
代谢性酸中毒	$HCO_3^- \downarrow$	$PaCO_2 \downarrow$	$PCO_2 = 1.5 \times [HCO_3^-] + 8 \pm 2$	10
代谢性碱中毒	$HCO_3^- \uparrow$	$PaCO_2 \uparrow$	$PCO_2 = 0.9 \times [HCO_3^-] + 9 \pm 2$	55
呼吸性酸中毒	$PaCO_2 \uparrow$	$HCO_3^- \uparrow$	急性 $\triangle[HCO_3^-] = \triangle PCO_2 \times 0.1 \pm 3$	30
			慢性 $\triangle[HCO_3^-] = \triangle PCO_2 \times 0.35 \pm 3$	45
呼吸性碱中毒	$PaCO_2 \downarrow$	$HCO_3^- \downarrow$	急性 $\triangle[HCO_3^-] = \triangle PCO_2 \times 0.2 \pm 2.5$	18
			慢性 $\triangle[HCO_3^-] = \triangle PCO_2 \times 5 \pm 2.5$	12

【治疗要点】

1.代谢性酸中毒 早产儿酸碱失衡以代谢性酸中毒为主，代谢性酸中毒的并发症和死亡率取决于酸中毒的程度和其原发病对临床治疗的反应。

（1）治疗原发病：病因治疗，如AG正常的酸中毒，应针对减少碳酸氢盐丢失（减少肠液丢失等）和补充碱性液体。有遗传代谢病的患儿应给予特殊配方奶喂养。

（2）碱性液的补充：早产儿pH＜7.2给予碳酸氢钠，轻度代谢性酸中毒，可每日给药1mmol/kg，严重者可达每日5～8mmol/kg，有血气分析结果后，根据BE值计算：碳酸氢钠用量（mmol）＝BE负值数（mmol/L）×体重

（kg）×0.3。

临床上一般用计算量的半量给药，以免纠正过度，其余用量根据血气分析进一步计算。早产儿推荐将严重酸中毒患儿动脉血pH纠正至7.25。

（3）透析治疗：严重的乳酸酸中毒或肾衰竭患儿可采用透析治疗。

2.代谢性碱中毒

（1）明确有代谢性碱中毒时应停用碱性液体。

（2）治疗原发病。

（3）对细胞外容量减少的碱中毒补充生理盐水和钾。

（4）接受长期利尿剂治疗的患儿常有低钾血症和慢性碱中毒，血钾水平常不能反映细胞内的钾，应常规补钾。

3.呼吸性酸中毒　原发性呼吸性酸中毒在新生儿期常见，主要见于呼吸系统疾病，治疗方法主要为针对原发病治疗和呼吸支持，以改善通气功能。

4.呼吸性碱中毒　低$PaCO_2$可增加早产儿脑室周围白质软化的风险。治疗主要针对原发病，调整呼吸机参数。

第三节　早产儿电解质紊乱

一、早产儿钠代谢紊乱

（一）低钠血症
【诊断要点】
血钠低于130mmol/L称为低钠血症。

1.病因

（1）钠摄入不足：早产儿肾脏功能不成熟，肾小管重吸收钠的能力低下，较多的钠自尿液丢失，多为累积性，当钠相对摄入不足时易出现低钠血症。早产儿可出现迟发性低钠血症，多在出生后6～8周出现，尤其母乳中含钠少或BPD患儿使用利尿剂治疗时更易出现。

（2）钠丢失过多：一般存在细胞外液的减少。①消化道丢失：腹泻、胃肠引流、呕吐、坏死性小肠结肠炎早期等，未及时补充钠盐。②利尿剂治疗。③肾上腺皮质激素缺乏：先天性肾上腺皮质激素缺乏，继发性肾上腺皮质功能不全如肾上腺出血或急性感染、皮质激素使用不当或撤离不当等。

（3）稀释性低钠血症：①静脉输液过多，尤其过量输入葡萄糖溶液。②充血性心力衰竭。③抗利尿激素异常分泌综合征：窒息、颅内出血、脑膜炎、气漏综合征、正压通气、疼痛等导致的抗利尿激素异常分泌综合征。④急性肾前性及肾性肾衰竭。

（4）钠泵功能异常：如严重脓毒血症。

2. 临床表现

（1）血清钠在125～130mmol/L时，一般无特殊临床表现。

（2）血清钠低于125mmol/L时，若伴有细胞外液减少可出现低渗性脱水症状，表现为皮肤弹性差、心率增快、血压降低，严重者可出现休克。伴有细胞外液过多的低钠血症可因脑水肿而出现神经系统症状，如前囟膨隆、嗜睡、惊厥等，同时伴有体重增加和水肿。

（3）先天性肾上腺皮质增生症患儿可有生殖器色素沉着、假两性畸形等，严重者可出现休克。

3. 辅助检查 ①血电解质、肾功能；②尿钠和尿钠排泄分数；③血和尿渗透压；④怀疑内分泌疾病时，检查血浆肾素、醛固酮、皮质醇等。

【治疗要点】

（1）注意排除假性低钠血症：血标本来自输注低钠液体的置管，可能因稀释导致低钠血症，若测定的血浆渗透压等于计算渗透压可诊断。不需处理。

（2）血钠低于120mmol/L或出现神经系统症状时需紧急处理：①3%氯化钠溶液输注，24小时内提高血浆钠10～12mmol/L或48小时内提高16～18mmol/L，纠正速度一般不超过1mmol/（kg·h），待血钠达到120mmol/L以上和神经系统症状缓解后再继续补充。所需钠＝（目标钠－实测钠）×体重（kg）×0.8。②继续钠输入量＝维持量＋损失量＋继续丢失量。维持量＝2～3mmol/

（L·d），超早产儿可能需要3～5mmol/（L·d）；损失量＝（135－测定的血清钠）×体重（kg）×0.7；继续损失量＝尿或胃肠道丢失量。

（3）脱水导致的低钠血症：①紧急处理：生理盐水扩容。②纠正累积损失：补充继续丢失，减少利尿剂使用；治疗原发病。

（4）稀释性低钠血症：限制水钠摄入，治疗原发病，应用利尿剂，适当增加不显性失水。抗利尿激素异常分泌综合征所致低钠血症可给予等张生理盐水补充不显性失水。

（5）监测：治疗过程中需监测以下指标。①血钠：在应用高渗氯化钠溶液过程中需4～6小时监测1次，随低钠血症纠正，逐渐过渡到12～24小时监测1次。②出入量和体重。③中枢神经系统症状。

（二）高钠血症

【诊断要点】

高钠血症指血钠超过150mmol/L。

1.病因

（1）水的丢失大于钠的丢失：①极低/超低出生体重儿出生后1～3天不显性失水增多。②皮肤缺损：包括先天性、机械性或化学性损伤。

（2）钠摄入过多：通常为医源性，比如纠正代谢性酸中毒过程中，碳酸氢钠输入过多，这些患儿往往有肾功能障碍。

（3）混合型脱水或钠吸收过量：多见于腹泻患儿给予高渗配方奶喂养。纯母乳喂养早产儿，晚期因母乳不足可出现晚发性脱水。

2.临床表现

（1）脱水症状：细胞外液正常或减少的高钠血症可出现体重减轻、尿量减少、心动过速、呼吸急促、低血压和代谢性酸中毒，严重者可出现心力衰竭。

（2）水肿和体重增加：细胞外液增多的高钠血症可出现。

（3）神经系统症状：嗜睡、激惹、烦躁，易出现颅内出血、惊厥甚至昏迷。

3.辅助检查

（1）血电解质、肾功能、渗透压。

（2）尿比重、渗透压、尿排泄分数。

【治疗要点】

1.血容量不足　生理盐水扩容（20ml/kg）；根据体重丢失补充液体量，可给予低张氯化钠溶液纠正水和钠的丢失；治疗原发病。纠正高钠血症不能过快，速度应小于1mmol/（kg·h），以免引起脑水肿和惊厥。

2.细胞外液增多的高钠血症　限制钠摄入；有心力衰竭时同时限制水摄入；适当应用利尿剂。

二、早产儿钾代谢紊乱

（一）低钾血症

【诊断要点】

血清钾低于3.5mmol/L称为低钾血症。

1.病因

（1）钾摄入量不足。

（2）消化道丢失过多，如腹泻、呕吐、各种胃肠引流等而补充不足，胃或十二指肠引流液每日可丢失钾15～20mmol/L。

（3）肾脏丢失过多，如肾小管性酸中毒、使用利尿剂等。

（4）钾在体内的异常分布，如酸中毒纠正后钾由细胞外进入细胞内而产生低钾血症。

（5）各种原因导致的碱中毒。

（6）先天性肾上腺皮质增生症伴发高血压。

2.临床表现　主要为神经肌肉兴奋性降低的临床表现：反应低下、腹胀或肠麻痹；心率增快、心音低钝，常出现心律失常，并可能因严重心律失常而猝死。

3.辅助检查

（1）心电图：T波增宽、低平或倒置；出现U波，

QT间期延长、ST段下降，各种心律失常，如房性或室性期前收缩、室上性或室性心动过速、心室扑动或心室颤动。

（2）血清钾：血清钾测定可确诊，需注意排除假性低钾血症，血标本在室温下放置过久、白细胞升高（10×10^9/L）可导致假性低钾血症。

【治疗要点】

（1）治疗原发病，去除低钾的病因。

（2）钾再分布异常、假性低钾血症不需要处理。

（3）补钾治疗：任何原因导致的钾丢失过多均需要补钾治疗，常用10%氯化钾注射液。①防止危及生命的心脏并发症：氯化钾1mmol/kg，静脉滴注1小时以上。外周静脉输注，钾浓度＜40mmol/L（0.3%）；中心静脉输注，钾浓度＜80mmol/L（0.6%）。②补充钾的累积丢失，必要时补充钾的继续丢失，正常早产儿每日钾的需要量为1～2mmol/kg，低钾时可给予3mmol/kg，严重低钾可给予4～6mmol/kg。③低钾血症一般预后良好且进展缓慢，钾的纠正不可预测，有时是有害的。补钾时必须小心缓慢进行。可每日增加维持量的50%～100%。一般补钾的浓度＜40mmol/L（0.3%），速度每小时＜0.5mmol/kg。

（4）监测：快速补钾有潜在危险，可引起致死性心律失常。补钾过程中应监测：①血钾水平，反复多次；②心电监护；③尿量，脱水者需见尿补钾。

（二）高钾血症

【诊断要点】

早产儿血钾超过6.0mmol/L为高钾血症；超过7.0mmol/L为显著高钾血症。

1.病因

（1）钾摄入或释放过多：多为医源性，短期内大量补钾；输血；严重的血管内溶血；体内出血再吸收；双倍换血。

（2）肾脏排钾障碍：急性或慢性肾衰竭、保钾利尿剂使用；肾小管酸中毒Ⅳ型、高氯血症。

（3）细胞内钾外移：严重酸中毒、病态细胞综合征、围生期窒息、休克、低体温、缺氧和组织损伤。

（4）早产儿特殊情况：极低/超低出生体重儿利尿前期，胎龄＜25周超早早产儿出生后48小时内半数可出现血清钾＞6.0mmol/L。

2. 临床表现 可无症状或出现心动过缓、心动过速等心血管系统的不稳定表现。

3. 辅助检查

（1）心电图：高耸的T波、P波消失或QRS波群增宽、心室颤动及心脏停搏等。

（2）血清钾：＞6.0mmol/L。

【治疗要点】

1. 初始治疗

（1）一旦确诊，停止所有途径的补钾，包括隐性补钾（如抗生素含钾）。

（2）纠正低钙血症：10%葡萄糖酸钙1～2ml/kg，0.5～1小时缓慢静脉应用。

（3）纠正低镁血症：血镁＜0.75mmol/L时给予纠正，每次0.2mmol/kg。

（4）纠正代谢性酸中毒和脱水。

（5）利尿剂应用：增加钾的排出，常用呋塞米每次1mg/kg静脉注射。

上述措施必要时可重复。

2. 心电图有改变的治疗

（1）稳定心脏传导系统：常用10%葡萄糖酸钙1～2ml/kg，0.5～1小时缓慢静脉应用，同时必须监测心电图。有低钠血症者，可用生理盐水静脉注射。

（2）碱化血液：血pH增加0.1，可使血钾降低0.6mmol/L。可静脉应用碳酸氢钠1～2mmol/kg，静脉滴注15分钟以上，但对于胎龄＜34周的早产儿，出生后3天内尽可能避免快速应用碳酸氢钠，避免发生脑室内出血。

3. 持续存在心电图改变或血钾持续增高的治疗

（1）应用胰岛素：胰岛素开始0.05U/kg，加10%葡萄糖溶液2ml/kg静脉推注，然后10%葡萄糖溶液每小时2～4ml/kg加胰岛素每小时0.1U/kg维持，其间密切监测血糖，避免发生低血糖。

（2）腹膜透析或连续肾脏替代治疗（CRRT）：少尿或可逆性肾脏疾病，上述治疗无效，可采用该方法。

三、早产儿低钙血症

【诊断要点】

当血钙低于1.8mmol/L或游离钙低于0.9mmol/L时称为低钙血症。

1. 病因

（1）早发性低钙血症：多在出生后3天内发生。早产儿宫内钙储备、25-（OH）-D$_3$的合成能力与胎龄呈负相关，同时早产儿25-（OH）-D$_3$转化能力低下，尿磷排出减少及肾cAMP对甲状旁腺激素（PTH）反应低下，早产儿更易发生早发性低钙血症。若存在窒息、颅内出血、呼吸窘迫综合征等各种新生儿缺氧疾病，组织缺氧导致磷释放增加，血磷增高，血钙水平相应低下，发生低钙血症更为明显。

（2）晚发性新生儿低钙血症：出生后3天至3周发生的低钙血症。足月儿或晚期早产儿能够正常肠道喂养，正常配方奶或母乳能满足钙的需要，一般很少发生低钙血症，但在某些疾病状态时或极低/超低出生体重儿仍会发生低钙血症。

1）喂养不当：对早产儿使用未改良的乳制品人工喂养，由于磷的含量增多导致血钙降低。

2）长期喂养不能：极低/超低出生体重儿、肠道术后和长期呕吐腹泻等患儿，可能存在长期不能经口喂养或吸收不良，维生素D补充不足，静脉营养中不能补充足够的钙、镁等，出现低钙血症或继发于低镁血症的低钙血症。

3）应用利尿剂后的低钙血症：袢利尿剂尤其是呋塞米，可导致高钙尿症后出现继发性低钙血症，在早产儿BPD治疗中应给予重视。

4）继发于输血的低钙血症：储藏血中的枸橼酸盐能

和钙形成中性的可溶复合物，输血几小时后形成碳酸氢盐，造成轻度的碱中毒，反复输血或换血后可减少游离钙。

5）严重感染时的应激状态：甲状旁腺功能低下、钙磷代谢紊乱可继发低钙血症。

（3）3周以后发生的低钙血症：除上述因素外应考虑先天性因素，如先天性暂时性甲状旁腺功能低下、先天性永久性甲状旁腺功能低下等。

2.临床表现　轻重程度不同，早产儿可能由于发育不完善，血浆蛋白低和酸中毒时血清游离钙相对较高等，低钙血症时常缺乏临床表现。

（1）急性低钙血症：肌张力增高、呼吸暂停、发绀、激惹、手足轻微震颤，严重者喉痉挛、手足抽搐、惊厥发作等。部分有心电图改变，表现为QT间期延长（足月儿＞0.19秒，早产儿＞0.2秒）、心律不齐等。

（2）慢性低钙血症：常有维生素D缺乏，有反复呼吸暂停、骨矿化不全、碱性磷酸酶升高、肋骨和长骨骨折等表现。

3.辅助检查

（1）血钙：血清游离钙低于0.9mmol/L或血清总钙低于1.8mmol/L。

（2）血镁：血清镁低于0.6mmol/L称为低镁血症，常与低钙血症并存。

（3）碱性磷酸酶：＞225U/L，作为维生素D缺乏病的早期征象。

（4）尿钙：24小时尿钙＞4mg/kg提示高钙尿症。

（5）X线检查：肋骨和长骨X线片可大致估计骨矿化不全的程度，维生素D缺乏病时可出现干骺端毛糙、密度减低，呈杯口状，尤以膝部和肋骨与软骨交界处最为明显，严重者可有肋骨骨折。

（6）心电图检查：低钙血症或低镁血症时，心电图可表现为QT间期延长或心律不齐。

【治疗要点】

1.急性期低钙血症　根据血钙水平和临床症状进行

补钙。

出现惊厥或其他神经兴奋性增高的临床表现时，给予10%葡萄糖酸钙2ml/kg，以5%葡萄糖溶液稀释1倍后缓慢静脉推注（1ml/min），必要时6～8小时重复给药，最大剂量为元素钙50～60mg/（kg·d）（10%葡萄糖酸钙每毫升含元素钙9mg）。静脉推注钙的过程中注意速度过快可引起心脏功能障碍、呕吐的毒性反应，需心电监测保持心率在80次/分以上，否则应暂停；应避免药液外渗至血管外引起组织坏死。

低钙惊厥时症状短时间内不能缓解，应同时给予镇静剂止惊。低钙血症同时合并低镁血症，单纯给钙惊厥不易停止，应给予镁盐治疗。

惊厥缓解后改口服维持，剂量为元素钙20～40mg/（kg·d），可口服2～4周，维持血钙水平为2～2.3mmol/L。

2.晚发性低钙血症

（1）鼓励母乳喂养，极低/超低出生体重儿添加母乳添加剂；或给予钙磷比例合适的配方奶喂养。

（2）胃肠外营养患儿，静脉补钙［元素钙45mg/（kg·d）］，同时补充磷制剂，钙磷比例为1.3∶1～2∶1，同时每日补充维生素D 400U。

（3）使用利尿剂后的低钙血症：袢利尿剂使尿钙排出增多，可换用噻嗪类利尿剂减少尿钙排出，并联合应用螺内酯减少钾的排出，避免低钾血症。一般口服补钙治疗。

四、早产儿锌缺乏症

锌是人体必需的微量元素，对细胞生长分化和蛋白质、糖类、脂类的代谢起到重要作用。

【诊断要点】

1.病因

（1）先天不足：胎龄越小，锌需求量越高，以满足新组织的形成及生长追赶所需。早产可能与孕妇缺锌有关。

（2）摄入不足：极低/超低出生体重儿出生后不能完全经口喂养，静脉营养补锌不足，长期腹泻或术后短肠综合征等导致吸收不良等。

2. 临床表现

（1）迟发性后遗症：早产儿锌缺乏往往在出生后2～4个月出现生长停滞、食欲缺乏、激惹、秃头、腹泻，以及皮肤黏膜的损害，包括手足皮肤水疱丘疹、口周面部和会阴部特征性皮炎（包括红斑、疱疹、糜烂、结痂、脱屑等）。

（2）维生素A缺乏症表现：锌缺乏可使维生素A利用障碍，出现角膜混浊等表现。

（3）免疫功能低下：锌缺乏使淋巴细胞转化障碍，胸腺萎缩，易于感染。

3. 实验室检查　新生儿出生7天内血清锌为23μmol/L，以后逐渐降低，2个月后为（17±2）μmol/L，血清锌低于10μmol/L可诊断为锌缺乏症，补锌后症状迅速好转有助于诊断。

【治疗要点】

葡萄糖酸锌盐口服，每日1～2mg/kg（元素锌0.6～1mg/kg）。

五、早产儿铜缺乏症

铜是人体必需的微量元素之一。足月儿出生时体内铜总量约20mg，约1/2在妊娠后3个月从母体获得，其中50%～60%贮存于肝脏，可供出生后数月的需要。体内的铜是很多神经代谢酶的组成部分，铜缺乏可发生相应的代谢和功能障碍。

【诊断要点】

1. 病因

（1）先天贮存不足：胎儿铜多在妊娠后3个月集聚，早产儿胎龄越小，宫内贮存越少，先天不足。

（2）摄入不足：早产儿尤其极低/超低出生体重儿需静脉营养，未补充铜剂；乳类相对含铜不足，人乳含铜量为400μg/L，牛乳含铜量为300μg/L，低出生体重早产儿每日最低铜需要量为100μg/kg，因此长期单纯乳类喂养，尤其牛乳喂养易发生铜缺乏。

（3）吸收障碍：长期腹泻、吸收不良综合征、小肠大段切除（短肠综合征）所致。

（4）其他：严重营养不良或肾病综合征时肝脏产生铜蓝蛋白减少或经肾脏排出增多。

（5）遗传代谢病：Menkes病（Menkes综合征），为性连锁隐性遗传病。

2.临床表现

（1）营养性铜缺乏症：主要见于极低出生体重儿，喂养不足，长期静脉营养，营养液中未补充铜，常在出生后很快出现铜缺乏的表现。

1）非特异性表现：精神萎靡、对周围环境反应低下、嗜睡、生长停滞、视觉迟钝、肌张力低下、体温可降低。

2）造血改变：贫血最常见，多为小细胞低色素性贫血，铁剂治疗无效，也可为大细胞性贫血。中性粒细胞及白细胞减少，易发生感染。

3）骨骼改变：类似于维生素C缺乏的改变，骨质疏松、长骨骨皮质变薄，可有骨膜下新骨形成。肋骨和软骨交界及干骺端增大、模糊、杯口状变形，甚至有骨刺形成，严重者发生干骺分离，肋骨、长骨自发性骨折。

4）体格检查异常：水肿、浅表静脉扩张、皮肤和头发色素减少、皮脂溢出性皮炎、肝脾大等。

（2）Menkes病

1）男性患病，女性可为致病基因携带者。

2）多在出生后2～3个月发病，少数可在出生后数日内发病。

3）神经系统改变：呈进行性退变。运动发育障碍，嗜睡，自主活动减少，肌张力减低或增高，伴惊厥。

4）头发改变：多在3个月后出现，头发短硬竖立、稀疏易折。

5）其他改变：体温低，血管破裂致皮下和内脏出血；明显的骨骼改变。

6）本病常死于1岁内。

3.辅助检查

（1）血细胞检查：红细胞、血红蛋白、网织红细胞、白细胞、中性粒细胞均降低，血小板正常，小细胞低色素性贫血。

（2）骨髓检查：红系、粒系增生减低，成熟障碍，红细胞和粒细胞胞质内有空泡，铁粒幼细胞增加。

（3）生化检查

1）血浆铜：新生儿血浆铜低于5.4μmol/L提示缺铜，早产儿胎龄越小，血浆铜越低，胎龄25～28周的早产儿血浆铜仅为（4.49±2.68）μmol/L。

2）血浆铜蓝蛋白：正常新生儿为0.06～1.99μmol/L，缺铜时降低，低于1μmol/L（15mg/L）。

4.诊断

（1）营养性铜缺乏：早产病史、临床表现、生化检查等可明确诊断。

（2）Menkes病：典型的临床表现和血浆铜、铜蓝蛋白降低可诊断。散发病例的早期诊断比较困难，血浆铜、铜蓝蛋白可在婴儿出生1周内甚至几个月内降低，与该病有一定重叠。对于有家族史的患儿，早期的分子遗传学检查可进行早期诊断。

【治疗要点】

（1）营养性铜缺乏：口服0.5%硫酸铜制剂0.2～0.6ml（1～3mg），或（和）同时喂养含铜配方奶。治疗过程中监测血浆铜、铜蓝蛋白，调节补铜方案，达到正常后改用生理需要量。

（2）Menkes病：早期治疗近半数可获得较好效果，出生后早期未治疗者一般1岁内死亡。

（田玉红　任雪云）

参 考 文 献

封志纯，钟梅，2010. 实用早产与早产儿学. 北京：军事医学科学出版社：244-252.

邵肖梅，叶鸿瑁，丘小汕，2019．实用新生儿学．5版．北京：人民卫生出版社：112-125．

Chow J M，Douglas D，2008．Fluid and electrolyte management in the premature infant．Neonatal Netw，27（6）：379-386．

第4章

早产儿糖代谢紊乱

第一节　早产儿低血糖

低血糖是早产儿临床常见的代谢问题之一，反复或持续低血糖可引起早产儿严重的全身急性反应和神经损伤，甚至导致神经系统不同程度后遗症的发生。新生儿低血糖的定义一直存在争议，目前广泛采用的临床诊断标准：不论胎龄和日龄，有无临床症状，新生儿全血葡萄糖＜2.2mmol/L即可诊断为新生儿低血糖。血糖2.6mmol/L是临床干预与治疗界值。

【诊断要点】

1.病因　早产儿低血糖分为暂时性及持续性低血糖。

（1）暂时性低血糖：常见病因如下。①糖原储备不足：如早产儿、低出生体重儿、小于胎龄儿和热量摄入量不足等。②葡萄糖消耗增加：窒息、感染、呼吸窘迫综合征、败血症、低体温等。③暂时性高胰岛素血症：糖尿病母亲婴儿、溶血病等。

（2）持续性低血糖：葡萄糖需要量＞12mg/（kg·min），低血糖仍反复发生或持续7天以上。常见病因：①先天高胰岛素血症；②内分泌疾病，先天性垂体功能低下、肾上腺及甲状腺先天性功能不全，生长激素缺乏等；③先天遗传代谢疾病，半乳糖血症、糖原贮积症、遗传性果糖不耐受症、氨基酸及脂肪酸代谢性疾病等。

2.临床表现　分为无症状型及症状型。

（1）无症状型：可无任何临床症状及体征，早产儿多见。

（2）症状型：呈非特异性，主要表现为反应差、嗜睡、苍白、多汗、哭声异常、呼吸暂停、发绀或易激惹、颤抖、眼球震颤、肌张力异常、惊厥、昏迷等，常输入葡萄糖后症状很快逆转。

3.辅助检查

（1）血糖筛查：葡萄糖氧化酶试纸法测血糖简便易行，与全血血糖有良好的相关性，但有一定偏差，一般不超过10%～15%，可作为筛查及动态监测手段。生化法血糖测定：全血血糖低于正常值确诊，注意必须及时送检。

（2）症状性低血糖时完善头颅MRI：受累部位多为双侧顶枕叶皮质及皮质下脑白质，严重者呈弥漫性皮质受累，可合并广泛白质及基底节丘脑受损。

（3）其他实验室检查：根据病情可查血气分析、胰岛素、皮质醇、生长激素、促肾上腺皮质激素、甲状腺功能、血氨基酸、尿有机酸、基因等，必要时完善脑脊液、胸部X线、脑电图、心电图等检查排除其他疾病。

【治疗要点】

（1）血糖＜2.6mmol/L或有低血糖症状表现的新生儿需立刻实施临床干预及治疗。

（2）出生后尽早开奶，出生后30分钟内开始以试纸法监测血糖，随后每小时筛查1次，共3次，随后血糖监测时间根据临床判断，持续3～4天直至血糖稳定。如试纸法测得血糖＜2.2mmol/L或出现低血糖症状时，应立即行全血血糖检测以确诊，但不必等待实验室检查结果，应开始干预治疗。

（3）无症状低血糖尽早肠道喂养，母乳优于配方奶，不建议葡萄糖喂养，1小时后监测血糖，如血糖水平仍低，应立即给予静脉输注葡萄糖，输注葡萄糖期间肠道喂养仍可继续，注意避免对吮吸困难或肠道喂养不耐受的重症患儿经口或经鼻胃管喂养。

（4）如血糖＜2.6mmol/L，患儿无症状，应静脉输注葡萄糖6～8mg/（kg·min），每小时复查血糖，随着血糖的逐渐恢复减少直至停止葡萄糖输注。如血糖＜2.6mmol/L，患儿有症状，应立即给予10%葡萄糖2ml/kg，以1ml/min速度静脉推注，随后继续静脉输注10%葡萄糖6～8mg/（kg·min）维持，经上述处理，血糖仍低于2.6mmol/L者，逐步提高输注葡萄糖的量至10～12mg/（kg·min），外周静脉输注葡萄糖的最大浓度为12.5%，超过此浓度应给予中心静脉输液，治疗期间每小时监测血糖，如症状消失，血糖正常，常12～24小时后逐渐减少直至停止葡萄糖输注。如静脉输注葡萄糖12～15mg/（kg·min），可加用氢化可的松5mg/kg，每日2次，血糖恢复24～48小时后停用，通常不超过1周。

（5）持续性低血糖治疗：应积极寻找少见病因，如完善内分泌疾病、先天遗传代谢疾病、先天高胰岛素血症等的相关检查予以确诊，同时选择以下治疗措施，以防止或最大程度减少低血糖对早产儿神经系统的影响。

1）二氮嗪：首选二氮嗪5～20mg/（kg·d），分3次口服，当治疗有效时，血糖可在2～4天逐渐恢复正常，仅有部分新生儿单独使用二氮嗪即可维持血糖长期稳定。

2）生长抑素类药物：如奥曲肽，用于二氮嗪治疗无效者，剂量为5～25μg/（kg·d），静脉注射。

3）胰高血糖素：当新生儿予以足够喂养和静脉输注葡萄糖处理后仍无法维持正常血糖水平时，可肌内、皮下或静脉注射胰高血糖素0.1～0.3mg/kg，必要时6小时重复1次，最多每日3次，有短暂提高血糖的效果，仅用于严重低血糖，不建议将其作为长期治疗手段。

4）积极治疗原发病：半乳糖血症应停止摄入乳类食品，代之以无乳糖食品。亮氨酸血症应限制蛋白摄入。糖原贮积症应昼夜喂奶。胰岛细胞增生症患儿若药物治疗无效，可行胰腺次全切除。

（任雪云）

第二节　新生儿高血糖症

早产儿高血糖症的诊断标准目前尚未统一，国内学者多以早产儿全血血糖超过7.0mmol/L作为该病的诊断标准，早产儿高血糖同样可引起脑损伤。

【诊断要点】

1.病因　血糖调节功能不成熟；应激状态，如窒息、感染、寒冷等；药物，如输入过多、过快的葡萄糖，使用肾上腺素、糖皮质激素、咖啡因等；胰腺发育不良、胰岛 B 细胞功能低下或缺如等。

2.临床表现　高血糖不严重者常无临床症状，血糖增高显著或持续时间长的患儿可发生高渗血症、高渗性利尿，出现脱水、烦渴、多尿等，患儿呈特征性面貌，双眼闭合不严，伴惊恐状。体重下降，甚至发生颅内出血。

3.辅助检查

（1）全血血糖＞7mmol/L。

（2）尿酮体：真性糖尿病尿酮体常为阳性，可伴发酮症酸中毒。医源性高血糖症或暂时性糖尿病，尿酮体常为阴性或弱阳性。

（3）由于新生儿肾糖阈低，当血糖＞6.7mmol/L时常出现尿糖。

【治疗要点】

（1）医源性高血糖症应根据病情暂停或减少葡萄糖摄入量，控制输糖速度，并监测血糖及尿糖。早产儿输糖初始速度可以 4mg/（kg·min）维持，根据血糖水平调整葡萄糖输注速度。如血糖＞10mmol/L、尿糖＞＋或出现高血糖症状时，可略减少葡萄糖输注速度或浓度，每 4～6 小时减少 2mg/（kg·min），降至 3～4mg/（kg·min），同时继续监测血糖，一般均可纠正。必要时暂停葡萄糖输入。

（2）有明显脱水表现应及时补充电解质溶液，并降低血糖浓度和减少糖尿。

（3）使用胰岛素：当葡萄糖输注浓度已降低至5%，速度降低至 4mg/（kg·min）时血糖仍高于14mmol/L、尿糖阳性或高血糖持续不见好转，可试用胰岛素，注意新生儿对胰岛素极为敏感，应用小剂量即可。使用方法有两种：

1）静脉输入：正规胰岛素每小时 0.05～0.1U/kg，每隔 4～6 小时微量泵推注，持续 15 分钟以上，每半小时至

1小时1次监测血糖。如使用3次后血糖仍＞11.2mmol/L考虑使用微量泵持续静脉输入：每小时0.01～0.2 U/kg，常以每小时0.05U/kg开始，每半小时1次监测血糖，根据血糖结果进行调整。如血糖仍高于10mmol/L，每次增加0.01U/（kg·h），如出现低血糖，立即停用胰岛素并静脉滴注10%葡萄糖，每次2ml/kg，输注胰岛素过程中需监测血钾水平。

2）皮下注射：剂量为每次0.1～0.2U/kg，每8小时1次，除新生儿糖尿病外，现已少用。注射后第1、2、4小时测血糖，每6小时测血钾。

（4）保持水、电解质平衡：重症高血糖多有脱水，应及时补充电解质和水分。

（5）去除诱发因素，治疗原发病如停用糖皮质激素、纠正缺氧、恢复体温、控制感染等。

（王晓晴 冀 红）

参 考 文 献

花兵，2012. 新生儿低血糖症的诊治. 国际儿科学杂志，39（6）：244-248.

江载芳，申昆玲，沈颖，2015. 诸福棠实用儿科学. 8版. 北京：人民卫生出版社.

林菱，万胜明，郑淮武，等，2013. 危重新生儿高血糖症的临床探讨及胰岛素的应用. 临床和实验医学杂志，12（10）：802-803.

刘志伟，陈惠金，2010. 美国新生儿低血糖管理指南. 实用儿科临床杂志，25（8）：618-620.

邵肖梅，叶鸿瑁，丘小汕，2019. 实用新生儿学. 5版. 北京：人民卫生出版社：909-912.

王蕾，2016. 新生儿低血糖及其治疗管理. 临床儿科杂志，34（1）：55-58.

王卫平，孙锟，常立文，2018. 儿科学. 9版. 北京：人民卫生出版社：134-135.

中华医学会儿科学分会，2016. 新生儿疾病诊疗规范. 北京：人民卫生出版社：554-557.

第5章

早产儿体温调节和保暖

第一节　早产儿体温调节特点

早产儿体温调节中枢发育不完善，体温易随外界环境温度变化出现较大波动，当体温 < 32℃时，会导致一系列病理生理改变，最终因缺氧或酸中毒引起多器官损害，病死率为20%～50%。世界卫生组织（WHO）对新生儿低体温的定义：体核温度36～36.4℃为轻度低体温，32～35.9℃为中度低体温，低于32℃为重度低体温。

【产热特点】

新生儿刚娩出时主要靠糖原及脂肪代谢产热，出生后不久机体的糖原大部分被消耗，如未能及时进食，则依赖于脂肪代谢。新生儿代偿产热的主要部位是棕色脂肪组织（BAT），BAT细胞于胎龄26～30周时开始分化，继续增长至出生后2～3周，早产儿出生时BAT发育尚不成熟，代偿性产热能力低下，易致寒冷损伤的发生。另外，早产儿缺乏寒冷寒战反应，汗腺发育差，也可影响其体温调节功能。

【散热特点】

（1）早产儿体表面积相对较大，血管丰富，容易散热导致体温过低。

（2）皮下脂肪层较薄，容易散热。

（3）体位影响散热速度。肢体弯曲，散热相对少。

（4）早产儿外周血流比足月儿多，且寒冷环境下，其支配周围血管及血流分布的反射功能差，均使其易于散热。

【中性环境温度】

中性环境温度是指在这一温度下机体化学产热及耗氧量最少，代谢率最低，蒸发、散热量减少并能维持体温正常的最佳环境温度。不同出生体重早产儿中性环境温度参考值见表5-1-1。

表5-1-1 不同出生体重及日龄早产儿中性环境温度参考值

出生体重/kg	箱温/℃			
	35	34	33	32
1.0	<10天	10～21天	22～25天	>5周
1.5	—	<10天	10～28天	>4周
2.0	—	<2天	2～21天	>3周
>2.5	—	—	≤2天	>2天

（李 沫 冀 红）

第二节 早产儿保暖

低体温可导致早产儿代谢紊乱及多系统损伤，常发生于产房、分娩过程及转运至新生儿重症监护病房过程中，因此，早产儿出生早期的保暖至关重要。

【产房内保暖】

环境温度低是造成低体温的重要因素。新生儿出生后可通过辐射、蒸发、对流等导致热量急剧散失，当产房温度在22～24℃时，新生儿核心体温平均每分钟下降0.1℃，半小时平均下降2～3℃。故产房的保暖极为关键。产房的温度不应低于25℃，WHO推荐极低出生体重儿产房的温度应保持在27℃，湿度在50%。

分娩过程中，应减少对流，早产儿出生后，应立即放在预热的辐射加温床上进行早期保暖：

1.塑料薄膜包裹 擦干初生新生儿皮肤前或之后予塑

料薄膜包裹可减少蒸发散热、对流散热及水分丧失。极低/超低出生体重儿出生后无须擦干皮肤即用保鲜膜包裹全身，创造一个微观湿化环境，从而改善经皮失水和控制温度。因早产儿头部面积较大，热量经头部散失较多，对＜29周的早产儿覆盖聚乙烯塑料膜的同时，可戴上绒线帽，有效降低热量散失，但需避免过热，以免增加脑损伤的发生率。

2.袋鼠式护理　是20世纪哥伦比亚儿科医生提出的护理方法，通过母亲或父亲皮肤对出生早期新生儿的一种护理保暖方式。在早产儿情况良好情况下，早产儿身着尿片，使其身体贴附于双亲的腹部、胸部（尤其是乳腺或腋部），模仿袋鼠的袋布护理新生儿，新生儿头面部应放在具有最大皮肤接触面的乳房上，并被衣服覆盖以减少对流与蒸发失热。出生后最初的1小时内应注意体温监护。袋鼠式护理可延长至出生后4小时，但也可依据新生儿的状况适当延长。袋鼠式护理拉近了早产儿与产妇之间的距离，不仅可有效防止早产儿低体温的发生，同时可促进神经行为的发育。

【转运保暖】

如果新生儿需从产房转移到新生儿科接受治疗时，应将新生儿放入预热至35℃的转运暖箱中，早产儿置于暖箱后再根据不同体重设置箱温，当环境温度低于箱温7℃时应增加1℃箱温，转送过程中要迅速，将热量散失降低到最小程度，必要时需加盖预热的毛巾。

【NICU内保暖】

1.暖箱保暖　对于体重低于1800g需住暖箱的早产儿，应严格按体重、日龄调节暖箱温湿度。体重低于1500g的早产极低出生体重儿，应在新生儿身体下面垫加热至36℃的热水袋。早产儿的暖箱温度设置见表5-2-1。

表5-2-1 早产儿暖箱温度设置（相对湿度≥30%）

单位：℃

胎龄/周	出生后周数						
	1	2	3	4	5	6	7
25	38.0	37.7	37.5	37.2	36.9	36.6	36.3
26	37.7	37.4	37.1	36.8	36.6	36.3	36.0
27	37.3	37.1	36.8	36.5	36.2	35.9	35.7
28	37.0	36.7	36.4	36.2	35.9	35.6	35.3
29	37.7	36.4	36.1	35.8	35.5	35.3	35.0
30	36.3	36.0	35.8	35.5	35.2	34.9	34.6
31	36.0	35.7	35.4	35.1	34.9	34.6	34.3
32	35.6	35.4	35.1	34.8	34.5	34.2	34.0
33	35.3	35.0	34.7	34.5	34.2	33.9	33.6
34	35.0	34.7	34.4	34.1	33.8	33.6	33.3
35	34.6	34.3	34.1	33.8	33.5	33.2	32.9
36	34.3	34.0	33.7	33.4	33.2	32.9	32.6

2.鸟巢式护理 有助于保持相对恒定的体温，该护理是在暖箱的基础上，为早产儿创造类似鸟巢的环境，减少热量的散失，另外，鸟巢可限制早产儿的活动范围，减少活动量，进一步减少热量的消耗。鸟巢可减少暖箱门开启时空气的对流，降低环境温度的波动，保证了早产儿体温维持在正常范围内。

（李 沫 魏 兵）

第三节 早产儿寒冷损伤综合征

早产儿寒冷损伤综合征，简称早产儿冷伤，亦称早产儿硬肿症。主要是由寒冷或多种疾病所致，低体温和皮肤硬肿为主要的临床表现，重症可发生多器官功能损害。本病多发生于寒冷地区和寒冬季节，早产低出生体重儿，合并窒息、感染者更为多见。

【诊断要点】

1.病史　发病时处于寒冷季节、环境温度低、保暖不当等；早产儿、低出生体重儿；有窒息、缺氧、产伤、感染等病史。

2.临床表现

（1）症状：反应低下、少哭、吃奶差、体温不升，甚至多器官功能改变如心率缓慢、心音低钝、循环障碍、少尿、无尿、休克、弥散性血管内凝血（DIC）、呼吸浅而不规则或发生呼吸暂停、肺出血等。

（2）体征：①全身冰凉，体温或肛温＜35℃，严重者＜30℃，肛-腋温差由正值变为负值。②皮肤硬肿：皮肤紧贴皮下组织，不能移动，按之有橡皮样感，皮肤呈暗红色或青紫色，伴水肿时有指压凹陷。硬肿常呈对称性，其发生的顺序为下肢→臀部→面颊→上肢→全身。

3.诊断分度及评分标准　见表5-3-1。

表5-3-1　新生儿寒冷损伤综合征诊断分度及评分标准*

评分/分	体温		硬肿范围	器官功能改变
	肛温/℃	肛-腋温差/℃		
0	≥35	＞0	＜20%	无明显改变
1	＜35	≥0	20%～50%	明显功能低下
4	＜30	＜0	＞50%	功能衰竭

注：*①体温、硬肿范围和器官功能改变每项分别评分，总分0分者属于轻度，1～3分为中度，4分及以上为重度。

②体温监测：肛温测量在直肠内距肛门约3cm，持续4分钟以上；腋温测量将上臂贴胸壁测8～10分钟，无条件测肛温时，腋温＜35℃为1分，＜30℃为4分。

③硬肿范围计算：头颈部20%，双上肢18%，前胸及腹部14%，背及腰骶部14%，臀部8%，双下肢26%。

④器官功能低下：包括不吃、不哭、反应差，心率慢或心电图及生化异常。器官功能衰竭：指休克、心力衰竭、DIC、肺出血、肾衰竭等。

4.辅助检查

（1）外周血白细胞升高或降低，凝血功能异常（PT、

APTT延长，FIB降低），低血糖，低血钠，高血钾，氮质血症；血气分析示严重酸中毒及低氧血症。病因如为细菌性脓毒症者血细菌培养可阳性。

（2）心电图可表现为低电压、PR间期延长、QT间期延长、ST段下降、T波低平。

（3）合并肺出血者胸部X线片出现广泛性、斑片状、均匀无结构的密度增高影。

【治疗要点】

1.复温

（1）轻中度（体温＞30℃、肛-腋温差为正值）的早产儿：用暖箱复温，置入预热至30℃的暖箱，以后根据体温情况在30～34℃范围内调节，在6～12小时恢复至正常体温。

（2）重度（体温＜30℃，肛-腋温差为负值）的早产儿，先以温度高于患儿体温1～2℃的暖箱复温，每小时提高箱温1℃（不超过34℃），在12～24小时恢复至正常体温。有条件者可用远红外线辐射保温床控温，便于各项监测和抢救操作。

（3）复温过程中密切监测生命体征、出入量、环境温湿度、体表及核心温度。

2.热量或液体供给

（1）开始供给的热量至少为209kJ（50kcal）/（kg·d），逐渐增至418～502kJ（100～120kcal）/（kg·d），经口或静脉内营养，液量按1ml/kcal计算，重症患儿常有心、肾功能不全，应严格限制输液量及输入速度。

（2）纠正低血钠、高血钾、低血糖、酸中毒等代谢紊乱。

3.纠正器官功能紊乱

（1）抗休克：扩容先用2∶1液15～20ml/kg（有明显酸中毒者可用1.4%碳酸氢钠等量代替），1小时内静脉滴注，以后用1/3张或1/4张液70～90ml/kg静脉滴注，酸中毒者根据血气分析计算碳酸氢钠量，并适当使用血管活性药物，常用的有多巴胺2～10μg/（kg·min），多巴酚丁胺5～15μg/（kg·min），静脉维持。

（2）抗DIC：实验室检查确定为DIC及高凝状态时，选用肝素首剂1mg/kg静脉注射，6小时后按0.5～1mg/kg给予，病情好转改为8小时1次，并逐渐停用。使用肝素2次后，可输新鲜血或血浆10ml/kg，以补充凝血因子。有出血倾向者慎用肝素，可给维生素K₁、酚磺乙胺等。

（3）肾衰竭者，在严格限制液量的同时，静脉注射呋塞米1～2mg/kg，可重复使用。无效时可加用多巴胺或氨茶碱静脉滴入。高钾血症可应用胰岛素或10%葡萄糖酸钙。

（4）肺出血：可采用气管内插管进行持续气道正压通气（CPAP）或间歇正压通气加呼气末正压（IPPV＋PEEP）。

4.抗感染　根据感染的特点或血培养药敏试验结果选择敏感的抗生素控制感染，但应避免使用肾毒性抗生素。

（任雪云　魏克伦）

参 考 文 献

邵肖梅，叶鸿瑁，丘小汕，2019．实用新生儿学．5版．北京：人民卫生出版社：901-905．

魏克伦，籍孝诚，1991．新生儿硬肿症诊疗常规．新生儿科杂志，29（3）：163-164．

第6章

危重早产儿的监护与转运、护理

第一节 危重早产儿的监护

危重早产儿包括极低出生体重儿、超低出生体重儿和患有严重疾病的早产儿及围手术期早产儿，包括：①应用辅助通气及拔管24小时内的早产儿；②患有严重心肺疾病或呼吸暂停的早产儿；③多器官衰竭的早产儿；④外科手术前后（尤其24小时内）的早产儿。

危重早产儿多处于危重或潜在威胁状态，需要进行密切临床观察，应用监护仪器、快速检验以及影像学方法不间断监测。

1. 体温监测　置早产儿于暖箱内，将体温传感器置于腹壁皮肤或肛门内，连续自动显示腹壁温度、核心温度和环境温度。极低出生体重儿和超低出生体重儿注意暖箱湿化。

2. 呼吸监护　监测患儿的呼吸频率、呼吸节律（注意是否存在呼吸暂停）。

3. 心电监护　监测患儿的心率、节律。

4. 血压监护　①有创监测：经动脉（多为脐动脉）插入导管连续监测血压，并发症多，多用于周围灌注不良时。②无创监测：将袖带束于患儿上臂，自动血压计测量收缩压、舒张压及平均动脉压，此法简单无创。仰卧时，从主动脉到远心端的周围动脉，收缩压依次升高，而舒张压依次降低。

5. 血气监测　血气监测的仪器包括脉搏氧饱和度检测

仪、经皮氧分压和二氧化碳分压监护仪。具有无创、连续、自动、操作简单等优点，测量值与动脉血气值有一定差距，尤其周围血管灌注不良时，准确性更差，应定期检测动脉血气。

6. 生化检测　包括血糖、电解质、血钙磷、尿素氮、肌酐、胆红素等。

7. 影像检查　对于危重早产儿应根据病情需要，床旁进行胸（腹）部X线摄片或脑、心、腹超声检查，必要时进行CT、MRI、动态脑电图（AEEG）等影像学检查。

8. 机械通气监护　监护内容：①气管插管的位置；②患儿呼吸状态；③呼吸机工作状态；④血气分析结果。

NICU中危重早产儿的监护，虽然大部分借助监护仪器或化验检查，但医护人员床边仔细临床观察仍非常重要。

第二节　危重早产儿的转运及护理

早产儿转运是指危重早产儿从基层医院或缺乏新生儿重症监护医疗设备的医院，转运到新生儿重症监护室进行急救、监护、诊断和治疗的过程。

1. 转运前联络　鼓励建立区域性新生儿转运网络（RNTN），完善转运过程中的GPS定位功能。目前转运热线电话仍是联络的主要手段，可以为早产儿提供咨询和（或）医师及其他相关人员进行转运联系而设置，根据电话咨询内容由新生儿科专家进行解答并决定是否转运。

2. 转运队伍建设

（1）预备管理：转运车辆、设备和药品等由转运处统一管理，应每日检查物品完备完好情况。车辆设备应做好定期保养，发现故障隐患及时维修，使其时刻处于良好备用状态。

（2）过程管理：实行24小时值班制，及时合理调度车辆和人员。实行转运人员亲笔签到制度，以督导及时出发。与转运任务相关人员保持随时联系以准确掌握动态。

（3）质量控制：实行全程督导，登记转运工作各环节信息数据，并录入数据库，定期分析总结评估。及时反馈被转运患儿信息，征集RNTN内各协作单位对转运工作的意见，以利持续改进。

3.转运安排　主管医师根据患儿病情，决定转运后，联络接收医院。同时立即落实转运类型及转运小组的人员，动员时间为10～15分钟。转运小组启程后立即打电话通知要求转运的接收医院做好准备并通知到达时间。转运小组通过转运电话需了解如下信息：①患儿胎龄、出生体重、年龄、父母姓名；②围生史（母孕期病史、分娩史、Apgar评分、复苏情况）；③早产儿一般状况和生命体征（体温、心率、呼吸频率、血压）；④是否需要吸氧及机械通气；⑤辅助检查（血细胞比容、血糖、血气分析、X线片等）。

4.转运人员　经验丰富的新生儿科医师和护士各1人。人员要求：①能识别潜在的呼吸衰竭，掌握气管插管和T组合复苏器的使用技术；②熟练掌握转运呼吸机的使用与管理；③熟练建立周围静脉通路；④能识别早期休克征象，掌握纠正酸中毒、扩容等技术；⑤正确处理气胸、窒息、惊厥、低血糖、发热、呕吐等常见问题；⑥熟练掌握儿科急救用药的剂量和方法；⑦掌握转运所需监护、治疗仪器的应用和数据评估。

5.转运设备　转运暖箱、转运呼吸机、监护仪、输液泵和供氧设备等。特级转运中心最好能配置一氧化氮治疗仪、便携式血气分析仪、亚低温治疗和体外膜氧合（ECMO）设备，以备需要时使用。

6.药物配备　应配备基本的急救药物，包括生理盐水、葡萄糖、肾上腺素和抗心律失常药物等。根据患儿的不同病情或转出医院的要求，还应配备相应的药物（如肺表面活性物质等）。

7.转运人员在患儿所在医院的工作　尽快熟悉患儿的产前、产时情况及诊治过程，评估目前的整体状况，进行危重评分，填写评分表格。如需要，应积极进行转运前急救，处理方法参考STABLE（sugar，temperature，assisted，breathing，blood pressure，labworks，emotional support）程序。

待患儿病情稳定后，由医师向患儿的法定监护人讲明目前患儿的病情及转运途中可能会发生的各种意外情况，稳定患儿家属的情绪，使其主动配合，争取抢救时间。若空间允许可有1名家属陪同。

8.转运小组离开时应携带的材料　孕妇医疗相关资料复印件；早产儿医疗相关资料复印件；母亲的血液标本（5～10ml）；脐血标本（带标签）；实验室检查资料；X线片；家属签字的转运知情同意书。

9.转运途中病情的观察、护理和记录　转运过程中的监护治疗应确保患儿的生命安全。应注意以下问题：①将患儿置于转运暖箱中保暖，转运暖箱应与救护车的纵轴方向相同，锁定暖箱的箱轮，以减少途中颠簸对患儿脑部血流的影响。在车厢空调有效的环境里，也可以由转运护士将患儿抱在怀中，这种方法也可以减少震动的影响，并起到保暖的作用。②注意体位，防止颈部过伸或过曲，保持呼吸道的通畅，要防止呕吐和误吸。③连接监护仪，加强对体温、呼吸、脉搏、经皮血氧饱和度、血压、肤色、输液情况的观察。④如需机械通气，推荐使用T组合复苏器或转运呼吸机进行辅助通气，防止脱管和气胸等并发症。⑤控制惊厥，纠正酸中毒、低血糖等，维持途中患儿内环境稳定。⑥如果出现病情变化，应积极组织抢救，如有必要应及时按交通规则妥善停驶车辆。同时，通知NICU值班人员做好各方面的抢救与会诊准备。⑦转运人员必须填写完整的转运记录单，内容包括转运途中患儿的一般情况、生命体征、监测指标、接受的治疗、突发事件及处理措施。

10.到达接诊单位后的工作

（1）患儿到达后，应由绿色通道直接入住NICU，NICU值班人员需按照先稳定患儿病情，再办理住院手续的程序进行。转运人员与NICU值班人员应全面交接患儿情况。

（2）NICU值班人员对患儿进行必要的处置，包括危重评分，进一步详细询问病史，完成各种知情同意书的告知并签字。待患儿病情基本稳定后，协助完成入院手续。

（3）转运人员详细检查已使用过的转运设备，补充必要的急救用品，完毕后将转运设备放回转运处，以备下一次使用。

（李 娟 冀 红）

参 考 文 献

邵肖梅，叶鸿瑁，丘小汕，2019. 实用新生儿学. 5版. 北京：人民卫生出版社：99-104.

中国医师协会新生儿科医师分会，2017. 新生儿转运工作指南（2017版）. 中华实用儿科临床杂志，32（20）：1543-1546.

第7章

早产儿疾病筛查

第一节　早产儿先天代谢性疾病筛查

新生儿疾病筛查通过血液检查对某些危害严重的先天性代谢疾病及内分泌疾病进行群体筛查，他们在临床症状尚未表现前或表现轻微时，及早发现明显异常的血生化或激素水平，进而早期诊治，避免重要脏器的损害所导致的死亡或生长发育落后。早产儿的先天代谢性疾病筛查参照《新生儿疾病筛查技术规范》进行。

一、早产儿筛查的对象、内容及方法

1. 对象　出生72小时后、7天内，并充分哺乳的新生儿；对于各种原因（早产儿、低体重儿、正在治疗疾病的新生儿、提前出院者等）未采血者，采血时间一般不超过出生后20天。

2. 内容　国际上公认的作为筛查疾病的条件有以下几点：①有一定的发病率；②早期缺乏特殊症状；③危害严重；④可以治疗；⑤有可靠的并适合于大规模进行的筛查方法。根据我国目前情况，筛查疾病仍以苯丙酮尿症（phenylketonuria，PKU）、先天性甲状腺功能减退症（congenital hypothyroidism，CH）为主，某些地区则根据疾病的发病率选择如葡萄糖-6-磷酸脱氢酶（glucose-6-phosphate dehydrogenase，G6PD）缺乏症、先天性肾上腺皮质增生症（congenital adrenal hyperplasia，CAH）等筛查。

3.方法

（1）采集方法：血片采集人员清洗双手并佩戴无菌、无滑石粉的手套。按摩或热敷新生儿足跟，并用75%乙醇消毒皮肤，待乙醇完全挥发后，使用一次性采血针刺足跟内侧或外侧，深度小于3mm，用干棉球拭去第1滴血，从第2滴血开始取样。将滤纸片接触血滴，切勿触及足跟皮肤，使血液自然渗透至滤纸背面，避免重复滴血，至少采集3个血斑。手持消毒干棉球轻压采血部位止血。将血片悬空平置，自然晾干呈深褐色。避免阳光及紫外线照射、烘烤、挥发性化学物质等污染。及时将检查合格的滤纸干血片置于密封袋内，密闭保存在2～8℃冰箱中，有条件者可0℃以下保存。所有血片应当按照血源性传染病标本对待，对特殊传染病标本，如艾滋病等应当做标识并单独包装。

（2）筛查方法：由专门机构进行。PKU筛查多采用荧光分析法，高效液相色谱及串联质谱方法进行筛查。CH筛查方法有酶联免疫法、酶免疫荧光法。CAH筛查多采用分辨荧光免疫法。

二、诊断

（一）苯丙酮尿症和四氢生物蝶呤缺乏症

新生儿血苯丙氨酸浓度持续高于120μmol/L为高苯丙氨酸血症（HPA）。所有高苯丙氨酸血症者均应当进行尿蝶呤谱分析、血二氢蝶啶还原酶（DHPR）活性测定，以鉴别苯丙氨酸羟化酶（PAH）缺乏症和四氢生物蝶呤（BH4）缺乏症。四氢生物蝶呤负荷试验可协助诊断。

1.苯丙酮尿症　高苯丙氨酸血症排除BH4缺乏症后，血苯丙氨酸（Phe）浓度＞360μmol/L为PKU，血苯丙氨酸浓度≤360μmol/L为轻度HPA。

2.四氢生物蝶呤缺乏症　最常见的为6-丙酮酰四氢蝶呤合成酶（PTPS）缺乏症，其次为DHPR缺乏症（DHPR活性明显降低），其他类型少见。

（二）先天性甲状腺功能减退症

（1）血清促甲状腺素（TSH）、游离甲状腺素（FT$_4$）

浓度为确诊指标。

（2）血 TSH 增高，FT_4 降低者，诊断为先天性甲状腺功能减退症。

（3）血 TSH 增高，FT_4 正常者，诊断为高 TSH 血症。

（4）甲状腺超声检查、骨龄测定以及甲状腺同位素扫描（ECT）等可作为辅助手段。

三、治疗

治疗原则：一旦确诊，立即治疗，以避免或减轻脑损伤。

（一）苯丙氨酸羟化酶缺乏症

在正常蛋白质摄入情况下，血苯丙氨酸浓度＞360μmol/L 持续 2 次以上者均应当给予低苯丙氨酸饮食治疗，血苯丙氨酸浓度≤360μmol/L 者需定期随访观察。

（1）监测血苯丙氨酸浓度。低苯丙氨酸饮食治疗者，如血苯丙氨酸浓度异常，每周监测 1 次；如血苯丙氨酸浓度在理想控制范围内可每月监测 1～2 次，使血苯丙氨酸浓度维持在各年龄组理想控制范围。定期进行体格发育评估，在 1 岁、3 岁、6 岁时进行智能发育评估。

（2）治疗至少持续到青春发育成熟期，提倡终身治疗。

（3）对成年女性 PKU 患者，应当告知怀孕之前半年起严格控制血苯丙氨酸浓度在 120～360μmol/L，直至分娩。

（二）四氢生物蝶呤缺乏症

给予四氢生物蝶呤、神经递质前质（多巴、5-羟色氨酸）等联合治疗。

（三）先天性甲状腺功能减退症

（1）甲状腺激素替代治疗。用于先天性甲状腺功能减退症患儿，左甲状腺素（$L-T_4$），每日 1 次口服。$L-T_4$ 初始治疗剂量为 6～15μg/（kg·d），使 FT_4 在 2 周内达到正常范围。在之后的随访中，$L-T_4$ 维持剂量必须个体化，根据血 FT_4、TSH 浓度调整。血 FT_4 应当维持在平均值至正常上限范围之内。高 TSH 血症酌情给予 $L-T_4$ 治疗，初始治疗剂量可根据TSH升高程度调整。

（2）定期复查FT_4、TSH浓度，以调整$L\text{-}T_4$治疗剂量。首次治疗后2周复查。如有异常，调整$L\text{-}T_4$剂量后1个月复查。在甲状腺功能正常情况下，1岁内2～3个月复查1次，1岁至3岁3～4个月复查1次，3岁以上6个月复查1次。

（3）定期进行体格发育评估，在1岁、3岁、6岁时进行智能发育评估。

（4）甲状腺发育不良、异位者需要终身治疗，其他患儿可在正规治疗2～3年后减药或者停药1个月，复查甲状腺功能、甲状腺超声或者甲状腺同位素扫描。如TSH增高或伴有FT_4降低者，应当给予$L\text{-}T_4$终身治疗；如甲状腺功能正常者为暂时性甲状腺功能减退症，停药并定期随访。

第二节 早产儿听力筛查

早产儿是听力障碍的高发人群，应该进行早期的听力检测及跟踪随访，及时给予必要的干预，包括早期助听、强化语言训练，防止听力障碍所造成的语言理解、语言表达障碍等，从而进一步提高早产儿的生存质量。早产儿听力的初筛和复查参照《新生儿听力筛查技术规范》执行。

（一）听力筛查的定义

听力筛查指用快速而简便精确的方法从某个特定的群体中间鉴别出可能存在听力障碍的个体的过程。筛查方法必须满足三个条件：①敏感性，即能够鉴别听力障碍的个体。②特异性，即能够剔除听力正常的个体。③经济性，即能方便、快捷、大规模筛选，易为公众所接受。

（二）早产儿听力筛查的目的及内容

1.听力筛查的目的　早产儿由于各器官、组织发育不成熟，血脑屏障功能不完善，对高胆红素血症、感染等因素敏感而易产生听力损伤。应对早产儿进行早期的听力检测及跟踪随访，及时给予必要的干预。

2.听力筛查的内容

（1）早产儿听力筛查对象：包括正常新生儿的听力筛查和NICU新生儿听力筛查。早产儿属于听力障碍高危人群，应在出院前进行自动听性脑干反应（auto auditory brainstem response，AABR）检测。

（2）听力诊断：听力筛查阳性（未通过）、进行性听力下降以及后天获得性听力异常的新生儿需进一步明确诊断，包括听力损失的程度和部位。

（3）干预与康复：当患儿被确诊为听力异常时，根据听力损失的程度和类型，采用不同的干预方法，听力矫正之后进行言语-语言康复训练。

（三）早产儿听力筛查的方法和时间

1.方法

（1）行为观察测听法：此方法观察新生儿声音刺激后的行为反应、惊跳反射以及头部摆动。该法比较粗糙，有较高的假阳性率。

（2）现代客观听力筛选法

1）耳声发射：此方法客观、无创、快捷、灵敏，测量由耳蜗外毛细胞发射出的能量，可全面直接反映耳蜗毛细胞的功能。新生儿听力筛查中常用瞬态诱发耳声发射（TEOAE）。TEOAE是采用一种短声刺激，经外耳道、中耳到达内耳，此刺激具有混频、元频率特性。欧洲通常采用此方法进行新生儿及婴幼儿的听力筛查，对婴幼儿药物中毒性耳聋的早期诊断也有重要价值。该耳声发射仪监测时对周围噪声要求相对较高。

2）自动听性脑干反应：此技术主要采用短声固定强度进行刺激，诱发出微电信号，经放大记录到诱发电位，经计算机软件处理，显示出新生儿听力筛查通过或未通过的结果。AABR能迅速检测新生儿听觉传导神经通路，筛查敏感性较高，而且受背景噪声影响较小。

2.时间　新生儿出生3～5天（72～120小时）进行常规筛查。早产儿耳蜗外毛细胞未成熟，胎龄越小，通过率越低。对2次均未通过者，于出生后2～3个月再次复测并行AABR检查，以最终诊断，使听力损害的早产儿在6月龄前被发现，得到及时诊断，早期治疗。

（李　娟　丛　雪）

参 考 文 献

邵肖梅，叶鸿瑁，丘小汕，2019. 实用新生儿学. 5版. 北京：人民卫生出版社：319-322.

夏耀方，刘翠青，李红霞，等，2013. 早产儿听力筛查异常的危险因素分析. 中国当代儿科杂志，15（12）：1050-1053.

徐发林，邢秋景，程秀永，2008. 听觉脑干反应和耳声发射在高危儿听力筛查中的应用. 中国当代儿科杂志，10（4）：460-463.

第8章

早产儿常见感染性疾病

第一节 早产儿常见病毒感染

一、巨细胞病毒感染

巨细胞病毒（cytomegalovirus，CMV）属疱疹病毒，CMV感染是由人类巨细胞病毒（HCMV）引起的感染性疾病。根据感染时间分为先天性感染（出生后3周内证实）、围生期感染和出生后感染。CMV感染者的母亲是先天性CMV感染的重要来源。90%～95%的先天性CMV感染者出生时无症状，仅5%～15%患儿因CMV侵入人体后引起感染，出现临床症状。

新生儿胎盘屏障功能发育不完善，胎龄越小、出生体重越低，先天感染率越高，从而影响胎儿发育。

【诊断要点】

1.临床诊断

（1）先天性感染：症状性感染可有以下表现。

1）发育落后：出生后发育迟缓。

2）肝脏损害：①黄疸可在出生后24小时以内、生理性黄疸期及生理性黄疸消退或减轻后出现，常表现为新生儿高胆红素血症，以直接胆红素增高为主，占总胆红素的50%以上。②肝大伴随黄疸出现，多在肋下3～5cm触及，边缘较钝，质地中等。③脾大常与肝大并存，常较肝大恢复早。④肝功能损害，谷丙转氨酶（ALT）、谷草转氨酶（AST）轻中度升高，严重者血清蛋白尤其白蛋白降低。肝功能恢复与肝脏大小恢复基本一致。

3）血液系统损害：①多数有轻、中度贫血。②少数有血小板减少性紫癜，发生在新生儿期或出生后数月以内。③个别患儿因继发性凝血因子生成不足而导致出血，常见消化道出血。④单核细胞增多症：血中异常淋巴细胞增多，与EB病毒感染表现相似。

4）间质性肺炎：有症状者起病缓慢，发热、精神差、呼吸促、呼吸暂停、发绀、咳嗽，偶闻双下肺啰音，部分可无明显临床症状。

5）中枢神经系统感染：小头畸形、抽搐、肌张力障碍及智力发育落后。出现神经性听力损害及斜视。若存在脑膜脑炎时，可有抽搐、前囟饱满、张力增高等表现，脑脊液检查异常。影像学检查提示脑室周围钙化或脑发育不全改变。

6）其他损害：心肌炎、关节炎、膀胱炎、肾炎、胃肠炎、视网膜脉络膜炎等。

7）先天畸形：包括各系统多器官畸形如小腭弓、小眼、胃肠道畸形、先天性心脏病、肾脏畸形、脐疝等，但不能肯定由CMV感染引起。

（2）围生期感染：指孕妇为CMV感染，新生儿出生后第3～12周证实CMV感染，为出生过程中感染或吸吮母乳感染。多数无症状，新生儿期主要表现为肝炎和间质性肺炎，预后良好。

（3）出生后感染：主要发生于早产儿。表现为肝酶增高、黄疸、肝脾大、呼吸暂停、腹胀、血小板减少、中性粒细胞减少、贫血、肠炎等。

2.实验室检查 病毒及抗体检查：①尿液病毒分离阳性；②尿液、唾液PCR检测出CMV-DNA；③血中CMV IgM抗体阳性或IgG抗体持续升高。

【治疗要点】

（1）无症状CMV感染或轻症CMV者无须抗病毒治疗。

（2）抗病毒治疗。药物治疗只能抑制病毒复制，不能清除病毒。

应用指征：①有中枢神经系统受累的症状性先天性CMV感染的新生儿，以预防进行性听力损害；②有活动期症状的CMV者，如肺炎、肝炎、脑炎和视网膜脉络膜炎等。

更昔洛韦（丙氧鸟苷）：早期、大剂量、足疗程的个体化治疗方案（每次6mg/kg，每12小时1次，疗程6周）。主要不良反应为白细胞减少、转氨酶升高、直接胆红素升高等。用药期间密切监测血常规和肝、肾功能。如果黄疸明显加重和肝功能恶化或血小板下降至25×10^9/L及以下、粒细胞下降至0.5×10^9/L及以下或减少至用药前水平的50%，应立即停药。

二、柯萨奇病毒B组感染

柯萨奇病毒B组（CVB）主要侵犯免疫力低下的新生儿，并可引起暴发流行。临床以心肌、脑等众多脏器炎症损害为特点。

【诊断要点】

1. 临床诊断

（1）临床特点：多数患儿症状轻，临床表现为非特异性，主要有发热、精神差、拒乳等。三种表现形式：脑膜炎（50%）、心肌炎（25%）及败血症样综合征（25%）。病死率分别为10%、50%及100%。

1）神经系统表现：轻者表现为无菌性脑膜炎，重者除发热外，出现前囟张力增高、易激惹、惊厥、昏迷及脑实质炎症的表现。脑脊液检查发现单核细胞及多核细胞各占一半，脑脊液葡萄糖＞40mg/dl。

2）心血管系统损害：心肌炎是柯萨奇病毒感染最常见和最严重的表现。主要表现：①与体温不成比例的心动过速，常可达200次/分以上，可有奔马律、心尖区第一心音低钝、收缩期杂音等。②各种心律失常如期前收缩，阵发性室上性、室性心动过速和各种传导阻滞等。③危重患儿可迅速发生心源性休克、心力衰竭，1～2天甚至数小时内死亡。

3）呼吸系统表现：以上呼吸道症状为主。肺部体征不明显，X线表现为支气管炎、支气管肺炎、间质性肺炎等。

4）消化系统表现：主要表现为呕吐、腹胀、腹泻，大便次数增多，可伴脱水及酸中毒。肝脏损害可表现为黄疸、肝大、肝功能异常，可单独存在，也可与心肌损害同时出现。严重者可出现凝血功能障碍、血小板减少或DIC，出现皮肤瘀斑瘀点，肾、脑、肺及黏膜自发出血，死亡率为80%。

5）肾脏损害：表现为尿少、无尿、水肿、血尿、蛋白尿、氮质血症等。

6）败血症样综合征：在暴发流行开始时，由于有高热及多系统损害，常误诊为败血症。常伴肝功能异常和DIC，死亡率高。血培养阴性。

（2）流行病学资料：夏秋季节，集中发病；母亲或婴儿室医护人员近期有发热等感染病史；同婴儿室有类似上呼吸道感染、发热，同期或相继起病者。

2.实验室诊断　本病早期诊断和确定诊断的主要依据包括病毒分离、血清学检查、PCR检测和心电图及影像检查等。

（1）病毒分离：从患儿的分泌物（咽拭子、直肠拭子、便等）、血液、脑脊液及组织细胞等分离出病毒。

（2）血清学检查：检查方法包括中和试验和间接免疫荧光技术，临床常应用间接免疫荧光试验。其既可以直接检测病毒抗原，也可测定特异性IgM，后者是目前本病临床上有效而快速的血清学诊断手段。

（3）PCR检测：敏感性、特异性高且快速。

（4）心电图及影像检查：①心电图，ST-T改变，QRS低电压，QT间期延长及各种心律失常。个别有ST段抬高呈单向曲线伴深Q波，死亡率极高。②X线，严重病例多有心脏扩大，肺纹理增重、淤血、水肿。③超声，可见心脏扩大、波动减弱及心功能减退，并排除先天性心脏病。④血心肌酶，多有明显升高，以CK-MB升高及肌钙蛋白升高为特点。

【治疗要点】

无特殊治疗。主要治疗原则：在加强隔离、加强护理基础上，积极对症治疗，保护心功能，维持水、电解质平衡，纠正酸碱紊乱，提高免疫功能，防治继发感染。

1.加强隔离、护理　有效隔离，患儿奶具、医疗用品及生活用品均应进行无菌处理。给予充足热量和液体，保持中性环境温度，加强口腔、呼吸道及皮肤护理。危重患儿应密切监测生命体征，监测血气、血糖、电解质、尿素氮、肌酐等。

2.对症处理　脑膜炎型惊厥时应给予苯巴比妥、水合氯醛或地西泮；脑水肿，颅压增高时给予甘露醇、呋塞米等脱水剂；有休克、酸中毒时应在扩容、纠正酸中毒基础上，加用血管活性药物如多巴胺、酚妥拉明等；DIC（早期、高凝血阶段）可给予肝素。严重出血、高胆红素血症，可采用输血、换血等疗法。本病病程中常并发细菌感染，应给予抗生素。

3.治疗心肌炎，保护心功能　有心肌损害者可加用自由基清除剂，包括维生素C、维生素E等。肾上腺皮质激素可致病毒感染扩散，不建议应用，仅用于抢救或其他药物治疗无效时。二磷酸果糖、辅酶Q_{10}等对心肌恢复也有帮助。丹参制剂可用于急性期和恢复期，2～4周后改为口服，直至临床痊愈。有心力衰竭时可加用地高辛。心肌炎时，心肌对地高辛敏感性增强，易出现洋地黄毒性反应，新生儿可给饱和量半量，如有恶心、呕吐、心率缓慢或心律失常，立即停用。

4.加强免疫功能　应用干扰素或人血丙种球蛋白，目前尚有争议。

第二节　早产儿常见细菌感染

脓毒症（sepsis）是指各种病原体（包括细菌、病毒、原虫等）感染所引起的全身炎症反应综合征，其中血液（或者脑脊液等无菌腔隙）能培养出致病菌（包括细菌和真菌）的全身炎症反应综合征称败血症（septicemia）。细菌仍是引起新生儿脓毒症的主要病原体，另外，在临床实践中，新生儿科医生更习惯用败血症而非细菌性脓毒症（bacteria sepsis）。按照发病时间，出生72小时内的细菌性败血症为早发败血症（EOS），多见于早产儿和低出生体重儿，它是导致早产儿疾病及死亡的主要原因。晚发败血症（LOS）发病时间为出生3日后，主要是院内感染和社区获得性感染导致。

【诊断要点】

1.病史

（1）胎膜早破（premature rupture of fetal membranes，PROM）≥18小时：孕母绒毛膜羊膜炎，最主要临床表现为母亲发热，临床通常以母亲体温＞38℃为基本诊断条件，且同时具备下述中的2项即可诊断：母亲白细胞计数＞15×10⁹/L；母亲心率＞100次/分；胎儿心动过速（＞160次/分）；母亲子宫触痛，羊水混浊或发臭。

（2）医护人员鼻腔或手传播：除脐部、皮肤外，病原体经消化道、呼吸道侵入。使用污染的诊疗用品可导致早产儿感染，尤其皮肤、黏膜的完整性被破坏时，如早产儿动静脉置管、经气管插管等。

2.临床表现

（1）一般改变：体温改变（早产儿多见低体温）、反应差、喂养差、水肿、低Apgar评分。

（2）消化系统：黄疸、腹胀、呕吐或胃潴留，腹泻及肝脾大。

（3）呼吸系统：呼吸困难以及呼吸暂停，发绀等；其中早发败血症可以呼吸暂停或呼吸窘迫为首要表现且持续超过6小时。

（4）循环系统：面色苍白，四肢冷，心动过速、过缓，皮肤出现大理石样花纹，低血压或毛细血管充盈时间＞3秒。

（5）泌尿系统：少尿及肾衰竭。

（6）血液系统：出血及紫癜。

3.实验室检查

（1）病原学检查

1）血培养：是诊断的金标准。敏感度低。由于低出生体重儿、极低出生体重儿或超低出生体重儿取血量的限制，导致血培养敏感性更差，故要求每次抽血量不少于1ml。

2）尿培养：采用清洁导尿或耻骨上膀胱穿刺抽取尿液标本，仅用于LOS的病原学诊断。

3）核酸检测：目前越来越多的病原体核酸检测试剂用于临床，如检测细菌16S rRNA基因的PCR试剂盒。

（2）血液非特异性检查

1）血常规：①白细胞（WBC）计数：出生6小时以后采血结果较为可靠。WBC $< 5 \times 10^9$/L；不超过3日龄者WBC $\geq 30 \times 10^9$/L、超过3日龄者WBC $\geq 20 \times 10^9$/L多提示异常。②不成熟中性粒细胞（包括早、中、晚幼粒细胞和杆状核细胞）/总中性粒细胞（immature/total neutrophil, I/T）：出生至3日龄者I/T ≥ 0.16为异常，超过3日龄者≥ 0.12为异常。只有该项升高，诊断新生儿败血症的证据不足，阴性预测值高达99%。③血小板计数：诊断特异度及灵敏度均不高。血小板减低与预后不良有关。

2）C反应蛋白（CRP）：感染发生后6～8小时即可升高，24小时达高峰。对败血症（包括EOS以及LOS）的阴性预测值达到99.7%，可以作为停用抗菌药物的指征。

3）降钙素原（PCT）：≥ 0.5 mg/L提示异常，通常在感染后4～6小时开始升高，12小时达到峰值，炎症发生后其早于CRP升高。3日龄内PCT有生理性升高，参考范围应该考虑出生后日龄。在EOS和LOS中的指导价值不完全一样，在EOS疑似病例中，PCT更多作为抗菌药物停药指标，一般连续2次（间隔24小时）PCT值正常可考虑停用抗菌药物；而在LOS中PCT在诊断以及停药方面都有一定指导价值。

（3）脑脊液（CSF）检查：腰椎穿刺指征（3项中任意1项）如下：①血培养阳性；②有临床表现且非特异性感染指标≥2项阳性；③抗感染治疗效果不佳。取脑脊液后2小时内完成检验，否则糖浓度和白细胞计数会下降。正常新生儿脑脊液WBC＜$20×10^6$/L，脑脊液蛋白＜1.7g/L及糖＞400 mg/L（或高于当时血糖的40%），与年长儿童类似。

【治疗要点】

1.应用抗菌药物　原则：①早治疗：疑似败血症者不必等待血培养结果即应使用抗生素。②静脉、联合用药：病原菌未明确前可结合流行病学特点选择两种抗生素；病原菌明确后根据药敏试验选择用药。③疗程：无明确病灶的菌血症，治疗7～10天；早发败血症由于孕期妇女接受相应治疗，血培养会出现假阴性，治疗时间可相应缩短；革兰氏阴性细菌脑膜炎，用药至脑脊液培养阴性后3周，革兰氏阳性细菌脑膜炎，用药至脑脊液培养阴性后2周。④根据胎龄及日龄决定用药次数。

2.支持治疗　纠正水电解质紊乱，对休克患儿，在应用抗菌药物的同时，积极抗休克治疗。

第三节　早产儿其他感染

一、新生儿结膜炎

新生儿结膜炎主要由胎儿通过产道时病原菌侵入眼结膜或出生后病原菌通过不洁的毛巾或医护人员的手接触眼部而引起。主要包括急性卡他性结膜炎、淋球菌性结膜炎和衣原体结膜炎。

【诊断要点】

1.病因

（1）致病菌：科-卫杆菌、肺炎链球菌、流感杆菌、金黄色葡萄球菌、淋球菌和衣原体等。

（2）感染途径：直接由阴道分泌物感染，亦可通过护理人员的手或用具感染。

2.临床表现

（1）潜伏期：细菌感染潜伏期为2～3天，淋球菌感染潜伏期一般小于48小时，衣原体感染潜伏期为5～13天。

（2）症状：眼结膜充血、水肿，有黏液或黏液脓性分泌物，睁眼困难，多数双眼同时受累。

3.辅助检查　眼分泌物涂片或培养以判别病原菌。

【治疗要点】

（1）局部用生理盐水清洗后，用抗生素眼药水滴眼，常用0.25%氯霉素眼药水，铜绿假单胞菌感染时用庆大霉素眼药水，淋球菌感染选用青霉素眼药水，衣原体眼炎用红霉素眼膏。亦可用0.5%金霉素眼药水滴眼，每2小时1次。

（2）对患儿要进行隔离，患儿接触过的毛巾、手帕应进行消毒。

（3）医护人员接触患儿前应洗手。

二、新生儿鹅口疮

新生儿鹅口疮系白念珠菌感染引起的口腔黏膜炎症。

【诊断要点】

1.病因

（1）病原菌：白念珠菌。

（2）感染途径：①经产道、奶具或不洁物品擦口腔而感染；②长期应用广谱抗生素。

2.临床表现　口腔黏膜有白色点片状凝乳块样物，略高出黏膜表面，不易擦去，重者病变弥漫，口腔黏膜充血。可引起吃奶减少或呕吐，口腔黏膜念珠菌可向咽喉部、食管蔓延或侵入血流引起真菌性肠炎或败血症。

3.辅助检查　取口腔点片状物少许置玻片上，加10%氢氧化钠1滴镜检，见到白念珠菌菌丝或孢子体。

【治疗要点】

（1）用1%～2%碳酸氢钠溶液冲洗口腔后，涂以1∶10万制霉菌素，每日2～3次。

（2）避免长期应用抗生素。

三、新生儿脐炎

新生儿脐炎由脐部处理不当，继发细菌感染所致，严重时可导致败血症、脐周脓肿及腹膜炎。

【诊断要点】

1. 病因

（1）病原菌：多为金黄色葡萄球菌、大肠埃希菌、溶血性链球菌、表皮葡萄球菌、铜绿假单胞菌和变形杆菌等。

（2）有脐部污染或脐带晚脱史。

2. 临床表现　轻者仅有脐轮发红，脐凹有浆液或脓性分泌物，伴臭味。重者以脐凹为中心形成脓肿。若向内扩散可致腹膜炎及败血症。

3. 辅助检查

（1）脐凹分泌物涂片镜检或培养。

（2）合并败血症者血白细胞及中性粒细胞增高，血培养阳性。

【治疗要点】

（1）轻症，局部可用3%过氧化氢冲洗后，再用2%碘酒和75%乙醇消毒，每日2～3次，保持局部干燥即可。

（2）重症给予抗生素治疗，若有波动感应及时切开。

（3）慢性肉芽肿可电灼或用1%硝酸银烧灼。

四、新生儿脓疱疮

新生儿脓疱疮由细菌感染所致，通过接触传播相互传染，多发生于夏秋季节。

【诊断要点】

1. 病因　病原菌多数为金黄色葡萄球菌或B族溶血性链球菌。

2. 临床表现　好发于面、颈、四肢等暴露部位。全身症状轻微，重症者可伴发热或局部淋巴结炎。皮损初期为红斑、水疱，迅速扩大成脓疱，疱壁薄而松弛、疱液浑浊，脓汁沉积疱底部，呈半月形积脓现象，疱破裂后，露出红色糜烂面，内含大量病原菌。脓液干涸，在糜烂面上结成黄绿色厚痂。皮损表浅，痂脱落后不留瘢痕，可有暂时性色素沉着。

3.辅助检查　脓汁涂片检查细菌及培养。

【治疗要点】

（1）隔离治疗，并加强预防。

（2）保护创面，避免搔抓或摩擦而扩散。

（3）局部可用消毒针刺破脓疱，吸干脓液，然后涂以0.5%新霉素软膏、1%卡那霉素软膏或1%孔雀绿药水等。

（4）患儿的衣、被、用具应蒸沸消毒。

五、早产儿皮下坏疽

早产儿皮下坏疽是新生儿期严重的皮下组织急性化脓性感染性疾病，冬季发病较多。

【诊断要点】

1.病因　致病菌多为金黄色葡萄球菌，其他为表皮葡萄球菌、产气杆菌、大肠埃希菌、铜绿假单胞菌等。

2.临床表现　起病急，发展快。患儿常哭闹不安、发热、拒乳。病变好发于身体受压部，如背部、腰骶部，亦可见于枕部、颈部及会阴等处。初起病变皮肤发红略硬，微隆起，边缘不清楚，数小时后迅速蔓延，中央转为暗红色，甚至呈黑紫色。脓多时触诊柔软有波动感，穿刺可见脓液。切开后可见含脓汁的脓腔，脓少时切开处仅有少量黄色或黄褐色的血性分泌物，亦可为蜂窝织炎。

3.辅助检查　白细胞总数及中性粒细胞增多。合并败血症时血培养可呈阳性。

【治疗要点】

1.抗生素疗法　联合应用两种抗生素，选用三代头孢菌素、红霉素等，根据脓汁培养及药敏试验更换抗生素。

2.切开引流　早期按照急症处理，当皮肤呈暗红色及出现漂浮感时应立即切开引流，切口宜小，多方向切开，每个切口长约1.5cm，间距2～3cm，切口内置油纱条引流，引流要通畅，每日换药2～3次。

3.支持疗法　输新鲜血浆或全血，注意热量和维生素的补充，给予静脉营养等以增强体质促进伤口愈合。

第四节　早产儿消毒隔离

因器官发育不成熟、免疫功能低下、有创性检查及治疗手段多、喂养不耐受或肠外营养时间久、长期使用抗生素及住院时间长等，早产儿极易发生医院感染。胎龄越小、出生体重越低，医院感染的发生率越高。应采取有效的预防措施，防止和控制早产儿院内感染的发生，降低早产儿死亡率，提高早产儿生存质量。

预防措施如下：

1. 医务人员手卫生管理　手部皮肤的清洁与消毒，为最重要、最简便易行的措施。

2. 完善病房管理　保持病房内适宜环境温度24～26℃，湿度50%～60%。空气传播是呼吸系统疾病的主要传播途径。严格控制探视人员，定时通风换气，使用紫外线空气消毒机。用消毒液擦拭地面及物体表面，每月进行生物学细菌监测。

3. 做好护理用品及保暖设施的消毒　做到一人一用一消毒，被服、小毛巾高压灭菌后备用。每日更换床单位用物，随脏随换，婴儿床每日用消毒液擦拭，出院后床上用物用消毒机进行消毒。清洁、消毒保温箱。

4. 加强呼吸道管理　保持呼吸道通畅，及时清除呼吸道分泌物，抬高患儿头肩部并取侧卧位，每2小时更换1次卧位。避免颈部弯曲，防止分泌物及呕吐物吸入呼吸道引起感染。

5. 加强基础护理　加强眼睛、脐部、口腔黏膜的护理，防止并发症的发生。每日淋浴后消毒脐部，脐带未脱落前宜保持干燥。每日用生理盐水口腔护理2次。注意清洁头、颈及皮肤其他皱褶处，防止尿布皮炎的发生。

合理使用抗菌药物，严格掌握使用抗菌药物指征，避免预防性用药，防止二重感染。

（李　娟　孙婷婷）

参 考 文 献

高雁翎, 邵洁, 2002. 新生儿柯萨奇B_1病毒感染8例临床分析. 新生儿科杂志, 17（5）：224-225.

韩晓华, 高云霞, 1995. 新生儿柯萨奇病毒感染的免疫特点. 中国实用儿科杂志,（4）：219-220.

李娟, 魏秀清, 魏克伦, 2005. 围生儿柯萨奇病毒感染的流行病学及其临床特点. 中国实用妇科与产科杂志, 21（6）：332-333.

刘庆, 吉耀华, 阮强, 等, 1995. 一起新生儿病房柯萨奇B组病毒感染的血清学检查. 中国实用儿科杂志, 10（4）：233-234.

龙琼芳, 周利平, 2008. 碳酸氢钠联合制霉菌素治疗新生儿鹅口疮疗效观察//中华护理学会. 全国儿科护理学术交流暨专题讲座会议论文汇编. 北京：中华护理学会：217-218.

罗亚辉, 廖志雄, 2017. 120例新生儿结膜炎的临床治疗体会. 中国卫生标准管理, 8（12）：45-46.

吕瑾, 2013. 新生儿结膜炎诊断及治疗措施探讨. 国际眼科杂志, 13（1）：165-166.

邵肖梅, 叶鸿瑁, 丘小汕, 2019. 实用新生儿学. 5版. 北京：人民卫生出版社：481-483, 506-510, 526, 549-554, 1005, 1011, 1016, 1020-1021.

宋丹, 梅花, 2017. 新生儿先天性巨细胞病毒感染的诊断、预防及治疗进展. 医学综述, 23（22）：4453-4457.

王德志, 方元勋, 2000. 14例新生儿柯萨奇病毒B3暴发感染的脏器损害特点. 急诊医学, 9（3）：183-184.

王菊英, 姚琳芳, 李锋, 2017. 新生儿先天性症状性巨细胞病毒感染与母源性原发及复发CMV感染的相关性. 中国免疫学杂志, 33（8）：1205-1208.

王雪梅, 叶鸿瑁, 尹智明, 等, 1996. 新生儿心肌炎柯萨奇B病毒感染的研究. 中华实验和临床病毒学杂志,（3）：44-46.

杨进如, 栾树永, 张岩, 1999. 宫内柯萨奇病毒感染致新生儿心肌炎并心律失常1例. 新生儿科杂志, 14（4）：185.

中华医学会儿科学分会新生儿学组, 中国医师协会新生儿科医师分会感染专业委员会, 2019. 新生儿败血症诊断及治疗专家共识. 中华儿科杂志, 57（4）：252-257.

第9章

早产儿窒息与复苏

第一节 早产儿窒息

新生儿窒息是指由于产前、产时或出生后的各种因素导致新生儿出生后不能建立正常呼吸，引起缺氧甚至多脏器损害。早产儿由于以下特点更容易发生窒息：①肺表面活性物质缺乏；②神经系统发育不完全，易发生呼吸暂停；③肌肉张力低下，自主呼吸弱；④皮肤薄，体表面积大，散失热量多；⑤大脑血管脆弱，缺氧易导致出血；⑥不成熟的组织易受高浓度氧气的损害；⑦血容量少，易失血致低血容量；⑧免疫功能差，易感染。因此，对早产儿分娩应更加重视，须积极抢救和正确处理，以降低早产儿死亡率及预防远期后遗症。

第二节 早产儿复苏

由于早产儿热量丢失迅速、抗氧化能力弱、肺不成熟及呼吸驱动能力差、易发生出血和感染，早产儿复苏需要团队更加熟练、有效的复苏。

一、复苏准备

1.人员 组成有儿科医师参加的复苏团队。多胎妊娠孕妇分娩时，每名新生儿都应有专人负责。

2.物品 新生儿复苏设备和药品齐全，单独存放，功能良好。

二、复苏基本程序

评估项目：呼吸、心率、脉搏血氧饱和度。通过评估这三项确定每一步骤是否有效。其中，心率对于决定进入下一步骤是最重要的。

三、复苏步骤

早产儿复苏步骤见图9-2-1。

（一）快速评估

早产儿直接进入初步复苏，如羊水有胎粪污染，进行有无活力的评估及决定是否气管插管吸引胎粪。

（二）初步复苏

1.保暖　①产房温度提高至25℃左右。②预热辐射保暖台。③戴上帽子。④胎龄＜32周的早产儿出生后不擦干，即刻将颈部以下放于聚乙烯塑料袋中（食物清洁级）或用塑料膜包裹。监护体温，不可过热，保持腋下温度在36.5～37.5℃。

2.调整体位　置早产儿头轻度仰伸位（鼻吸气位）。

3.吸引　必要时（分泌物量多或有气道梗阻）用吸球或吸管（12F或14F）先口咽后鼻清理分泌物。应限制吸管的深度和吸引时间（＜10秒），吸引器负压不超过100 mmHg（1 mmHg≈0.133 kPa）。

4.羊水胎粪污染时的处理　2016年我国新生儿复苏指南推荐如下。当羊水胎粪污染时，仍首先评估新生儿有无活力：新生儿有活力时，继续初步复苏；新生儿无活力时，应在20秒内完成气管插管及用胎粪吸引管吸引胎粪。如果不具备气管插管条件，而新生儿无活力时，应快速清理口鼻后立即开始正压通气。

5.擦干和刺激　快速彻底擦干头部、躯干和四肢，拿掉湿毛巾（胎龄＜32周省略）。如仍无呼吸，用手轻拍或手指弹患儿足底或摩擦背部2次。如这些努力无效表明新生儿处于继发性呼吸暂停，需要正压通气。

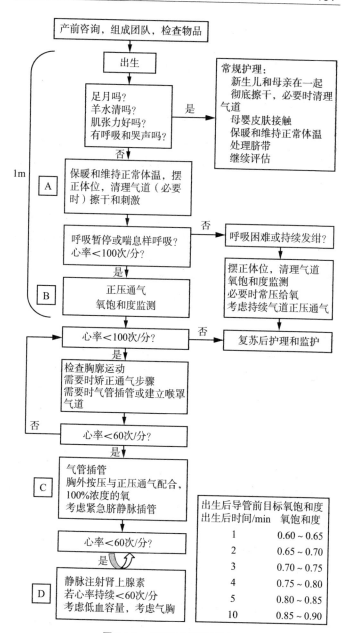

图9-2-1　早产儿复苏步骤图

（三）正压通气

1. 指征　①呼吸暂停或喘息样呼吸。②心率＜100次/分。对有以上指征者，要求在"黄金一分钟"内实施有效的正压通气。如果新生儿有呼吸，心率＞100次/分，但有呼吸困难或持续发绀，应清理气道，监测脉搏血氧饱和度，可常压给氧或予持续气道正压通气。胎龄＜30周、有自主呼吸、呼吸困难的早产儿，产房内尽早使用持续气道正压通气。根据病情选择性使用肺表面活性物质。

2. 气囊面罩正压通气

（1）压力：通气压力需要达20～25cmH$_2$O，使用前要检查减压阀。有条件最好配备压力表。早产儿由于肺发育不熟，通气阻力大，不稳定的间歇正压给氧易使其受伤害。推荐使用T组合复苏器进行正压通气。

（2）频率：40～60次/分。

（3）用氧：推荐配备空氧混合仪、空气压缩器及脉搏血氧饱和度仪。正压通气均要在脉搏血氧饱和度仪的监测指导下进行。早产儿开始给21%～30%浓度的氧，用空氧混合仪根据血氧饱和度调整给氧浓度，使氧饱和度达到目标值。胸外按压时给氧浓度要提高到100%。脉搏血氧饱和度仪的传感器应放在新生儿动脉导管前位置（右上肢）。

（4）评估心率：可触摸新生儿的脐带搏动或用听诊器听诊新生儿心跳，计数6秒，乘10即得出每分钟心率的快速估计值。脉搏血氧饱和度仪也可以测量心率和血氧饱和度。建议有条件的单位可以试用3导联心电图测量心率并总结经验。

（5）判断有效通气：开始正压通气时即刻连接脉搏血氧饱和度仪。有效的正压通气表现为胸廓起伏良好，心率迅速增快。

（6）矫正通气步骤：如达不到有效通气，需矫正通气步骤，包括检查面罩和面部之间是否密闭，再次通畅气道（可调整头位为鼻吸气位，清除分泌物，使新生儿的口张开）及增加气道压力。矫正通气后如心率＜100次/分，可进行气管插管。

（7）评估及处理：经30秒有效正压通气后，如有自主呼吸且心率≥100次/分，可逐步减少并停止正压通气；如心率＜60次/分，应气管插管正压通气并开始胸外按压。

（8）其他：持续气囊面罩正压通气（＞2分钟），应常规经口插入8F胃管，用注射器抽气并保持胃管远端处于开放状态。

3. T组合复苏器 能提供恒定的吸气峰压及呼气末正压。对早产儿的复苏更能提高效率和安全性。T组合复苏器需接上压缩气源，预先设定吸气峰压为20 ～ 25cmH$_2$O、呼气末正压为5cmH$_2$O、最大气道压（安全压）为40cmH$_2$O。操作者用拇指或示指关闭或打开T形管的开口，控制呼吸频率及吸气时间。

（四）喉镜下经口气管插管

1. 指征 ①需要气管内吸引清除胎粪时；②气囊面罩正压通气无效或要延长时；③胸外按压时；④经气管注入药物时；⑤需气管内给予肺表面活性物质；⑥特殊复苏情况，如先天性膈疝或超低出生体重儿。

2. 准备 进行气管插管必需的器械和用品应放在一起随时备用。表9-2-1和表9-2-2所示为气管导管型号和插入深度的选择方法。

表9-2-1 不同气管导管内径适用的新生儿出生体重和胎龄

导管内径/mm	出生体重/g	胎龄/周
2.5	＜1000	＜28
3.0	1000 ～ 2000	28 ～ 34
3.5	＞2000 ～ 3000	＞34 ～ 38
＞3.5 ～ 4.0	＞3000	＞38

表9-2-2　不同出生体重新生儿气管导管插入深度

出生体重/g	插入深度/cm[b]
1000[a]	6～7
2000	7～8
3000	8～9
4000	9～10

注：a.＜750g，仅需插入6cm；b.为上唇至气管导管管端的距离。

3.方法

（1）插入喉镜：左手持喉镜，使用带直镜片（早产儿用0号）的喉镜进行经口气管插管。将喉镜柄夹在拇指与中间3个手指间，镜片朝前。指靠在新生儿颏部（小手指的第1个用处）提供定性。喉镜镜片应沿着舌面右侧滑入，将舌推至口腔左侧，推进镜片直至其顶端达会厌软骨。

（2）暴露声门：轻轻抬起镜片，抬起会厌软骨即可暴露声门和声带。

（3）插管：插入气管导管，将管端置于声门与气管隆凸之间，接近气管中点。

（4）操作时限及技巧：整个操作要求在20～30秒完成。如插入导管时声带关闭，可采用Hemlish手法，即助手用右手示指和中指在胸外按压的部位向脊柱方向快速按压1次促使呼气产生，声门就会张开。

4.胎粪吸引管的使用　施行气管内吸引胎粪时，将胎粪吸引管直接连接气管导管。吸引时复苏者用右手示指将气管导管固定在新生儿的上腭，左手示指按压胎粪吸引管的手控口，使其产生负压，边退气管导管边吸引，3～5秒将气管导管撤出气管外并随手快速吸引一次口腔内分泌物。

5.确定插管成功的方法　①胸廓起伏对称。②听诊双肺呼吸音一致。③无胃部扩张。④呼气时导管内有雾气。⑤心率、氧饱和度和新生儿反应好转。⑥有条件可使用呼出CO_2检测器，可快速确定气管导管位置是否正确。

注：出生体重≥2000g的早产儿插管困难者可以考虑

喉罩气道。

（五）胸外按压

1.指征 有效正压通气30秒后心率＜60次/分。在正压通气同时须进行胸外按压。

2.要求 此时应气管插管正压通气配合胸外按压，以使通气更有效。胸外按压时给氧浓度增加至100%。

3.方法 胸外按压的位置为胸骨下1/3（两乳头连线中点下方），避开剑突。按压深度约为胸廓前后径的1/3，产生可触及脉搏的效果。按压的方法有拇指法和双指法。

4.胸外按压和正压通气的配合 胸外按压和正压通气的比例为3∶1，每分钟约120个动作。2秒内3次胸外按压加1次正压通气。45～60秒重新评估心率，如心率仍＜60次/分，除继续胸外按压外，考虑使用肾上腺素。

（六）药物

1.肾上腺素 ①指征：45～60秒的正压通气和胸外按压后，心率持续低于60次/分。②剂量：1∶10 000的肾上腺素。静脉用量为0.1～0.3ml/kg，气管内用量为0.5～1ml/kg。必要时5分钟重复1次。③给药途径：首选脐静脉给药。脐静脉插管操作尚未完成或没有条件做脐静脉插管时，可气管内快速注入，若需重复给药，则应选静脉途径。

2.扩容剂 ①指征：有低血容量、怀疑失血或休克的新生儿在对其他复苏措施无反应时。②扩容剂选择：推荐生理盐水。③方法：首次剂量为10ml/kg，经脐静脉或外周静脉5～10分钟缓慢推入。必要时可重复扩容1次。

3.脐静脉插管 脐静脉是静脉注射的最佳途径，用于注射肾上腺素及扩容剂。可插入3.5F或5F的不透射线的脐静脉导管。导管插入过深，高渗透性药物和影响血管的药物可能直接损伤肝脏。

四、复苏后监护

①体温管理；②生命体征监测；③早期发现并发症；④维持内环境稳定。包括血氧饱和度、心率、血压、血细胞比容、血糖、血气分析及血电解质等，及时监测脑、心、

肺、肾及胃肠等器官功能，维持血流动力学稳定，早期发现异常并适当干预，以减少死亡和伤残。

（冀　红　李　娟）

参 考 文 献

岳丽琴，虞人杰，2012. 早产儿复苏. 中华围产医学杂志，15（1）：56-59.

中国新生儿复苏项目专家组，2016. 中国新生儿复苏指南（2016年北京修订）. 中华围产医学杂志，19（7）：481-486.

中国新生儿复苏项目专家组，2018. 国际新生儿复苏教程及中国实施意见. 中华围产医学杂志，21（2）：73-80.

Sweet D G，Carnielli V，Greisen G，et al，2019. European consensus guidelines on the management of respiratory distress syndrome-2019 Update. Neonatology，115（4）：432-451.

第 10 章

早产儿高胆红素血症

第一节　早产儿高间接胆红素血症

　　黄疸是早产儿最常见的症状，多发生在新生儿早期，由胆红素生成过多、肝脏对胆红素摄取和结合能力低下、肝肠循环增加等多种病因所致，严重高间接胆红素血症可发生胆红素脑病，直接威胁新生儿生命或造成神经后遗症。临床表现为皮肤、巩膜黄染，粪便色黄，尿色正常，血清间接胆红素升高。

【诊断要点】

1.诊断依据

（1）出生后24小时内出现黄疸。

（2）早产儿血清总胆红素＞15mg/dl，或每日上升超过5mg/dl。

（3）黄疸持续时间大于4周。

（4）黄疸退而复现或进行性加重。

2.常见原因

（1）同族免疫性溶血，可伴贫血，胆红素水平与贫血程度无明显相关性。还可见于红细胞形态异常、葡萄糖-6-磷酸脱氢酶缺陷及红细胞增多症等。

（2）晚期早产儿母乳相关性黄疸，常由胆红素产生增加所致，很少发生胆红素脑病。

（3）闭合性出血，如头皮血肿、颅内出血、肺出血等。

（4）感染性疾病，如细菌感染等。

（5）胃肠道功能异常导致的胎粪排出延迟及肝肠循环增加。

（6）低体温、低血糖、低蛋白血症为早产儿并发症，可使黄疸加重。

（7）遗传代谢病，如半乳糖血症、甲状腺功能减退等。

（8）先天性胆红素代谢异常性疾病。

（9）维生素 K 及微量元素缺乏。

3.诊断步骤

（1）临床疑诊患儿应测血清胆红素浓度、包括总胆红素和直接胆红素、间接胆红素。

（2）母婴血型测定，直接 Coombs 试验及溶血试验。

（3）有胎膜早破、母亲分娩前感染者，应进行感染指标及血培养检查。

（4）光疗无效或有家族史及特殊地域者，测定葡萄糖 -6- 磷酸脱氢酶水平。

（5）疑为遗传代谢病者，进行血及尿遗传代谢病筛查。

（6）测定甲状腺功能。

【治疗要点】

1.光照疗法　各种原因所致的高间接胆红素血症均可进行光照疗法，光照疗法不能替代换血疗法，但在一定程度上可减少换血次数。早产儿的血脑屏障功能相对不完善，胆红素易造成神经系统损伤，应积极治疗。胎龄＜35周的早产儿光照疗法及换血疗法血清总胆红素参考标准见表10-1-1。

2.换血疗法　换血是治疗高胆红素血症最迅速的方法。主要用于重症母婴血型不合的溶血病，可及时换出抗体和致敏红细胞，减轻溶血；降低血清胆红素浓度，防止胆红素脑病；同时纠正贫血，防止心力衰竭。换血偶有心脏停搏等危险，并有继发感染可能，所以必须严格掌握指征。除上述特殊情况外，换血还用于葡萄糖 -6- 磷酸脱氢酶缺乏或其他原因导致的严重高胆红素血症。

表10-1-1 胎龄＜35周的早产儿光照疗法和换血疗法
血清总胆红素参考标准

胎龄/周	血清总胆红素/（mg·dl⁻¹）	
	光照疗法	换血疗法
＜28 0/7	5～6	11～14
28 0/7～29 6/7	6～8	12～14
30 0/7～31 6/7	8～10	13～16
32 0/7～33 6/7	10～12	15～18
34 0/7～34 6/7	12～14	17～19

摘 自：Maisels M J，Watchko J F，Bhutani V K，et al，2012. An approach to the management of hyperbilirubinemia in the preterm infant less than 35 weeks of gestation.J Perinatol，32（9）：660-664.

（1）换血指征

1）产前诊断基本明确为新生儿溶血病者出生时脐带血血红蛋白低于110g/L，伴水肿、肝大、心力衰竭者。

2）早期新生儿血清胆红素超过换血标准（见表10-1-1），且主要是间接胆红素升高者。

3）凡有早期胆红素脑病症状者，不论血清胆红素浓度高低都应考虑换血，因为胆红素脑病的发生与否，除与血清胆红素量有关外尚有其他因素参与。

4）早产儿及前一胎有死胎、全身水肿、严重贫血等病史者，应酌情降低换血标准。

5）胆红素/白蛋白可作为考虑换血的附加依据。胎龄35～37周的新生儿IgG抗B/A值达7.2，伴溶血新生儿IgG抗B/A值达6.8，可作为考虑换血的附加依据。

（2）换血方法

1）血源选择：Rh血型不合时，应该采用的血源为Rh血型同母亲、ABO血型同孩子；ABO溶血病选择O型红细胞、AB型血浆的重组全血。

2）血量：患儿血量的2倍，早产儿血容量达90ml/kg。

3）操作方法：患儿仰卧于远红外线辐射床上，监测生命体征，准备药物及抢救药品。术前停喂奶一次，并抽出胃内容物。选取好外周动静脉并常规消毒，用套管针穿刺进。连接上三通管，胶布固定。从动脉端抽出血，从静脉端输入血，抽血与输血同时进行。可根据新生儿体重确定换血速度和每次抽出的血量。一般控制整个换血全程时间在90～120分钟。在换血前后应该进行以下实验室检查：血红蛋白、血细胞比容、血小板计数、白细胞计数和分类、血钙、氯化物、血气分析、血糖、胆红素等。

3.其他治疗

（1）酶诱导剂，需用药2～3天开始生效，对早产儿的疗效较差，故应及早用药。常用苯巴比妥，5mg/（kg·d），连服4～5天。副作用：有时嗜睡，反应略差，影响观察病情。

（2）白蛋白，1g/kg加葡萄糖溶液10～20ml静脉滴注，心力衰竭者禁用。如无白蛋白可用血浆，每次10ml/kg静脉滴注。白蛋白或血浆一般每日用1次，可根据胆红素高低，用1～2次。

（3）静脉注射免疫球蛋白，主要用于血型不合引起的新生儿同族免疫溶血性高胆红素血症。

（4）疑有感染者，根据血培养结果应用抗生素治疗。

（5）母乳性黄疸，可暂停母乳喂养观察黄疸情况。

第二节　早产儿高直接胆红素血症

早产儿高直接胆红素血症是多种病因导致肝细胞和（或）胆道对正常胆汁的分泌和（或）排泄功能障碍或缺损，伴有直接胆红素增高而引起的以阻塞性黄疸为主要表现的综合征，即皮肤、巩膜黄染，大便色泽变淡或呈陶土色，尿色变黄，肝脾大及肝功能损害等。

【诊断要点】

1.诊断依据　早产儿血清直接胆红素＞2mg/dl或直接胆红素占总胆红素的20%以上。

2.常见原因　①肠外营养；②新生儿肝炎；③肝内外胆道疾病，胆道闭锁等；④遗传代谢病。

3.诊断步骤

（1）检测血清胆红素浓度。包括总胆红素和直接胆红素、间接胆红素。

（2）检测肝功能。

（3）进行病原学检测。

（4）进行影像学检查：超声、ERCP、MRI等。

（5）疑为遗传代谢病者，进行遗传代谢病筛查。

【 治疗要点 】

（1）病因治疗。针对不同感染原进行治疗。

（2）保肝治疗。

（3）营养支持。过量与不足都对肝脏不利。

（4）胆道闭锁患儿应手术治疗：手术年龄是治疗成功的关键之一，凡淤胆超过13周，严重胆汁性肝硬化，预后差。故早期诊断和早期手术极为重要。

（李　娟　丛　雪）

参 考 文 献

邵肖梅，叶鸿瑁，丘小汕，2019. 实用新生儿学. 5版. 北京：人民卫生出版社: 451-456.

魏克伦，刘春峰，吴捷，2013. 儿科诊疗手册. 2版. 北京：人民军医出版社: 167-171.

熊涛，唐军，母得志，2012. 新生儿高胆红素血症光疗的副作用. 中国当代儿科杂志，14（5）: 396-400.

Maisels M J, Watchko J F, Bhutani V K, et al, 2012. An approach to the management of hyperbilirubinemia in the preterm infant less than 35 weeks of gestation. J Perinatol, 32（9）: 660-664.

第11章

早产儿常见呼吸系统疾病

第一节　早产儿呼吸窘迫综合征

早产儿呼吸窘迫综合征（RDS）为肺表面活性物质（PS）缺乏所致，出生后数小时出现发绀、进行性呼吸困难和呼吸衰竭。

【诊断要点】

1.胎龄越小，发病率越高，小于胎龄儿、选择性剖宫产、妊娠期糖尿病可增加其发病率。

2.出生后不久出现发绀、呼吸急促、呼气性呻吟、吸气性三凹征，严重者呼吸不规则、呼吸暂停、呼吸衰竭。

3.呼吸音减弱，低氧血症，高碳酸血症，代谢性酸中毒，出生后24～48小时病情最重，病死率较高，严重病例出生后早期需呼吸支持。

4.患儿可并发动脉导管开放，使病情再度加重。

5.X线表现：Ⅰ级，肺野普遍透过度降低，可见均匀散在的细小颗粒和网状阴影。Ⅱ级，支气管充气征。Ⅲ级，病变加重，心缘、肺缘模糊。Ⅵ级，白肺。由于产前糖皮质激素及出生后肺表面活性物质的应用，目前很少见到严重RDS的影像学改变。

【治疗要点】

参照2019年欧洲RDS管理指南。

1.产前预防　对所有妊娠不到34周存在早产风险的孕妇应给予单疗程产前激素治疗。

2.产房复苏　对高危儿进行正确复苏可降低该病的发

生率及死亡率。早产儿出生后应包裹在干净的塑料薄膜中或置于远红外保暖台以维持体温,有自主呼吸者尽早给予持续气道正压通气(CPAP),避免高浓度氧气。

3. 应用肺表面活性物质 肺表面活性物质早期治疗应成为标准化的使用方法,但对出生后需要气管插管的患儿稳定时可以在产房使用肺表面活性物质,如存在RDS病情进展证据,如持续需氧或机械通气,可给第2次,甚至第3次肺表面活性物质治疗。

4. 氧疗及机械通气治疗 所有RDS高危新生儿如出生胎龄<30周而无须气管插管,应在出生后立即使用CPAP联合早期肺表面活性物质治疗。若无创呼吸支持无效,立即给予气管插管、机械通气治疗,选择合理的通气模式,降低支气管肺发育不良和脑室内出血发生率,目标血氧饱和度为90%～94%。咖啡因可降低机械通气需要,机械通气1～2周不能拔管者,可考虑应用糖皮质激素。

5. 监护及支持治疗

(1)置于加湿的暖箱时,开始静脉补液量为70～80 ml/(kg·d),极度不成熟早产儿可以提高补液量。

(2)根据血清钠水平、尿量和体重变化调整补液量,监测液体平衡和电解质水平。

(3)出生后应立即开始肠外营养。出生后第1天开始补充氨基酸,起始量为1～2 g/(kg·d),逐渐增至2.5～3.5g/(kg·d),出生后第1天开始补充脂肪乳剂,最大量为4.0g/(kg·d)。

(4)如果血流动力学稳定,应在出生后第1天开始母乳喂养。

(5)体温维持在36.5～37.5℃。

(6)抗生素治疗RDS患儿直至排除败血症,使用窄谱抗生素并缩短疗程。

(7)血红蛋白水平应维持在正常范围。推荐需呼吸支持治疗患儿的血红蛋白阈值:出生后第1周115 g/L(血细胞比容35%),第2周100g/L(血细胞比容30%),第2周以后85g/L(血细胞比容25%)。

（8）吲哚美辛和布洛芬治疗动脉导管未闭效果相同，但布洛芬较少引起一过性肾衰竭或坏死性小肠结肠炎。

（9）不推荐机械通气早产儿常规使用吗啡。

第二节 早产儿感染性肺炎

感染性肺炎（infectious pneumonia）为新生儿常见病，是引起新生儿死亡的重要原因，可发生在宫内、分娩过程中或出生后，由细菌、病毒或原虫等引起。

【诊断要点】

1.病因

（1）宫内感染性肺炎

1）母孕期细菌、病毒、原虫等感染：羊膜早破24小时以上或绒毛膜羊膜炎污染羊水，感染发生率高达50%～80%。孕妇阴道内的细菌（如大肠埃希菌、克雷伯菌、李斯特菌、B族链球菌、金黄色葡萄球菌）和真菌、病毒、支原体、衣原体等上行感染羊膜，胎儿吸入污染的羊水而产生肺炎。诱因为早产、滞产、阴道指诊过多等。

2）血行传播：孕妇在妊娠后期病毒、原虫、支原体以及梅毒螺旋体等感染，可无症状，但病原体可通过胎盘屏障，经血行传播给胎儿，使胎儿发生脑、肝、脾及肺等全身性多脏器感染。

（2）分娩过程中感染性肺炎：胎儿在分娩过程中吸入孕妇阴道内被病原体污染的分泌物，或因断脐不洁发生血行感染。致病微生物与宫内吸入污染羊水所致肺炎的病原微生物类似，细菌感染以革兰氏阴性杆菌较多见，此外有B族链球菌、沙眼衣原体、解脲脲原体及巨细胞病毒、单纯疱疹病毒等病毒。

（3）出生后感染性肺炎

1）接触传播：接触呼吸道感染者。

2）血行传播：脐炎、皮肤感染和败血症时，病原体经血行传播至肺。肺炎的病原体也可进入血液，引起败血症。

3）医源性传播：医用器械消毒不严格，医护人员无菌观念不强、洗手不规范，输入含有CMV、HIV等病毒的血制品等。医源性感染的高危因素如下：①出生体重＜1500g；②长期住院；③病房过于拥挤、消毒制度不严；④护士过少；⑤医护人员无菌观念差；⑥滥用抗生素；⑦各种侵入性操作，气管插管72小时以上或多次插管。

2.临床表现

（1）出生窒息史，复苏后呼吸快，常伴呻吟，气促，呼吸暂停，体温不稳，黄疸等。

（2）体征：反应差，约半数可有啰音，呼吸音粗糙或减低。严重者出现呼吸衰竭。衣原体肺炎常在出生后3～12周发病。细菌感染发病多在出生后3～5天，可伴有败血症。少数病例可有小头畸形，颅内钙化灶。合并心力衰竭者心脏扩大，心音低钝，心率快，肝脏增大。常并发DIC、休克、新生儿持续性肺动脉高压（PPHN）、肺出血等。

3.辅助检查

（1）实验室检查：白细胞正常、降低或增高。血培养阳性率不高，血气分析判断有无呼吸衰竭；血液生化检查了解有无肝肾功能损伤、心肌酶谱异常及电解质紊乱。

（2）X线表现

1）宫内感染性肺炎：可出现以下改变。①间质性肺炎；②双肺片状或线状模糊影，从肺门向周围呈扇形扩展；③颗粒影伴支气管充气影及肺气肿。

2）细菌性和病毒性肺炎：常见表现：①两肺广泛片状、大小不一、不对称的浸润影，常伴肺气肿、肺不张，偶见大叶实变伴脓胸、气胸、肺脓肿、肺大疱；②两肺弥漫性模糊影，密度深浅不一，以细菌性感染较多见；③两肺门旁及内带肺野间质索条影，可伴散的肺部浸润及明显肺气肿，以病毒性肺炎较多见。

【治疗要点】

1.羊膜早破、绒毛膜羊膜炎孕妇在分娩前可用抗生素预防胎儿感染，婴儿娩出后孕妇仍继续使用2～3天；新生儿在NICU监护，一旦出现呼吸增快等症状，可先选用抗生素治疗，然后根据病原学结果调整抗生素。常规进行心电监护、血压监测、24小时尿量及血糖监测，保持内环境稳定。置于中性温度环境，保证营养，不能经口喂养者予肠外营养，保持液体和电解质平衡，纠正酸碱平衡紊乱。呼吸困难者给予机械通气，合并PPHN者予NO吸入治疗。有低血压及心功能不全者予多巴胺和（或）多巴酚丁胺。

2.护理及重症监护。

3.供氧及呼吸管理：保持呼吸道通畅，必要时给予雾化吸入。供氧，使血PaO_2维持在6.65～10.7kPa（50～80mmHg），不高于13.33kPa（100mmHg），以防氧中毒。当肺炎伴Ⅰ型呼吸衰竭时用CPAP，病情严重或呼吸衰竭行气管插管和机械通气，注意呼吸机并发症，适时停机。

4.胸部物理治疗：包括体位引流、胸部叩击/震动。

（1）体位引流：根据重力作用的原理，通过改变体位的方法，促使肺部分泌物从小支气管向大的支气管方向引流。

（2）叩击/震动：胸部叩击是应用无创性的叩击器或以医护人员的手紧贴患儿胸壁。叩击应在喂养或吸痰前30～45分钟时改变体位后进行，操作时可适当提高吸入氧浓度（FiO_2）10%～15%，持续时间不超过10分钟。当治疗出现呼吸困难、发绀、呼吸暂停、心动过缓时应停止叩击，予吸痰、吸氧，待症状消失后再叩击。下列情况下不宜进行：①机械通气48～72小时及超低出生体重儿；②高氧、高通气机械通气时；③胃管喂养后30分钟内。

5.抗病原体治疗：细菌性肺炎早用抗生素，静脉给药。原则上选用敏感药物，如致病菌未确定，先采用青霉素类和头孢菌素，根据病情选用其他药物。

6.保证足够的营养及液体，少量多次喂奶。输液过多过快可致心力衰竭、肺水肿。

第三节 早产儿肺出血

早产儿肺出血系肺泡及间质大量出血，至少影响2个肺叶，肺出血病因和发病机制比较复杂，早期诊断和治疗比较困难，肺出血的病死率仍较高，亦常发生在严重疾病的晚期。

【诊断要点】

1.病因：缺氧、感染、寒冷、早产等。

2.病情突然恶化，反应差，苍白。

3.出血表现：口咽部或气管插管处涌出鲜血，皮肤出血点或瘀斑。

4.呼吸困难：发绀，经皮血氧饱和度难以维持正常。

5.心率增快，低血压。

6.血气分析：低氧血症，高碳酸血症，代谢性酸中毒。

7.血红蛋白下降，DIC，离子紊乱。

8.胸部X线：①两肺透过度降低，出现广泛性、斑片状、均匀的密度增高影，这是肺出血演变过程中极为重要的X线征象；②肺血管淤血影，两肺门血管影增多，呈较粗网状影；③心影轻中度增大，以左心室增大为主，严重者心胸比例大于0.6；④大量肺出血时呈"白肺"。

【治疗要点】

1.一般治疗：保暖，维持内环境稳定。

2.机械通气：正压通气是关键措施，本病一旦发生，应立即予以气管插管正压通气治疗。根据病情调节呼吸机参数。

3.抗感染治疗：合理选择抗生素。

4.改善微循环，维持心功能稳定：给予多巴胺及多巴酚丁胺，早期休克表现者应给予生理盐水扩容。

5.纠正凝血功能障碍：给予小剂量肝素及血浆等。

6.补充血容量：输血纠正贫血。

7.外源性肺表面活性物质治疗。

第四节　早产儿肺气漏

早产儿肺气漏包括间质性肺气肿、纵隔气肿、心包积气、皮下气肿、气腹、血管内积气和气胸，所有上述气漏的发生均起源于肺间质性肺气肿。气漏的危险因素包括复苏操作、早产儿RDS、肺炎和先天畸形等。机械通气的应用使气漏的发生率明显增加，随着肺表面活性物质的应用和肺保护通气策略，其发生率明显降低。下面简述几种早产儿肺气漏的诊断和治疗。

一、气胸和纵隔气胸

【诊断要点】

1.临床表现　部分为无症状性。新生儿在自主呼吸，或尤其在机械通气下，病情突然恶化；患侧胸廓高使两侧胸廓不对称、呼吸暂停和心动过缓、心尖搏动移位、患侧呼吸音降低；大量积气所致的血压降低、心率下降等。

2.胸部X线　可见肺受压，出现肺局部或全侧肺萎陷、肺外缘之外有游离气体而无肺纹理。纵隔可有移位。

3.穿刺诊断　当张力性气胸引起临床急剧变化时，可进行胸腔穿刺诊断，同时也作为治疗手段。

【治疗要点】

1.保守治疗　无症状气胸和自主呼吸状态下轻度有症状气胸可密切观察而不需要特殊治疗。

2.胸腔穿刺抽气　在患儿临床急剧恶化或血流动力学受影响时，胸腔穿刺抽气常能挽救其生命。

3.胸腔闭式引流　应用正压通气治疗时出现的气胸，因气体持续漏出引起血流动力学不稳定，常需放置胸腔引流管持续引流。在操作后应用X线胸部摄片确认。持续负压引流至引流管气泡波动或引流的气泡消失，然后将引流管夹住。如无增加的胸腔积气，24小时内将引流管拔除。

4.呼吸机治疗的调整　在机械通气时如发生气胸应尽可能用较小的气道压力，对RDS患儿应用肺表面活性物质治疗有助于降低气胸的危险性。

5.纵隔气肿的治疗　一般纵隔气肿的临床意义较小，没有必要进行引流治疗。

二、间质性肺气肿

间质性肺气肿常发生在有肺实质性疾病并在机械通气状态下的早产儿，由于肺泡的通气不均一，气体较易进入顺应性较好的肺单位，使其过度扩张而破裂，是RDS患儿在疾病早期机械通气治疗的常见并发症之一。

【诊断要点】

1.常见病因是机械通气的极低或超低体重儿的RDS，肺泡或小气道破裂后气体进入肺血管周围组织。由于呼气时间不足引起的气体滞留也是其原因之一。

2.常发生在出生后48小时内，可伴有低血压、心动过缓、低氧血症、高碳酸血症和酸中毒。

3.间质性肺气肿常发生于机械通气的早产RDS患儿，临床症状缺乏特异性，主要依赖放射学或病理学诊断。

【治疗要点】

1.局限性间质性肺气肿的开始治疗为保守观察。

2.高频通气由于较低的气道压力，对间质性肺气肿的治疗效果常优于采用高频率的常频通气。为了避免间质性肺气肿的发生，呼吸机压力尽可能低；高频通气的应用显著降低了间质性肺气肿的发生。

三、心包积气

在所有新生儿肺气漏中，心包积气最为少见。心包积气常由间质性肺气肿沿大血管进入心包腔而形成。由于气体在心包腔内造成的压力，可影响心房、心室充盈而使每搏输出量降低，最终使心排血量和血压降低。心包积气大多数发生于RDS的早产儿，在机械通气出现间质性肺气肿和纵隔气肿后发生，其死亡率高达70%～80%。

【诊断要点】

1.患儿可出现发绀、心率增快、血压降低、脉压降低和心音低钝。

2.胸部X线具有诊断价值，表现为心脏被气体环绕，其中心脏底部有气体存在具有确诊意义。

3.采用透光试验可见光线随心跳而动；心电图检查可见低电压等表现。

【治疗要点】

1.对于未接受机械通气治疗的无症状心包积气，临床可以进行观察并密切注意生命体征和脉压。

2.对于有症状的心包积气，最严重的后果是心脏压塞。穿刺排气常能缓解急性期的症状。可用20～22G的静脉套管针连接延伸管和注射器在剑突下以30°～45°角、朝左肩方向进针穿刺。由于心包积气常会复发，可进行引流管放置持续引流，连接5～10cmH$_2$O的负压吸引装置。

第五节　支气管肺发育不良

支气管肺发育不良（broncho-pulmonary dysplasia，BPD）又称新生儿慢性肺病（chronic lung disease，CLD），是早产儿，尤其是胎龄较小早产儿呼吸系统常见疾病，具有独特的临床、影像学及组织学特征。近年来，由于早产儿存活率提高，BPD发生率也逐年增加，并成为NICU最为棘手的问题之一。也是婴儿期慢性呼吸系统疾病的主要病因，严重影响早产儿存活率及生活质量。机械通气、氧疗、抗生素及院内感染等与BPD发生相关。

【诊断要点】

1.早产儿或低体重儿多见，肺越不成熟，其发生率越高。出生后1周内正压通气和持续氧疗28天以上。

2.慢性呼吸窘迫表现，如发绀、呼吸困难、呼吸急促及三凹征，肺部可听到湿啰音和哮鸣音。常有心力衰竭体征，如肝大、颈静脉怒张、末梢水肿等。患儿生长迟缓或停滞。

3.血气分析示低氧血症，可伴有高碳酸血症。心电图示右心室肥大、肺动脉高压。肺功能测定示肺功能降低。

【分度】

出生后28天仍需用氧。

1.如胎龄＜32周，校正胎龄36周或出院时未用氧为轻度，FiO_2＜30%为中度，FiO_2＞30%和（或）CPAP或需机械通气为重度。

2.如胎龄＞32周，出生后56天或出院时未用氧为轻度，FiO_2＜30%为中度，FiO_2＞30%和（或）CPAP或需机械通气为重度。

【治疗要点】

1.营养支持

（1）能量及蛋白质：由于慢性缺氧、呼吸功增加、糖和脂质代谢紊乱所致能量消耗增多以及摄入减少，故应提供充足的能量和蛋白质，以利于增加机体抗感染、抗氧中毒能力以及促进正常肺组织生长、成熟和修复。

（2）维生素A：可调节和促进机体多种细胞的生长和分化，促进肺泡上皮细胞增殖，调节肺胶原含量，促进胎肺成熟，维持呼吸道上皮的完整性以及逆转高氧等病理因素对肺发育进程的干扰。临床资料证明，接受维生素A治疗的早产儿BPD发生率明显降低。剂量为5000IU，每周3次，连续4周，可轻度降低BPD发病风险。

（3）BPD患儿常合并贫血，可输血和应用重组人促红细胞生成素，以维持相对正常的血红蛋白水平。

2.限制液体　尽管出生后第1周限制液体并未降低BPD发生率，但患儿肺液体平衡异常，对液体耐受性差，即使摄入正常量的液体也可导致肺间质和肺泡水肿，肺功能恶化，因此应严格控制液体量摄入。小早产儿常有轻度低钠血症且可耐受，不需处理，当血清钠低于125mmol/L时，除限制液体摄入外，可适当补充钠盐。出现下列情况可使用利尿剂：①出生后1周出现呼吸机依赖、有早期BPD表现；②病程中因输入液量过多致病情突然恶化；③肺水肿或心功能受损；④为了增加热量而加大输液量时。首选呋塞米（速尿），可迅速控制肺水肿、改善肺顺应性、减低气道阻力，改善肺功能。氢氯噻嗪（双氢克尿噻）和螺内酯（安体舒通）联合应用可减少药物副作用。

3. 氧疗法

（1）低氧血症是肺高压、肺心病等心血管疾病的主要原因，因此，维持合适的氧分压和血氧饱和度是治疗BPD主要策略之一。氧疗时氧浓度应控制在最低限度，以减少气压/容量伤、氧中毒发生。然而，最佳血氧饱和度水平仍有争论。

（2）应尽可能早期应用鼻塞持续气道正压给氧，减少机械通气的应用。压力为4～6cmH$_2$O，流量为3～5 L/min，并应装有空氧混合器，以调整氧浓度，避免纯氧吸入。机械通气时根据病情尽可能采取低气道压、低潮气量（4～6ml/kg）、合适的呼气末正压（PEEP）、允许性高碳酸血症。

（3）常频通气不能改善氧合者可选用高频振荡通气和高频喷射通气。目前尚无确凿证据证明上述改进通气策略可降低BPD发病率和改善长期预后。

4. 药物治疗

（1）糖皮质激素：目前不推荐早产儿应用糖皮质激素预防BPD，需要进一步研究其利弊，尤其需注意高血糖、高血压、肠穿孔等不良影响。

（2）外源性肺表面活性物质：极低出生体重儿出生后即刻（出生2小时内）预防性应用外源性肺表面活性物质可减少机械通气的需要，可能会降低BPD发病率和死亡率。

（3）支气管扩张剂：可降低气道阻力，改善通气，仅限于急性发作时雾化吸入而不应口服给药。

（4）抗生素：控制感染，加强消毒隔离制度，避免医源性感染。病程中继发细菌、病毒或真菌感染是诱发病情加重而危及生命的常见原因，应密切观察有无合并感染，选择有效的抗生素治疗。阿奇霉素属于大环内酯类抗生素，研究表明，阿奇霉素具有潜在的抗炎作用，对慢性炎症有效。大环内酯类抗生素已成功治疗慢性炎性肺疾病。由于BPD是一种早产儿的慢性肺疾病，其病理改变以炎症、肺泡发育受阻及纤维化为主，大环内酯类抗生素可能有效，尚需进一步研究。

（5）NO、肺血管扩张剂。吸入NO能降低严重RDS婴儿的肺血管和气道阻力，改进其氧合作用。早期吸入小剂量NO能减少肺内、外分流，减轻炎症反应，改善氧合作用，可预防BPD发生，降低其发生率，尚需进一步临床研究。

第六节　早产儿呼吸衰竭

呼吸衰竭指由各种原因导致的中枢或（和）外周性的呼吸生理功能障碍，使动脉血氧分压降低和（或）动脉二氧化碳分压增加，是临床重要的危重病。呼吸衰竭时患儿可有呼吸困难（窘迫），如呼吸增快、呼吸音降低或消失、吸气时辅助呼吸肌参与，可有意识状态的改变。

【诊断标准】

1.安静时呼吸频率持续超过60次/分，或低于30次/分，出现呼吸节律改变，甚至呼吸暂停、三凹征，伴呻吟。

2.发绀，除外周围性发绀和其他原因引起的发绀。

3.意识改变，精神萎靡，反应差，肌张力低下。循环改变，肢端凉，皮肤毛细血管再充盈时间延长（前臂内侧再充盈时间 > 3秒），心率减慢，低于100次/分。

4.血气指标：Ⅰ型呼吸衰竭：$PaO_2 > 50mmHg$（6.67 kPa）。Ⅱ型呼吸衰竭：$PaO_2 < 50mmHg$（6.67kPa）且$PaCO_2 > 50mmHg$（6.67kPa）。轻症：$PaCO_2$为 $50 \sim 70mmHg$（$6.67 \sim 9.31$ kPa）。重症：$PaCO_2 > 70mmHg$（9.31kPa）。

【处理要点】

1.氧疗法　是通过不同方法供给患儿适宜浓度的氧气，以纠正低氧血症，改善组织器官供氧的治疗方法，是临床上重要的辅助治疗措施。其目的是用尽可能低的氧浓度和尽可能短的吸氧时间使PaO_2维持在 $50 \sim 70mmHg$ 直至血气恢复正常。

2.机械通气　尽管吸氧可以纠正低氧，但严重的呼吸衰竭常常需要气管插管和机械通气给以支持。机械通气已成为呼吸衰竭治疗的主要手段。

第七节　新生儿持续性肺动脉高压

新生儿持续性肺动脉高压（PPHN）又称持续胎儿循环，指由于多种病因引起新生儿出生后肺循环压力和阻力正常下降障碍，动脉导管和（或）卵圆孔水平的右向左分流持续存在（即胎儿型循环过渡到正常"成人"型循环发生障碍）所致的一种新生儿持续缺氧和发绀的病理状态。以严重低氧血症、肺动脉压显著增高、血管反应异常、动脉导管和（或）卵圆孔水平右向左分流不伴有发绀型先天性心脏病（但可以并存）为特征。是新生儿临床常见危重急症。

【诊断要点】

1.病因

（1）肺动脉持续收缩，常见于窒息、RDS、肺炎、肺发育不良。

（2）肺血管床功能性梗阻。

（3）肺血管床减少，如先天性膈疝、肺发育不良等。

（4）肺静脉高压，如完全性肺静脉异位引流、肺静脉狭窄、左心发育不良综合征、左心室流出道梗阻等。

（5）肺血流增多。

2.病史

（1）围生期病史：有产前和产时窒迫，或同时有严重胎粪污染羊水记录，或在产房出生后有复苏抢救史。母亲在妊娠后期服用非甾体消炎药物导致胎儿动脉导管平滑肌收缩，与原发性肺动脉高压发生有关。

（2）出生后病史：表现为严重发绀和呼吸急促，多在出生后若干小时内发生，起病时间一般在出生后12小时内。病情加重可以在出生后1～2天，出现严重呼吸窘迫和低氧性呼吸衰竭。主要原发疾病为胎粪吸入综合征

（40%）、特异性肺动脉高压（10%）、肺炎和（或）RDS（40%）、先天性膈疝（10%）、肺发育不良（4%）等。

3.临床表现

（1）体格检查：原发性肺动脉高压的体表和外部特征没有异常，继发于呼吸疾病的肺动脉高压的表现则主要为各个肺实质性病变相关的临床表现，如胎粪吸入、肺炎、RDS等。出现严重三尖瓣反流者，心前区可能听到收缩期杂音或较强的第二心音。

（2）对肺血管血流和通气血流失调的判断：经气管插管和间歇正压通气后，动脉血气呈严重代谢性或混合性酸中毒、低氧血症和高碳酸血症，无法通过提高氧浓度和静脉输入碱性药物等方式纠正；右上肢相对双下肢血氧饱和度差值＞20 %，提示胎儿循环存在。血气分析的血样采集应该选择导管后外周动脉血管，以比较准确反映血氧合状况。氧合指数连续12 ～ 24小时没有改善，可以作为持续低氧性呼吸衰竭合并PPHN诊断的主要依据。

（3）影像学检查

1）胸部X线：原发性和先天性肺动脉高压，一般在辅助通气下胸部X线片上没有肺充气异常征象；继发性肺动脉高压在严重胎粪吸入者可以存在吸入物不规则斑片影与肺野充气不均影；RDS 患儿肺动脉高压则主要发展为肺实变和支气管充气征，肺炎则表现为单侧或双侧肺渗出影。一般不出现心影异常。

2）彩色多普勒超声心动图：以动脉导管持续开放并右向左分流为主要征象，同时可以存在经卵圆孔的右向左分流和三尖瓣反流征象，结合临床血气分析及氧合状况，可以诊断为PPHN。

【治疗要点】

1.给予最佳环境温度和营养支持。避免应激刺激，尽量减少对患儿刺激，减少气道插管吸引，不可进行胸部理疗。

2.保持血红蛋白水平达到130g/L，血细胞比容在40%。

3.可以使用抗生素预防感染。

4.使用多巴胺和多巴酚丁胺,以提升循环系统血压,抗衡肺动脉压过高,同时改善低氧导致肾血管痉挛、血流下降的状况。

5.保持最佳肺容积,用温和的通气。高频振荡通气针对肺实质病变,可以在常频PIP>30cmH$_2$O,MAP>15cmH$_2$O效果仍然很差时应用高频振荡通气。注意监测血气,以维持在合适范围。

6.维持正常心功能。

7.纠正严重酸中毒。

8.目前选择性治疗PPHN的药物只有气道吸入的NO。这种选择性专指药物作用于肺部,不会对体循环血压血流产生影响。

附　早产儿BPD合并肺动脉高压

【诊断要点】

1.极低出生体重儿在出生后早期发生PPHN的比例高达2%。

2.长期呼吸机或氧依赖,呼吸支持要求进行性增高,氧需求与肺本身疾病不成正比。

3.反复发绀发作,明显高碳酸血症,持续肺水肿,利尿剂依赖,血脑钠肽增高。

4.推荐用超声心动图筛查。

5.以心导管PAP为金标准。

【治疗要点】

1.积极治疗原发病。

2.氧疗,用氧可降低肺血管阻力。

3.利尿,有容量负荷过多时,应用利尿剂,能改善BPD肺功能。

4.进行针对血管收缩机制的靶向治疗。

5.扩血管,主要药物有NO、西地那非等。

第八节　危重早产儿的呼吸支持治疗

氧疗是新生儿呼吸治疗的重要组成部分,氧疗的作用是提供足够浓度的氧，以提高血氧分压和血氧饱和度，从而保证组织的供氧，消除或减少缺氧对机体的不利影响。新生儿呼吸治疗的主要目的是保证生理需要的通气量，改善机体的供氧，纠正呼吸性酸中毒，防止乳酸酸中毒和休克，减少肺血管阻力增高所致的心脏或动脉导管水平的右向左分流。氧疗的主要内容包括：合理的呼吸道护理以保证氧疗的实施；合理的用氧；以机械方式给氧，如持续气道正压通气、机械通气；用血液体外氧合方式进行生命支持等。

一、氧疗指征

对严重呼吸困难的患儿需要给氧多无异议，中度呼吸困难的患儿应根据血氧监测而定。通常吸入空气时，PaO_2低于 $50 \sim 60mmHg$ 应考虑吸氧。因为在 PaO_2 低于 $60mmHg$ 时其氧离曲线呈陡峭状，PaO_2 的轻微下降可引起血氧含量的明显减少。

二、氧疗方法

（一）持续气道正压通气

持续气道正压通气（CPAP）系用鼻塞或气管插管接婴儿呼吸机或专用CPAP装置进行辅助呼吸和氧疗的方法。在CPAP时呼吸由患儿自主进行，吸气时可获得持续的气流，呼气时给予一定的正压或阻力维持呼气末气道压力，整个呼吸周期内气道压力均为正压。CPAP是新生儿最常采用的无创伤性呼吸治疗方法，适用于有自主呼吸能力，肺泡功能残气量减少，肺顺应性降低的肺部疾病如RDS、早产儿呼吸暂停及呼吸机撤离后的过渡。

应用指征：

（1）呼吸窘迫，头罩吸氧时需要氧浓度＞30%。

（2）头罩吸氧时需要氧浓度＞40%。

（3）拔除气管插管者，出现明显三凹征和（或）呼吸窘迫。

（4）早产儿呼吸暂停。

（二）机械通气

机械通气的目的在于改善通气、换气功能，纠正低氧和高碳酸血症，改善临床状态，为治疗引起呼吸衰竭的原发病争取时间。在各种新生儿辅助呼吸模式中，以常频机械通气应用最为普遍。

1 相对指征　符合下列任一项者可作为机械通气的相对指征：

（1）频繁呼吸暂停，药物干预无效。

（2）血气分析急剧恶化、机械通气估计难于避免时，可考虑早期应用。

（3）呼吸困难，为了减轻患儿的呼吸做功负担。

（4）RDS 需要用肺表面活性物质治疗时。

2. 绝对指征　符合下列任一项者可作为机械通气的绝对指征：

（1）持续呼吸暂停。

（2）$PaO_2 < 50mmHg$ 而 $FiO_2 > 80\%$（但不适合于发绀型先天性心脏病）。

（3）$PaCO_2 > 60mmHg$，伴持续酸中毒（$pH < 7.20$）。

（三）高频振荡通气

1. 临床上常将高频通气用于早产儿RDS，对其他新生儿呼吸衰竭也可试用高频通气。在常频呼吸机应用失败后再用高频通气可能有效；腹胀影响呼吸时，如坏死性小肠结肠炎、腹部手术后膈肌抬高，呼吸系统的顺应性降低，而常频通气时较大的潮气量可进一步影响血流动力学，所以对腹胀患儿采用高频通气可改善气体交换和血流动力学。

2. 高频通气也可与吸入NO联合应用，可出现协同作用，其机制是NO到达有通气的肺泡可使相应的肺血管扩张，缓解肺动脉高压。

3. 高频通气也可作为呼吸衰竭在应用体外膜氧合前的最后尝试。

4. 应用指征：①各种气漏、支气管胸膜瘘；②肺部均一改变的非RDS患儿；③严重的非均一性肺部疾病，如胎粪吸入综合征，但应用时应注意气体潴留；④肺发育不良；

⑤腹胀、严重的胸廓畸形；⑥早产RDS可选择性应用，也可作为首选。

（四）体外膜氧合

体外膜氧合（ECMO）是一种特殊的心肺支持技术，运用生物医学工程方法，通过长时间的体外循环，对循环或呼吸衰竭患者进行有效支持，使心肺得以充分休息，为心功能和肺功能的恢复赢得宝贵的时间。当常规治疗如机械通气、肺表面活性物质替代、高频通气等治疗无效时，ECMO是严重呼吸、循环衰竭的最终治疗手段，国外已应用于新生儿、儿童及成人30多年。

1.适应证

（1）严重呼吸衰竭：若有以下情况可使用ECMO治疗。①肺泡-动脉氧分压差（A-aDO$_2$）＞600mmHg，持续6～8小时；②氧合指数（OI）＞40，持续时间＞4小时，且未来24小时不会好转；③病情急剧恶化；④严重的气压伤；⑤内外科疾病经最强常规治疗无效；⑥口腔、鼻腔和上气道障碍，影响正常通气又无法进行人工机械通气。

（2）心功能不全：若经保守治疗无效，血流动力学不稳定，酸中毒及尿少，可考虑使用ECMO治疗。包括：①心脏缺损修补术后不能脱离体外循环；②术后心、肺功能不全；③严重心肌病或心肌炎的支持治疗；④肺动脉高压危象；⑤心、肺移植前后心肺功能支持；⑥心跳呼吸骤停的抢救。

在新生儿的应用主要为胎粪吸入综合征、先天性膈疝、严重感染等重症疾病及复杂外科手术后，发展为持续性低氧血症合并PPHN。少数为先天性心脏病、RDS、原发性PPHN、先天性肺发育不良等。

2.禁忌证　①胎龄＜34周，体重＜2kg；②颅内出血Ⅱ级以上；③出血性疾病；④不可逆性肺部病变；⑤不可逆性中枢神经系统损伤；⑥严重先天畸形；⑦机械通气时间超过10天或呼吸机依赖。

（李　娟　丛　雪）

参 考 文 献

纪凤娟，殷勇，徐娟，等，2017．早产儿生后早期应用糖皮质激素预防支气管肺发育不良的Meta分析．中国当代儿科杂志，19（6）：638-645．

潘维伟，童笑梅，2018．2007～2016年10年间早产儿肺出血的治疗与预后分析．中国当代儿科杂志，20（4）：255-260．

任艳丽，孔祥永，杜志方，等，2015．不同程度支气管肺发育不良早产儿的临床及影像学特点．中国当代儿科杂志，17（5）：440-444．

邵肖梅，叶鸿瑁，丘小汕，2019．实用新生儿学．5版．北京：人民卫生出版社：164-167，575-578，582-588，592-594，596-601，602-610．

魏克伦，刘春峰，吴捷，2013．儿科诊疗手册．2版．北京：人民军医出版社：136-137，143-145，149-150．

中华医学会儿科学分会新生儿学组，《中华儿科杂志》编辑委员会，2017．新生儿肺动脉高压诊治专家共识．中华儿科杂志，55（3）：163-168．

Sweet D，Carnielli V，Greisen G，2019．European consensus guidelines on the management of RDS-2019 Update．Neonatology，115（4）：432-450．

第12章

早产儿常见消化系统
疾病

第一节 早产儿口腔炎

口腔炎又称口炎，指口腔黏膜的炎症。早产儿口腔黏膜娇嫩、血管丰富，唾液分泌少，容易受损导致感染。

一、鹅口疮

本病是由白念珠菌导致的口腔黏膜炎症。

【诊断要点】

1.病因

（1）病原菌：白念珠菌。

（2）感染途径：分娩时接触产道念珠菌，奶具消毒不严，也可以通过喂奶者手感染。

2.临床表现

（1）口腔黏膜上出现白色乳凝样物，可无症状或有中等疼痛，红色基底上有白色斑块。常见于颊黏膜、上下唇内侧、舌、牙龈、上腭等处。

（2）白膜不易拭去，强行脱落后，局部黏膜潮红粗糙。

（3）无全身症状，偶可表现拒乳。早产儿因免疫力低下，念珠菌可由口腔向咽喉、食管蔓延，甚至侵入血液引起真菌性肠炎或败血症。

3.辅助检查 初步诊断根据体检和病史即可确诊，有条件可进行真菌培养及鉴定，口腔点片状物置于载玻片上，加10%氢氧化钠镜检，可见白念珠菌菌丝或孢子体。

【治疗要点】

1.新配制制霉菌素溶液（10万～20万U，溶于5～10ml水中）涂口腔，每日3～4次，持续用药14～21天。

2.用药同时，可给予益生菌口服，调节新生儿自身免疫力及肠道菌群。

3.避免长期应用抗生素。

二、疱疹性口炎

本病由单纯疱疹病毒（HSV）感染所致。

【诊断要点】

1.临床表现

（1）通常出生后3天，病情发展，出现皮损、口腔溃疡及其他症状和体征。

（2）早产儿被感染风险更大，被感染的新生儿中，36周以下早产儿占40%～50%。

2.辅助检查　根据临床表现做相应的实验室检查，如病毒分离、HSV-DNA检测、HSV病原检测、血清HSV抗体检测等。

【治疗要点】

1.本病为自限性疾病，病情轻者不需要抗病毒治疗。一般治疗以加强口腔护理为主，防止继发感染。

2.局限性感染可应用阿昔洛韦，剂量为每次20mg/kg，每日3次，静脉滴注，疗程为14～21天。

3.早产儿出生后需避免与有活动性HSV感染的医护人员、亲属及新生儿接触，已感染的早产儿应做好隔离。

第二节　早产儿胃食管反流病

胃食管反流（GFR）是指胃内容物反流入食管的一种常见临床症状，早产儿发生率可高达80%～85%。GFR一般1岁前自行消退，对于无症状的婴儿一般不需要干预。胃食管反流病（GFRD）是有临床意义的GFR，早产儿GFRD并发症包括频繁呕吐、吸入性肺炎、易激惹、生长迟滞及呼吸道症状加重。

【诊断要点】

1.临床表现

（1）一般症状：80%早产儿没有呕吐症状，表现为非特异性，包括易激惹、喂养困难、肺部疾病恶化、体重不增及生长迟滞。

（2）呼吸暂停：多见于低胎龄儿，可以是反流物刺激化学感受器导致的中枢性呼吸暂停，也可以是喉痉挛所致的梗阻性呼吸暂停。

（3）反流性食管炎：频繁的胃酸反流致食管炎，患儿易激惹或拒食，甚至出现特殊的"斜颈"样姿势，严重可出现呕血及便血，甚至贫血。

（4）肺部合并症：呕吐物被吸入所致，表现为窒息、发绀、呛咳、夜间痉咳、反复发作性气管炎、吸入性肺炎、肺不张等，严重者可突然死亡。

（5）体重不增：80%的患儿出现喂养困难、体重不增，可导致营养不良。

（6）伴发其他先天性疾病：如先天性食管闭锁、食管气管瘘、唇腭裂、心脏畸形等。

2.辅助检查

（1）食管钡剂造影：目前临床上仍广泛采用，诊断阳性率为75%左右。泛影葡胺5～10ml稀释后喂入，观察5分钟，有3次以上反流才能肯定诊断，检查时腹部加压可提高检出阳性率。反流到食管下端即有诊断意义，如达食管中段或上段则意义更大。

（2）食管24小时pH监测：24小时连续监测食管下端pH，是诊断的金标准。主要观察指标：①酸反流指数，pH＜4的时间百分比（时间/总监测时间）；②发作超过5分钟的次数及总次数；③最长发作时间；④反流与进食、体位、睡眠、活动及症状的关系；⑤症状指数：pH＜4的症状次数/总症状次数。采用Boix-Ochoa评分，大于11.99诊断病理性反流。

（3）其他检查：依靠一项辅助检查较难确诊，可以采用综合诊断。包括胃食管同位素闪烁扫描、超声检查、食管胆汁反流24小时监测。

【治疗要点】

1. 体位治疗　轻症患儿进食后1小时保持直立位。重症患儿需24小时持续体位治疗。取俯卧位或左侧卧位,取俯卧位要慎重。注意观察患儿的呼吸情况。

2. 饮食疗法　减少喂养总量,每餐少食,增加喂奶次数,可改善症状,使用抗反流配方奶粉。对早产儿增加配方奶黏度效果不确定,且可能增加坏死性小肠结肠炎的风险,故不推荐。如无改善,可考虑试用海藻盐治疗1～2周。重症采用鼻十二指肠管鼻饲或胃肠道外营养。

3. 药物治疗　小早产儿主要以非药物治疗为主,目前所有药物尚无充分的循证医学证据。

（1）胃肠道动力药:多潘立酮,每次0.3mg/kg,每日服2～3次。奶前30分钟服,连续7～10天。早产儿应用存在争议。红霉素及其衍生物,增加小肠收缩、胃的排空及肠蠕动,一般用小剂量5mg/（kg·d）,分3次服。

（2）抗酸药:西咪替丁,每次3～5mg/kg,每日服2～4次。雷尼替丁,每次3～4mg/kg,每日服2次。法莫替丁,每次1～2mg/kg,每日服2次。奥美拉唑,0.6～0.8mg/kg或艾司美拉唑,0.5～1.0mg/kg,每日服1次。疗程4周,症状不缓解需转至胃肠专科或行内镜检查。

（3）黏膜保护剂:蒙脱石散,每次1/3袋,每日服3次。硫糖铝,10～15mg/（kg·d）,分3～4次服用。

4. 外科治疗　有5%～10%患儿手术治疗,早产儿不适合。

手术指征:保守治疗6周无效,有严重并发症（消化道出血、营养不良、生长迟缓）、严重食管炎或缩窄形成,反复呼吸道并发症。术前准确的评估和手术技巧是手术成功的关键。

第三节 早产儿腹泻

早产儿腹泻分为感染性腹泻及非感染性腹泻，对早产儿健康危害甚大。感染性腹泻是由于早产儿细胞免疫和体液免疫还不成熟，免疫系统发育不完善，防御感染的功能低下；早产儿出生后立即暴露在各种细菌存在的环境中，易患消化道感染性腹泻，母乳喂养儿的感染发生率低于人工喂养儿。非感染性腹泻多由于消化酶缺乏或继发于肠道感染后，小肠壁腔面膜上皮细胞受损伤，致消化酶暂时缺乏，导致肠壁上皮细胞运转功能障碍、免疫反应或免疫缺陷等，还可因喂养不当引起消化不良，可出现临床以腹泻为主的表现。

一、感染性腹泻

【诊断要点】

1.临床表现

（1）轻型病例主要表现可有低热、吃奶差、呕吐、精神稍萎靡、轻度腹胀等，腹泻一日数次至10次左右，可出现轻度脱水及酸中毒。重型病例由轻型发展而成，或为急性起病即甚严重，腹泻每日10次以上，全身症状较重。早产儿常表现为精神极度萎靡，反应差，口鼻周发绀，面色苍白或发灰，皮肤花斑，四肢发凉等，发生酸中毒时较少出现典型的呼吸深长、口唇樱红。可有明显感染症状，于短时间内即出现脱水、酸中毒及电解质紊乱。

（2）病程长或迁延不愈者，可有明显消瘦及营养障碍、喂养困难等。早产儿感染性腹泻常伴有其他感染，或迁延不愈导致营养障碍及其他继发感染。常见的并发症有尿布皮炎、肺炎、败血症、坏死性小肠结肠炎、营养不良、吸收不良、电解质紊乱、贫血等。

（3）临床常见的病原体，细菌以大肠埃希菌最多见，有致病性大肠埃希菌、产毒性大肠埃希菌、侵袭性大肠埃希菌、肠出血性大肠埃希菌和肠凝聚黏附性大肠埃希菌；

暴发流行性腹泻以鼠伤寒沙门菌引起为多。此外，空肠弯曲杆菌、耶尔森菌、产气单胞菌、金黄色葡萄球菌、铜绿假单胞菌、变形杆菌等都可使早产儿发生感染性腹泻。轮状病毒是早产儿病毒性肠炎最常见的病原体，柯萨奇病毒、埃可病毒、肠腺病毒等也可致早产儿腹泻。真菌以白念珠菌为多，尤其在监护室内长期使用抗生素后，容易继发真菌感染。

2.辅助检查

（1）便培养加药敏检查，细菌性肠炎早期阳性率较高。

（2）怀疑轮状病毒肠炎时，可做轮状病毒检测。

（3）早产儿腹泻导致电解质代谢紊乱或酸碱平衡紊乱时缺乏典型临床表现，应及时测血气、血生化或心电图，观察低钾表现，以及时发现及时纠正。

（4）疑合并其他系统感染者，应及时做相应的检查、培养及药敏试验。

（5）乳糖或其他双糖不耐受症，可测新鲜大便中还原物质和大便pH。

【治疗要点】

1.饮食及营养维持　腹泻的急性期，如有明显呕吐、腹胀，禁食4～6小时。开始喂奶后首选母乳，如无母乳可选用稀释的早产儿配方奶、深度水解奶、氨基酸配方奶，以减轻肠道负担。奶量从少量开始，逐步增加浓度和奶量，对腹泻较重患儿缓慢增加喂养负荷。禁食及奶量不足期间由静脉补充液体或部分静脉营养液。

2.纠正水和电解质紊乱　液体补充包括三部分：累积损失量、生理需要量和继续损失量。

（1）累积损失量：按脱水程度而定。轻度脱水丢失体重的5%以下，中度脱水丢失体重的5%～9%，重度脱水丢失体重的10%以上。补充累积损失液的钠、水比例依据脱水性质而定，等渗性脱水时与细胞外液相似，用等张溶液。低、高渗性脱水分别用高、低张溶液。

（2）生理需要量：早产儿需水100～120ml/（kg·d），

电解质为3～4mmol/（kg·d）。出生后1～2天不必补钾，以后为1～2mmol/（kg·d）。

（3）继续损失量：按每日实际从粪、尿和呕吐物排出的量计算，用组成成分相似的液体补充。在实际补液时，要分别计算，混合使用。对于腹泻患儿，还需要同时补充生理需要和异常继续损失（腹泻、呕吐）等所需的水分和电解质。若判定脱水性质有困难，可先按等渗性脱水处理，根据治疗后的反应，随时进行调整。

3. 静脉补液

（1）第1天补液：液体总量包括上述三项。早产儿因体表面积大，生理需水量相对较多。胎龄、日龄越小，需要量相对也越多，早产儿皮下脂肪少，按体征判定脱水程度不甚准确，观察前后体重的变化更为准确，第1天补液总量见表12-3-1。

表12-3-1 第1天补液总量

脱水程度	24小时补液总量/（ml·kg^{-1}）
轻度	150～180
中度	180～210
重度	210～250

1）溶液种类：一般可用2：3：1溶液（0.9%氯化钠：5%或10%葡萄糖：1.4%碳酸氢钠），为1/2张溶液。如经口摄入的水量增加，可不同程度补偿生理需水量。故可根据喂哺乳液的多少，相应减少静脉补液总量。

2）输液速度：①扩容阶段：中、重度脱水用2：1等张液（0.9%氯化钠：1.4%碳酸氢钠）20ml/kg，于30～60分钟静脉快速滴注。以迅速增加血容量，改善循环和肾功能。扩容液量从总补液量中扣除。②以补充累积损失为主的阶段：对不需要扩容者，可直接从本阶段开始。此阶段滴速宜稍高，一般为8～10ml/（kg·h），8小时输入总液量的1/2。③维持补液阶段：到本阶段，脱水已基本纠正，只需补充继续损失量，输液速度稍放慢。余量在 16 小时滴完，一般滴速为 5ml/（kg·h）。早产儿因糖调节能力有限，在输注含葡萄糖的溶液时需根据血糖监测结果调整溶液葡萄糖浓度。

3）纠正酸中毒：轻度酸中毒不需要纠正。一旦出现面色暗，唇周发绀，伴有鼻翼扇动和（或）唇色樱红、呼吸深快等重度酸中毒表现，可酌情以 1.4% 碳酸氢钠液代替 2:1 等渗液 20ml/kg 进行扩容，兼有扩容和加快纠正酸中毒的作用。所需补充的碳酸氢钠量（mmol）=（22 - 测得 HCO_3^-）× 0.5 × 体重（kg）。一般先给计算量的 1/2，用 1.4% 碳酸氢钠快速静脉滴注。将其输入量从总液量中扣除。以后根据临床表现及血气分析酌定是否继续补充及剂量。

4）钾的补充：见尿补钾。0.15% ～ 0.2% 氯化钾加入输注液。治疗期间需监测血钾和心电图。有明显缺钾表现者应按低血钾处理，静脉滴注时间不应少于 6 ～ 8 小时，切不可直接从静脉推入。

（2）第 2 天及以后补液：补充继续损失量（宜用 1/2 张含钠液）及生理维持量（宜用 1/5 张含钠液），混合配成 1/4 ～ 1/3 张含钠液，一般按每日 100 ～ 120ml/kg 补给。

4. 监护　早产儿病情变化快，进水量多少不等，尤其是大便量难准确估算和预测，在液疗过程中要密切观察病情变化和治疗后的反应。监测体重、血细胞比容、血清电解质、血气、大便量、尿量、尿渗透压（比重）等指标，随时调整液疗方案，如液体的成分、量和滴速等。

5. 做好基础护理　保暖，胃肠道隔离，保持口腔卫生及皮肤清洁，记录尿量及大便情况。

6. 药物治疗

（1）抗生素：针对病原或药敏试验结果慎重选用。细菌感染性腹泻一般可选用氨苄西林、阿莫西林等口服。病情较重或对上述药物耐药，可选用头孢曲松、头孢哌酮、头孢克肟静脉滴注。避免长期用药，以免发生肠道菌群失调或二重感染。病毒性肠炎不必使用抗生素或其他抗菌药物。真菌性肠炎应停用抗生素，给予制霉菌素每次

12.5万～25万U，每日2～3次口服，或克霉唑20～30mg/（kg·d），分3次口服。疑有全身性真菌感染时，可选用酮康唑3～5mg/（kg·d），分3次口服，或咪康唑10～30mg/（kg·d），分3次口服或静脉注射，也可选用氟康唑静脉注射。早产儿需密切关注抗真菌药物的副作用，谨慎使用。

（2）蒙脱石散：可吸附病原体和毒素，维持肠细胞的吸收与分泌功能，与肠道黏液糖蛋白相互作用，增强其屏障作用，以阻止病原微生物的侵入。剂量为每次1.0g，每日3次。

（3）微生态调节制剂：可以恢复肠道正常菌群，重建肠道天然生物屏障保护作用。常用鼠李糖乳杆菌和布拉氏酵母菌等。

二、非感染性腹泻

（一）牛奶蛋白过敏

本病是由于牛奶中的某些蛋白质分子在肠道中未经充分消化裂解，进入肠黏膜组织引起的免疫反应。牛奶蛋白过敏可影响多个器官或系统而出现肠道、呼吸道或皮肤的症状。

【诊断要点】

1.临床表现

（1）食物蛋白诱导的直肠结肠炎：腹泻，粪便性状变化较多，有时为正常便，有时为黏液便、血便（从便中带有少量血丝到以较多血为主的大便），一般状态不受影响，腹部触诊无阳性发现。

（2）食物蛋白诱导的小肠结肠炎综合征：腹泻（粪便呈水样或稀便，如病变累及结肠可出现血便）、呕吐。严重者出现脱水、低血压，甚至休克。慢性发作可表现为慢性腹泻，激惹、发育迟缓、低蛋白血症等。

（3）食物蛋白诱导的肠病：呕吐、慢性腹泻。表现为吸收不良综合征，影响体重和身高的增长。

2.辅助检查

（1）血常规及生化检查可见嗜酸性粒细胞增加，血红蛋白下降，白蛋白降低。

（2）内镜检查：可确定病变位置，病变部位可见水肿、出血、急性炎症改变、淋巴滤泡增多等，也可进行黏膜活检。

（3）食物激发试验：回避可疑过敏食物2～4周，再从少到多引入该种食物，观察是否出现相同症状。本病可出现食物激发试验阳性。

【治疗要点】

1.避免致敏原，回避饮食，饮食中清除致病的抗原可减轻症状。

2.停用牛乳及一切乳制品，尽量采用母乳喂养，母亲需要回避可疑食物。可用深度水解蛋白配方乳、氨基酸配方乳代替牛奶。

3.对症治疗，应用黏膜保护剂。

4.益生菌治疗，但疗效不确定。

（二）乳糖不耐受症

本病是小肠黏膜乳糖酶分泌少，不能完成消化分解母乳或牛乳中的乳糖所引起的非感染性腹泻病，又称乳糖酶缺乏症。乳糖不耐受症分为原发性和继发性两种。原发性乳糖不耐受症由先天性乳糖酶缺乏或活性不足引起；继发性乳糖不耐受症多发生在较大小儿患肠炎后。早产儿在新生儿期由于肠黏膜发育不够成熟以及乳糖酶活性暂时低下，对乳糖暂时性不耐受，排大便次数多，待活性正常后次数即减少。

【诊断要点】

1.临床表现

（1）每日数次至十数次，少数有溢乳或呕吐，多有腹胀，排气多，大便稀黄或青绿，蛋花汤样或稀糊状，夹有奶块，泡沫多。

（2）重者可发生脱水、酸中毒及生长发育迟缓。偶可发生短暂的肠绞痛，哭闹不安，瞬间即止。

2.辅助检查　进行大便常规化验和还原糖测定，＋＋＋为阳性，＋＋为可疑，＋为阴性，同时检查粪pH

＜5.5。如还原糖阴性，但pH低，结合病史仍提示乳糖不耐受症的可能。

【治疗要点】

1.乳糖不耐受症的腹泻如不影响生长发育者，不一定需要特殊治疗，早产儿在校正胎龄40周以后，排便次数可逐渐自然减少。

2.无乳糖配方奶代替，待腹泻停止后2周，根据患儿耐受情况，逐渐增加母乳。应从每日一次开始，视小儿耐受情况渐增加每日母乳次数，以不出现腹泻为适宜的维持次数，一般可一日喂母乳2～3次。

3.可以在乳类中加入乳糖酶，分解乳糖后再喂养。

（三）先天性失氯性腹泻

为一种少见的家族性常染色体隐性遗传性疾病。病因系Cl^-/HCO_3^-在回肠末端和结肠中运转功能缺陷，使大量Cl^-在肠腔内停留造成渗透性水样泻。

【诊断要点】

1.临床表现

（1）可以在宫内就起病，胎儿表现为水样腹泻，从而导致羊水过多和早产，产前超声可见胎儿肠管扩张。

（2）新生儿出生后即有腹胀和排黄色水样便，无墨绿色胎粪，很快发生低氯、低钾、低钠血症，失水及代谢性碱中毒，体重下降大于出生体重10%以上。

2.辅助检查

（1）产前超声提示羊水过多及肠管扩张，羊水穿刺测定羊水中的Cl^-含量升高。

（2）血清电解质检查提示低氯、低钾、低钠血症及代谢性碱中毒，粪便中Cl^-含量升高。

【治疗要点】

1.电解质替代疗法　根据病情进行静脉补液或口服平衡液，Cl^-最佳补充剂量为6～8mmol/（kg·d），补充形式为NaCl∶KCl为2∶1。

2.控制腹泻　到目前为止未见理想药物，可考虑短期应用考来烯胺散或奥美拉唑。

第四节　早产儿坏死性小肠结肠炎

　　新生儿坏死性小肠结肠炎（NEC）是NICU最常见的胃肠道急症，是早产儿的灾难性疾病。临床上以腹胀、呕吐、腹泻、便血，严重者发生休克及多系统器官功能衰竭为主要临床表现，腹部X线检查以肠壁囊样积气为特征。NICU该病90%以上发生在早产儿，发病率和病死率随胎龄和体重增加而减少。

【诊断要点】

　1.临床表现

　　（1）绝大多数NEC发生在胎龄＜34周的早产儿，多在出生1周后发病，多发生在胃肠喂养开始后。发病日龄与出生体重和胎龄相关，胎龄越小，起病越晚，出生后2～3周发病最常见。

　　（2）临床表现差异很大。典型胃肠道症状为腹胀、呕吐、腹泻或便血三联征。腹胀最早出现且持续存在，首先出现胃潴留，进而发展为全腹膨胀，肠鸣音减弱，呕吐先为奶液、逐渐可出现胆汁样或咖啡样物，腹泻或血便出现较晚，血便可为黑便或鲜血。

　　（3）全身非特异性表现，如败血症症状，可有呼吸暂停、心动过缓、嗜睡、休克等感染中毒症状。

　2.辅助检查

　　（1）X线检查：为NEC的确诊依据。如一次腹部平片无阳性发现时，应随访多次摄片，在发病开始48～72小时期间每隔6～8小时复查1次。具有确诊意义的表现：①肠壁间积气；②黏膜下"气泡征"，类似胎粪潴留于结肠的征象；③门静脉积气，为疾病严重的征象，特异性改变多于4小时内消失；④气腹征，提示肠坏死穿孔。

　　（2）血常规：白细胞异常升高或降低，粒细胞总数、淋巴细胞和血小板减少，而幼稚粒细胞及幼稚粒细胞/粒细胞总数升高，C反应蛋白持续升高提示病情严重。

　　（3）炎症标志物：非特异性指标包括血清淀粉样蛋白

A、补体C5a、血小板活化因子、降钙素原、肿瘤坏死因子-α、IL-6、IL-8、IL-10等，应用价值仍需进一步考证；特异性指标包括血清β葡萄糖苷酶、肠脂酸结合蛋白、肝脂酸结合蛋白和肠三叶因子及炎症因子综合评分系统以及粪钙卫蛋白，可作为NEC发生及其严重程度的早期判断指标。NEC Bell分期标准见表12-4-1。

表12-4-1　NEC Bell分期标准

分期	全身症状	胃肠道症状	影像学检查	治疗
疑诊期				
ⅠA	体温不稳定、呼吸暂停、心动过缓和嗜睡	胃潴留，轻度腹胀，便隐血阳性	正常或肠管扩张	绝对禁食，胃肠减压，抗生素治疗3天
ⅠB	同ⅠA	肉眼血便	同ⅠA	同ⅠA
确诊期				
ⅡA（轻度）	同ⅠA	同ⅠA和ⅠB，肠鸣音消失，腹部触痛	肠管扩张、梗阻、肠壁积气征	同ⅠA，绝对禁食，应用抗生素7～10天
ⅡB（中度）	同ⅡA，轻度代谢性酸中毒，轻度血小板减少	同ⅡA，肠鸣音消失，腹部触痛明显和（或）腹壁蜂窝织炎或右下腹包块	同ⅡA，门静脉积气和（或）腹水	同ⅡA，绝对禁食，补充血容量，治疗酸中毒，应用抗生素14天
进展期				
ⅢA（重度，肠壁完整）	同ⅡB，低血压，心动过缓，严重呼吸暂停，混合性酸中毒，DIC，中性粒细胞减少，无尿	同ⅡB，弥漫性腹膜炎、腹胀和触痛明显，腹壁红肿	同ⅡB，腹水	同ⅡB，液体复苏，应用血管活性药物，机械通气，腹腔穿刺
ⅢB（重度，肠壁穿孔）	同ⅢA，病情突然恶化	同ⅢA，腹胀突然加重	同ⅡB，气腹	同ⅢA，手术

【治疗要点】

1.治疗原则：使肠道休息，预防进一步损伤，纠正水、电解质和酸碱紊乱及减少全身炎症反应。一旦疑诊为NEC，应先禁食，持续胃肠减压，进食时间依病情程度不同有所差异。

2.疑似病例禁食2～3天，确诊病例禁食10～14天，待腹胀消失、肠鸣音恢复、大便隐血转阴、一般症状好转后逐渐开始恢复饮食，推荐予母乳恢复喂养，严格控制肠内喂养量，缓慢加奶，加奶量以不超过20ml/（kg·d）为宜。

3.抗生素：尽早进行静脉使用，重度病例强调发病1小时内用药。采用经验性联合治疗，抗菌谱覆盖所有可能病原，但联合用药不宜超过5天。每日进行抗感染治疗效果评估，根据疾病程度选择抗炎疗程。

4.多器官功能不全：NEC一旦伴全身炎症反应综合征，关键在于纠正多器官功能衰竭。使用液体复苏和血管活性药以改善器官灌注。复苏液体包括晶体液（生理盐水）或胶体液（白蛋白），凝血障碍可以使用新鲜冰冻血浆和血小板。对于存在外周水肿的早产儿，必须密切监测患儿血容量，尤其要注意心率、血压、尿量和皮肤灌注情况。

5.纠正低氧血症：早产儿如心血管功能状态不稳定，出现呼吸暂停、高碳酸血症或低氧血症，需气管插管和机械通气。持续正压通气可纠正上述原因引起的低氧血症。若经积极补液后，患儿的严重低血压、低灌注状态仍然持续，需应用血管活性药。

超声心动图检查示心脏射血分数明显降低，左心室舒张末容积增加，可单独使用或合用多巴胺或多巴酚丁胺，5μg/（kg·min），最大量20μg/（kg·min），如疗效不明显，可选用肾上腺素。禁用肾上腺皮质激素。

6.腹腔引流术：应用指征：①作为明确目标处理；②对极低出生体重患儿NEC合并穿孔、不能耐受手术者，可作为剖腹手术前的初步处理；③作为明确剖腹手术前的计划性过渡处理。

7.外科会诊：指征：①腹部蜂窝织炎；②X线提示肠管固定扩张；③腹腔硬性包块；④内科治疗效果不佳。

8.外科治疗：手术适应证：气腹症是外科治疗的绝对适应证。相对适应证：①Ⅲ A期经保守治疗48小时无效；②腹部X线提示肠袢僵直固定、门静脉积气；③高度怀疑肠穿孔，但腹部X线检查未发现气腹，腹腔引流为黄褐色浑浊液体者；④疑似病例不能除外肠扭转，需手术探查。

术后应根据患儿临床胃肠功能恢复情况个体化地确定恢复胃肠道喂养时间，需在患儿生理状况稳定后即开始胃肠外营养。尤其肠切除术后患儿，往往需要长期的全胃肠外营养支持（TPN）。应用TPN应避免发生相关并发症，如败血症、胆汁淤积和肝功能损害等。

第五节　早产儿常见先天性消化道畸形

一、唇裂和腭裂

唇裂和腭裂是口腔颌面部常见的先天性畸形，唇裂以男性多见，腭裂则以女性较多见，常见于染色体异常者，伴有其他先天畸形。

【诊断要点】

1.唇裂分为单侧、双侧和正中裂三型。根据唇裂的程度分为三度：Ⅰ度唇裂仅限于唇红部；Ⅱ度超过唇红，但未进入鼻孔；Ⅲ度整个上唇裂开，并通向鼻腔，有时还伴牙槽突裂及腭裂。

2.腭裂分单侧和双侧两型。按腭裂程度也分为三度：Ⅰ度为软腭及悬雍垂裂开；Ⅱ度为软腭和部分硬腭裂开；Ⅲ度为自软腭、悬雍垂至牙槽突整个裂开，常同时伴有唇裂。

3.临床表现主要为面部畸形，Ⅲ度腭裂影响吸吮、吞咽、呼吸及语言功能。裂度越大，所造成的畸形和功能障碍越重，双侧较单侧重。常出现吸吮困难，吞咽乳汁时易从鼻腔溢出，需用小匙喂养。因长期进乳量不足可致营养不良。由于鼻腔开放，易引起上呼吸道感染。如炎症扩散，可致中耳炎。

【治疗要点】

1.鼓励坚持母乳喂养，需人工喂养者应用特制奶嘴或平底勺喂养，腭裂患儿喂养时可佩戴腭护板以避免呛咳和奶汁反流。

2.唇裂和腭裂均需手术治疗。但在新生儿期不需立即行手术修补。需迅速解决的问题是喂养，可使用塑料的填塞器。唇裂的手术目的是连接肌肉，平衡唇形，修复容貌。腭裂的手术目的是恢复饮食和辅助改善语言功能。手术应分期完成，先修复唇裂，再修复腭裂。单侧唇裂手术在出生后2～3个月为宜，双侧唇裂手术可延迟到6个月，最迟勿超过1岁。腭裂手术提前至婴儿期，能明显改善发音效果。

二、食管闭锁及食管气管瘘

食管闭锁及食管气管瘘是一种严重的食管发育畸形，在新生儿期并不罕见，是新生儿严重的先天性畸形之一。低出生体重儿发病率高，约占1/3，男孩发病率高于女孩。手术治疗是唯一的治疗选择。

【诊断要点】

1.临床表现

（1）病理分型多采用Gross五型分类法，见图12-5-1。

Ⅰ型：食管上下两段不连接，各成盲端，两段间距离长短不等。可发生于食管的任何部位。一般上段常位于T_3～T_4水平，下段多在膈上，无食管气管瘘。此型较少见。占4%～8%。

Ⅱ型：食管上段与气管相通，下段呈盲端，两段距离较远。此型较少见。占0.5%～1%。

Ⅲ型：食管上段为盲管，下段与气管相通，相通点一般在气管分叉处或其稍上处，两段间距离超过2cm者称A型，近者不到1cm称B型。此型最多见，占85%～90%。

Ⅳ型：食管上下段分别与气管相通，也是少见类型，占1%。

Ⅴ型：无食管闭锁，但有瘘与气管相通，又称H型，

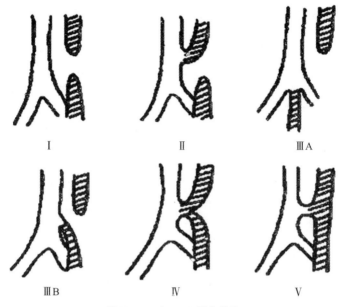

Ⅰ   Ⅱ   ⅢA

ⅢB   Ⅳ   Ⅴ

图12-5-1 Gross五型分类法

是纯食管气管瘘，占2%～5%。

（2）母亲常有羊水过多史。小儿临床表现为出生后即出现口腔不断外溢唾液，频吐白沫。喂养时吞咽即开始呕吐，为非喷射性呕吐，可出现剧烈呛咳及发绀，甚至发生窒息。经咳嗽或迅速清除咽喉部积液后症状即消失，每次喂奶后反复出现上述症状。由于咽部充满黏稠分泌物，呼吸时喉部呼噜作响，呼吸不畅，易在吸气时被误吸入气管。

（3）腹部平软表示无瘘管存在，有气管瘘者，因大量空气自瘘管进入胃内，腹胀较明显。

（4）最初几天有胎便排出，以后仅有肠分泌液排出。很快发生脱水和消瘦，很易继发吸入性肺炎，可出现发热、气促、呼吸困难等症状。

（5）凡有口吐白沫、出生后每次喂奶均发生呕吐或呛咳、发绀等现象，再加以母亲有羊水过多史或伴发其他先天畸形，即应考虑有食管闭锁的可能。上段有瘘管多出现奶后呛咳、呼吸困难等症状。下段有瘘管则出现腹胀。

2.辅助检查

（1）简易诊断方法：可从给予留置胃管，若受阻而折回，屡次从口腔翻出则可诊断，应注意有时导管较细可卷曲在食管盲端内，而造成已进入胃的假象。X线胸腹平片检查时经导管注入非离子型造影剂0.5～1ml，了解盲端高度。Ⅲ、Ⅳ、Ⅴ型胃肠充气，进一步需做造影，检查有无瘘管，摄片后立即将造影剂吸出，防止反流入气管内。忌用钡剂。

（2）CT检查：可判断瘘管位置及盲端距离。

（3）全面查体：是否合并四肢、骨骼、头颈部及直肠肛门畸形，必要时行染色体检查，术前注意有无复杂性心脏畸形。

【治疗要点】

1.早期诊断是治疗成功的关键。争取在肺炎、脱水、酸中毒发生前进行手术。术前做好充足准备，必要时需改善一般情况后再进行手术。早产儿需完善肺功能检查，及时治疗肺透明膜病。术前做好支持治疗，包括保暖、呼吸支持、禁食、食管盲端负压吸引、头部抬高30°、应用抗生素控制肺部感染、静脉营养支持。

2.做好术前评估及危险分级，一般在出生后3天内手术，手术分为开放式手术和胸腔镜手术。手术原则应根据病理类型、患儿全身情况、肺炎的程度以及伴发畸形等选择术式。

3.围手术期管理最为关键。包括：持续监测生命体征；维持血气及水电解质平衡；应用呼吸支持治疗至呼吸状态平稳后撤机；应用广谱抗生素预防和治疗肺炎；术后3～5天可经鼻饲微量喂养。

4.警惕手术并发症。包括肺炎、食管吻合口瘘（10%～15%）、严重吻合口狭窄（5%～10%）、食管气管瘘复发（＜10%）、胃食管反流（50%）、气管软化（25%）。

三、肥厚性幽门狭窄

肥厚性幽门狭窄是由于幽门的环形肌肥厚，使幽门管腔狭窄，发生上消化道不全梗阻的疾病。为新生儿期常见的腹部外科疾病，男性发病多于女性，早产儿少见。

【诊断要点】

1.临床表现

（1）主要表现为上消化道梗阻症状，呕吐为本病的首发症状。典型病例出生后吃奶及大小便均正常，多于出生后3～6周出现呕吐，早产儿多发病晚。起病隐匿，开始时食后溢乳，呕吐次数逐渐增多，终至每次奶后必吐。呕吐多在奶后数分钟即出现，严重可呈喷射性呕吐。呕吐内容物为乳汁及胃液，或乳凝块，不含胆汁，并带酸味。吐后仍有很强饥饿感。由于呕吐进行性加重，可能出现初期体重不增，以后迅速下降。呈营养不良貌。

（2）呕吐加重可丢失大量胃酸和钾离子，导致低氯、低钾性碱中毒。表现为呼吸浅慢。因血中游离钙离子降低，可引起低钙痉挛，表现为手足搐搦、喉痉挛、强直性抽搐等。

（3）右上腹部肋缘下与右侧腹直肌外处可触到橄榄样肿块，早产儿因腹部肌肉发育差，腹壁薄，较易触及。可见上腹部膨隆及胃蠕动波，尤其在喂奶后易看到。但早产儿在正常情况下也可能出现，不能作为诊断依据。

（4）2%～3%患儿可出现黄疸，考虑与热量不足、脱水、酸中毒影响肝细胞的葡萄糖醛酸转移酶活力，以及大便排出延迟增加肠肝循环有关。

2.辅助检查

（1）消化道造影：消化道造影检查可确诊，先摄取立位平片，再进行造影检查，造影剂可选用60%～80%稀钡或30%泛影葡胺，采用俯卧位或右侧卧位显示较好。特征性表现：①线样征，主要表现为胃扩张，幽门管细长狭窄，呈线状，固定不变；②肩征，幽门肌性肿块压迫胃窦远端，胃窦近端小弯侧向上跷起成角，常伴有胃食管反流；③蕈征，十二指肠球基底部受压成蕈状；④鸟嘴征，梗阻严重者，当造影剂进入狭窄的幽门管时形成锥形的"鸟嘴"影像；⑤胃排空时间延迟，6小时后尚有90%的造影剂留在胃里。

（2）超声：敏感度接近90%，可替代消化道造影检查。诊断标准：幽门管长度≥16mm、幽门肌厚度≥4mm、幽门管直径≥14mm、幽门管腔内径≤2mm，胃窦及胃腔扩大，蠕动增强，胃排空延迟。幽门区可见椭圆形低回声区，为增厚的幽门肌层，其中央可见强回声的黏膜层呈管状结构，短轴呈"靶环征"，长轴呈"宫颈征"。

【治疗要点】

1.对诊断未能确定，症状轻微或发病较晚的病例，环状肌在出生后4～9周逐渐变软变小，或为非完全性梗阻，部分乳液尚能通过，梗阻原因有痉挛因素，主张先试用内科疗法。

（1）抗痉治疗，奶前予阿托品0.01mg/kg静脉滴入，每日6次，疗程为至呕吐每日少于2次，可耐受奶量为150ml/（kg·d），然后改阿托品为口服，剂量为静脉量的2倍，维持3～4周，总疗程为4～5周。

（2）适当减少奶量，少量多次喂养。

（3）十二指肠管喂养。

2.确诊者应手术治疗，术前应先矫正脱水及电解质紊乱。改善全身情况，必要时少量输血，纠正贫血及营养情况。

四、胃扭转

胃扭转是指胃的部分或全部大小弯位置的变换，大弯在上小弯在下或大弯在右小弯在左。早产儿由于韧带松弛无力可发生胃扭转。

临床分为两型：器官轴型扭转较常见，即以贲门与幽门为两个固定点，连成纵轴，胃体沿此轴转动；网膜轴型扭转少见，以网膜为横轴（贲门、幽门线垂直），自右向左旋转，幽门沿横轴转向左上方到贲门前，胃底下移于幽门位置。

【诊断要点】

1.临床表现　主要症状为奶后反复呕吐，轻重不等。

大多在喂奶后数分钟即吐，移动患儿时更为明显。如将患儿置于右前倾位呕吐可减轻，左侧卧或平卧则加重。呕吐内容为奶汁或乳凝块，不含胆汁，吐后食欲好。一般腹部无阳性体征。

2.辅助检查　消化道造影即可确诊断。器官轴型扭转X线特征：①食管黏膜与胃黏膜有交叉现象；②胃大弯位于胃小弯之上，胃外型呈大虾状；③幽门窦部的位置高于十二指肠球部，垂直向下，使十二指肠球部呈倒吊状；④双胃泡双液面；⑤食管腹段延长，且开口于胃下方。网膜轴型扭转X线特征：①胃黏膜呈十字交叉；②胃体呈环状；③胃影也可见两个液面；④食管腹段不延长，有时在胃内有一定量气体和液体的条件下，透视或腹部X线平片中，也可见两个气液面，胃大弯向上反转。

【治疗要点】

1.本病有自愈的可能，扭转角度＜180°者，不需要手术。应首先采用体位疗法，在喂奶前尽量防止患儿哭闹，以免吞入空气。将患儿上半身抬高45°呈半卧位，并向右侧卧，或放在右侧位并稍向前倾呈俯位。喂奶后仍保持原位，经0.5～1小时后才可平卧。一般在3～4个月时症状自然减轻或消失。

2.个别症状严重的患儿，影响生长发育时需行手术治疗。

五、肠闭锁和肠狭窄

（一）肠闭锁

肠闭锁在消化道畸形中不少见，是新生儿时期肠梗阻常见原因之一，低出生体重儿约占1/3，男性多于女性。闭锁可发生于肠管的任何部位，以回肠最多，占50%，十二指肠次之，占30%，空肠较少，结肠少见。

【诊断要点】

1.临床表现

（1）呕吐：呕吐时间及呕吐物形状取决于闭锁部位。闭锁位置越高，出现时间越早，高位肠闭锁（十二指肠闭锁）出生后第一次喂奶即发生呕吐，呕吐物为胃及十二指肠分泌液，含有胆汁。逐渐加重和频繁，呈持续性反复呕吐，少数病例梗阻在壶腹部近端，呕吐物可不含胆汁。低位肠闭锁（空肠、回肠和结肠闭锁），呕吐物呈粪便样，带臭味。

（2）腹胀：高位肠闭锁腹胀部位限于上腹部，下腹部较凹陷，并可见由左向右的胃蠕动波，无肿物可触及，呕吐后腹胀减轻。低位肠闭锁出生后全腹均胀，可见肠型，肠鸣音亢进，叩诊为鼓音。呕吐后腹胀也不减轻。

（3）排便情况：出生后一般无正常胎粪排出，仅排出少量发绿色胶冻样便，以后无移行便排出。

（4）一般情况：早期一般症状良好，晚期由于呕吐频繁，很快出现消瘦、脱水和电解质紊乱，常继发吸入性肺炎。

2.辅助检查　腹部X线平片有诊断价值。高位肠闭锁时，可见梗阻近端肠段扩大，其他肠段不充气。在低位肠闭锁时则可见多数扩大小肠袢与液平面，呈阶段样，大肠不充气。B超对产前诊断胎儿肠闭锁很有帮助。

【治疗要点】

手术是唯一有效治疗方法。一经确诊，应立即胃肠减压，高位闭锁腹胀即可消失。手术后2～3天肠腔通畅，呕吐消失，可有粪便排出。早产儿小肠较短，应保留小肠避免产生短肠综合征。

（二）肠狭窄

肠狭窄发病率远较肠闭锁为低，发病部位一般多位于十二指肠，约占50%，其次为回肠，约占25%，再次为空肠，结肠罕见。

【诊断要点】

1.临床表现　取决于狭窄部位及程度。一般狭窄越明显，症状就越严重。多数在出生后即有不全性肠梗阻表现，如反复多次呕吐，呕吐物为乳凝块及胆汁。出生后有胎粪排出，量较正常少，以后排便量也少。高位肠狭窄上腹部膨胀，并可见胃蠕动波。低位肠狭窄则全腹胀，可见肠型和肠蠕动波，肠鸣音亢进。

2. 辅助检查　腹部X线立位平片可见狭窄上端扩大的肠段，下端仅有少量气体充盈。钡剂检查可明确诊断。钡剂迂回于阻塞部位。仅少量可通过狭窄口。

【治疗要点】

确诊后积极改善患儿一般状况，然后行狭窄部分切除术。

六、肠旋转不良

肠旋转不良为较常见的消化道畸形，是造成新生儿肠梗阻的常见原因之一。30%发生于低出生体重儿，男孩多于女孩。

【诊断要点】

1. 临床表现

（1）主要表现十二指肠不完全梗阻症状。症状为间歇性，时轻时重。呕吐一般在出生后3～5天开始，每次喂奶后不久即吐出，呕吐物为乳汁，含有胆汁，呈绿或黄色，无粪样物。出生后有胎粪排出，以后粪便量根据梗阻程度多少不等。偶见完全性梗阻，症状与肠闭锁相同，很难鉴别。

（2）出现肠扭转症状，反复发作，也可一直无症状，突然发生急性完全性肠梗阻症状。如有胃肠道出血，常提示肠坏死。继而发生肠穿孔和腹膜炎，可出现腹膜刺激征，甚至中毒性休克，如不及时手术，短时间内即可死亡。

2. 辅助检查

（1）腹部X线直立位片：可看到胃和十二指肠扩大，有双泡征，空肠回肠变成萎瘪，仅有少量气体，甚至完全无气体，下腹部只有少数空泡，显示一片空白。钡灌肠显示大部分结肠位于左腹部，互相折叠，盲肠位于左上腹、中腹或右上腹，或盲肠及升结肠位置游动，即可确诊。

（2）超声：主要判断肠系膜上动脉和肠系膜上静脉的位置关系，出现中肠扭转时血管呈旋涡样改变。

（3）CT征象：包括胃腔及十二指肠梗阻扩张、腹水、肠系膜充血及其他旋转不良征象，可以帮助判断肠绞窄坏死的程度，以及有无穿孔等并发症。

【治疗要点】

新生儿期发生肠扭转可能性大，绝大多数应手术治疗。单纯肠旋转不良预后好，如合并其他畸形、低体重儿或肠扭转者，死亡率达10%～15%。

七、巨结肠

巨结肠又称无神经节细胞症，由于结肠远端运动功能紊乱，粪便停滞于近端结肠，以致肠管扩大、肥厚。是一种较常见的消化道发育畸形，男孩多见。首次就诊多在新生儿期。

【诊断要点】

1.临床表现

（1）患儿首先出现的症状为胎粪性便秘，出生后不排胎粪，胎粪开始排出及排空时间均推迟。约90%病例出生后24小时内无胎粪排出。一般在2～6天即出现部分性甚至完全性低位肠梗阻症状，开始呕吐，次数逐渐增多，呕吐物含胆汁或粪便样液体。

（2）80%病例表现为全腹胀，腹部皮肤发亮，静脉怒张，听诊肠鸣音亢进，可压迫膈肌，出现呼吸困难。肛门指诊对诊断很重要，有直肠内括约肌痉挛和直肠壶腹部的空虚感，肛门指诊可激发排便反射，当手指退出时，有大量粪便和气体随手指排出，压力极大，呈爆炸式排出。排出大量粪便和气体后症状即缓解。缓解数日后便秘、呕吐、腹胀又复出现，又需洗肠才能排便。由于反复发作，患儿多出现体重不增，发育较差。

（3）并发症：①小肠结肠炎，最常见最严重，占30%～50%。因大量粪便长期滞留于结肠内，致使肠壁循环障碍，再加以细菌感染而致病。重症肠炎可在短期内死于中毒性休克，病死率较高。②肠穿孔。由于新生儿肠壁肌层菲薄，扩大的肠腔内压力较高，代偿性肥厚的肠壁尚未形成，肠壁承受压力最大的部分，可发生穿孔。乙状结肠和盲肠穿孔最多见，继而引起腹膜炎。

2. 辅助检查

（1）腹部X线直立位片：可见肠腔普遍扩张胀气，有多数液平面及呈弧形扩张的肠袢，可看到扩张的降结肠，直肠不充气，表现为盆腔空白。

（2）钡灌肠：确诊率为80%以上，为主要的诊断方法。可见直肠、乙状结肠远端细窄，结肠壁的结肠袋形消失，变平直，无蠕动。有时呈不规则锯齿状。乙状结肠近端及降结肠明显扩张。移行段多呈猪尾状，蠕动到此消失。24小时后结肠内仍有较多的钡剂存留。

（3）直肠活体检查：是诊断巨结肠的金标准。新生儿齿状线上方至少2cm，取材行直肠肌层活检，证实肌间神经节细胞缺如即可诊断；还可进行直肠黏膜活做组织学检查，乙酰胆碱酯酶染色组织化学法，正确率达96%，因新生儿易出现假阴性，且试剂昂贵，目前该方法不是常规方法。

（4）直肠内测压检查：采用双腔管，顶端为直肠气球，将双腔管放入肛门，监测肛门管的收缩波，2～3秒后内括约肌压力下降。出生12天以后新生儿直肠内括约肌建立，该检查适合出生12天以后的短段型患儿确诊。

【治疗要点】

1. 保守治疗　轻症、诊断未完全肯定、并发感染或全身情况较差者，应给予抗生素预防感染，主要是维持营养及水电解质平衡，使能正常发育。

2. 结肠灌洗　每日或隔日用温生理盐水反复洗肠，同时按摩腹部，使粪便、气体不断排出，解除便秘。忌用清水或肥皂水灌肠，防止发生水中毒。

3. 手术治疗　包括结肠造瘘术和根治术。早产儿建议体重为4kg以上时进行根治手术较为安全。

八、肛门和直肠畸形

肛门和直肠畸形排在新生儿消化道畸形的首位，男孩稍多见。可分为4种类型：肛门狭窄、肛门膜式闭锁、肛门直肠发育不全、直肠闭锁。闭锁可以是单纯闭锁，也可合并各种瘘管，瘘管的发生率为50%～80%，尤以女孩多见。男孩可有直肠膀胱瘘、直肠尿道瘘及直肠会阴瘘3种。女孩可有直肠阴道瘘、直肠前庭瘘及直肠会阴瘘3种。

【诊断要点】

1.临床表现

（1）因类型较多，临床出现症状时间也不同，主要表现为低位肠梗阻的症状。多数病例于出生后逐渐出现症状。肛门直肠闭锁者，出生后无胎粪排出，腹部逐渐膨胀，进食后呕吐，吐出物为奶，含胆汁和粪样物，症状进行性加重，并出现脱水、电解质紊乱，可引起肠穿孔等合并症，1周内可死亡。

（2）肛门直肠狭窄和合并瘘管者可因瘘管的粗细及位置不同，临床表现有很大差异。一般男孩无肛门合并直肠后尿道瘘者，瘘管多较细，肠梗阻症状多较明显，并可出现尿中带胎粪或气体等症状，在尿道口、尿布上沾染极少量胎粪。肛门处无孔道，多能早期被发现而就诊。肛门直肠狭窄合并低位直肠阴道瘘者，瘘管多较粗大，可通过瘘管排便，肠梗阻症状多不明显，常在数月后因添加辅食，大便变稠厚，才出现肠梗阻症状。低位畸形者，指诊可有触及直肠盲端的膨胀感。

（3）查体可见会阴部无肛门或仅有一痕迹，无胎粪排出，诊断即可确定。肛门皮肤与直肠间有膜状隔，患儿哭闹或腹压增加时，可见肛门处向外膨出，如直肠盲端与皮肤间有一定距离，可将指尖放在肛门痕迹部位，当小儿哭闹时，若手指有冲击感，说明距离较近，否则多为高位闭锁。如胎粪自处女膜内排出，则为阴道瘘。直肠膀胱瘘和直肠尿道瘘，尿内有粪便即可确诊。

2.辅助检查

（1）超声：可准确测出直肠盲端与肛门皮肤的距离，为无损伤性。

（2）X线：须于出生12小时以后进行。常用倒置侧位

X线片，将患儿倒置1～2分钟，于肛门凹陷处皮肤上贴一金属标记，做侧位和前后位摄片，确定直肠末端高度。

（3）瘘管造影：合并瘘管但诊断困难者，可采用瘘管造影，用碘油做侧卧位摄片。

（4）CT：可了解直肠盲端及提肛肌的关系。

（5）磁共振成像：可确定肛门周围肌群的改变，同时可判断畸形类型和骶尾椎有无畸形。

【治疗要点】

1.低位畸形无排便功能障碍和狭窄不需治疗；肛门或直肠下端轻度狭窄，一般采用扩张术多能恢复正常功能，扩肛约需持续6个月；肛门重度狭窄，影响排便时应行手术治疗。

2.合并有瘘管，多较细小，不能维持通畅排便者，应在新生儿期尽早行根治手术。低位或中间位闭锁、合并瘘管常较粗大，出生后可通畅排便者，可延迟至婴儿期手术。

3.高中位畸形可先行结肠造瘘术，二期行直肠肛门成形术或一期行会阴肛门成形术。

4.中位无肛门如直肠尿道瘘、直肠阴道瘘等可行骶会阴成形术。

5.高位无肛门合并直肠膀胱瘘、高位阴道瘘等需腹骶会阴肛门成形术。

6.术后为防止瘢痕狭窄，需坚持扩肛1～1.5年。

九、膈疝

85%以上膈疝发生于左侧，发生于双侧者罕见。膈肌先天性薄弱区即膈疝的好发部位，常见胸腹裂孔疝、胸骨后疝、食管裂孔疝。若膈疝发生在胚胎早期则肺的发育极差，如在后期则肺发育不良较轻或仅有肺的压缩。膈疝早产儿出生后，因肺功能不足和肺血流动力学的改变，可立即影响生命的安危。

【诊断要点】

1.临床表现

（1）产前诊断主要依靠超声诊断。产前超声检查时如发现羊水过多、纵隔偏移、腹腔缺少胃泡等征象应进一步详细检查是否有腹腔脏器疝入胸腔。产前诊断时间与预后相关，时间越早预后越差，诊断时间大于25周者预后良好。

（2）轻症患儿出生时一般情况尚好，出生后出现阵发性呼吸急促及发绀，哭闹或喂哺时加重。胸廓外观可发现患侧扩大，呼吸运动减弱，听诊呼吸音减弱或消失，能听到肠鸣音。向健侧卧位时症状加重。心脏向对侧移位，上腹凹陷呈舟状，并可见到反常呼吸，即吸气时腹部内陷，呼气时腹部隆起。

（3）重症患儿出生前已有腹腔脏器疝入胸腔内压迫心肺，出生时吞咽空气更增加胸腔内压力，导致肺不张、纵隔推向对侧、静脉回流受阻、肺静脉压增高、心排血量减少、严重缺氧及循环衰竭，迅速出现呼吸窘迫、心搏快弱、发绀极重，甚至呼吸停止。常伴有肺发育不良，病死率极高。

2. 辅助检查

（1）产前超声检查：可出现羊水过多、纵隔偏移、腹腔缺少胃泡等征象。产前诊断时间与预后相关，时间越早预后越差，诊断时间大于25周者预后良好。胎儿右肺头面积比（LHR）是决定预后的关键因素。孕25周时LHR＞1.4提示预后较好，LHR＜1.0时则预后差。

（2）胸腹部X线正侧位片：示腹部充气阴影减少，膈肌升高，病侧胸腔有充气的肠曲或胃泡影、肺不张、纵隔向对侧移位，肺叶被压缩到胸腔顶部，具有诊断价值。

【治疗要点】

1. 宫内治疗　肝在膈肌以下，于妊娠早期，可行胎儿手术，做宫内膈肌修补术；肝在膈肌以上，可在宫内暂时行胎儿镜腔内气管阻塞术。

2. 手术治疗　术前准备应充分，给予胃肠减压、吸氧、纠正酸中毒，维持热量及体液平衡，必要时给予高频振荡通气，以改善心肺功能，可提高手术存活率。

3. 术后监护及呼吸管理　术后严格的监护及呼吸管理

是关键。合并肺发育不全或先天性心脏畸形时，则需依靠机械呼吸、必要的心脏矫形手术。

十、细菌性腹膜炎

早产儿可因感染而致细菌性腹膜炎，早产儿因免疫功能尚不完善，感染灶不易局限，容易扩散而导致弥漫性腹膜炎。

细菌性腹膜炎分原发性与继发性两类，前者指在出现腹膜炎症状之前并无腹腔内原发感染灶，后者指由腹腔脏器破损、感染灶蔓延而引起的腹膜炎。

【诊断要点】

1.临床表现

（1）症状特点：起病急、变化快、病情危重。表现呕吐、拒奶、腹胀、呼吸急促、全身发绀，很快出现精神萎靡、肠麻痹，生理反射减弱或消失、全腹部胀气及频繁呕吐，腹壁出现水肿及静脉淤张，并可延及外阴部和阴囊，出现水肿。

（2）查体：可见脐周皮肤呈绛红色或紫色，脐稍突出，腹部以脐为中心，呈均匀膨隆，无肠型，肠鸣音消失。叩诊肝浊音界消失，有移动性浊音。早产儿感染性疾病时缺少特异性典型症状，重症腹膜炎可无腹痛及腹膜刺激征，部分患儿体温可低于正常，很快出现全身中毒症状、感染性休克，直至昏迷、中枢衰竭而死亡。

2.辅助检查

（1）外周血常规：白细胞可明显增高，也可出现明显降低，中性粒细胞增多。

（2）腹部X线立位片：可见结肠与小肠均明显充气，可有多个低张力液平面，腹壁脂肪线消失，有时可见到腹水征。

（3）腹腔穿刺：高度腹胀可行腹腔穿刺，如抽出液体或者气体，可解除腹胀和改善呼吸窘迫。

【治疗要点】

1.治疗方案根据临床表现有所不同。不全梗阻以禁食、胃肠减压，减轻腹胀，维持内环境稳定为主要治则。维持水及电解质平衡、改善循环状况、输血浆或输血及对症处理均为重要措施，合理应用抗生素。

2.如有胃肠穿孔、肠扭转、肠梗阻等急腹症情况，应及时进行外科手术治疗，加强手术前后的管理（呼吸、循环、尿量、代谢、体温等），提高疗效。

十一、卵黄管异常

【诊断要点】

1.**脐肠瘘**　脐带脱落后脐孔创面不愈合，呈鲜红色凸起的黏膜面，有气体及分泌物由此溢出，分泌物中有肠内容物，带有臭味，分泌物刺激脐孔部皮肤发生糜烂。注入碘化钠在透视下可发现通入小肠，口服活性炭可从瘘孔排出。

2.**脐窦**　脐部可见鲜红色凸起的黏膜面，创面不能愈合，经常有少量的分泌物，但无肠内容物。探针可插入窦口内，但不能深入腹腔，透视下造影剂显示窦道盲端。如新生儿护理不当，继发感染，可形成脓性炎症，则有脓汁溢出。

3.**脐茸**　脐孔处有少许残存的肠黏膜组织。局部可见鲜红色黏膜面，似小息肉状外观，可有少量分泌物，但无瘘孔或窦道。如黏膜受摩擦或损伤对，可有血性分泌物。

4.**脐肉芽肿**　与卵黄管无关，主要因断脐后脐孔创面受异物刺激或感染，在局部形成小的增生肉芽组织，并非肠黏膜组织，直径为0.2～0.5cm，表面湿润，有少量黏液性或带脓血性分泌物。

5.**梅克尔憩室**　该病可终生无症状，早产儿发生并发症则症状严重。如压挤或与肠袢环绕可引起肠梗阻；如憩室内翻可发生肠套叠；憩室内如有异位组织（胃黏膜、十二指肠、胰腺等），其分泌物可导致溃疡、出血或坏死；此外，憩室扭转、炎症、异物梗阻等，均可表现为严重的腹部急症。

6.**卵黄管囊肿**　较少见，卵黄管两端已闭合，中段残存管腔，逐渐淤积使管腔扩大形成囊肿。脐部创面正常愈合，查体在中、下腹部触得囊性肿物，偶有囊肿粘连出现肠梗阻症状，临床诊断较困难，在手术中才能明确诊断。

【治疗要点】

早产儿出生后对脐部应格外细致，注意防止感染。正常脐孔可有少许黏液分泌物，不需特殊治疗，保持清洁干燥即可。分泌物较多时，应及时清理。脐茸、脐肉芽肿一般易治愈。脐肠瘘、卵黄管囊肿须外科手术治疗，如无肠梗阻等急腹症指征，可在出生后数周内择期手术。脐窦可在出生半年后手术切除。梅克尔憩室一旦出现并发症均应手术切除。

十二、脐疝

腹腔脏器由脐环处向外突出到皮下，形成脐疝，为早产儿常见的一种预后良好的先天性发育缺陷，发病情况女：男为（2～3）：1，大多数有自愈的倾向。

【诊断要点】

1.部分早产儿腹部中央薄弱，因双侧腹直肌前后鞘在脐部尚未合拢，脐孔附近组织张力较低，当腹压增高时，腹腔脏器即由此部位向外突起，形成一个腹壁憩室，疝囊为腹膜及其外层的皮下组织与皮肤，囊内多为大网膜及小肠肠曲，与囊壁一般无粘连，疝囊直径多在1～3cm。

2.疝囊在哭闹或直立位时因腹压增高而突起较大，安静或卧位时则还纳入腹腔，软囊消失，皮肤正常，以指端压迫疝囊容易使其还纳，并可听到气过水声。脐疝突起或还纳时，小儿均无痛苦，亦不易发生嵌顿。

【治疗要点】

脐疝较小者多能自愈，不需治疗，很少发生合并症。疝囊较大，哭闹时突出明显者，可以局部加压包扎使疝囊还纳，并推挤两侧腹壁，使脐部皮肤松弛，出现纵行皱褶，以阻止疝囊外突，有助于自愈。注意保护皮肤及局部清洁。经保守治疗后，4岁以上脐疝仍不愈合者，可手术修补。

（李宇丹　李　冬）

第13章

早产儿常见心血管系统疾病

第一节　早产儿心脏发育特点

1.原始心脏于胚胎第2周开始形成，约于第4周起有循环作用，至第8周房室中隔完全长成，即成为4腔心脏。心脏胚胎发育的关键时期是在第2～8周，先天性心脏畸形的形成亦主要在这一时期。

2.原始心脏是一个纵直管道，由外表的收缩环把它分为3部分，由后向前为心房、心室及心球。从外表观，心房和心室在第4周时是共腔的，房和室最早划分为房室交界的背面和腹面各长出一心内膜垫，最后两垫相连。心房的左右之分起始于第3周末，至第5、6周时，形成卵圆孔，随后心脏连续成长，卵圆孔处第一房隔为此孔的帘膜，血流可由右推开帘膜流向左侧。

3.早产儿对缺氧的耐受性较好，加上肺部的表面活性物质较少，出生后不易转变为正常的肺部呼吸，致过渡循环时间延长较为常见。早产儿的窒息、低血糖、低钙、红细胞增多、先天性心脏病以及呼吸系统和神经系统并发症都能影响心血管功能。

4.早产儿在出生后早期血容量（每千克体重）高于足月儿。如果不发生呼吸窘迫综合征，早产儿出生后32小时的平均肺动脉和主动脉压力为32mmHg和53mmHg。健康早产儿在出生后数小时极少见右向左分流，出生15小时后很少存在左向右分流，缺氧可以使功能上关闭的动脉导管重新开放。

5.早产儿的动脉导管关闭时间比足月儿晚，尤其是体重低于1500g的早产儿更为明显。早产儿的肺血管床阻力下降速度比足月儿快，早产儿的心肌细胞比足月儿小，收缩力差；交感神经发育不成熟，使其应激能力较低。

第二节　早产儿心血管系统疾病的辅助诊断

一、心电图

1.早产儿心电图受从胎儿向新生儿的转折期血流动力学的影响，呈动态变化。胎儿时期，由于肺血管阻力较高，使胎儿右心室的压力接近左心室，右心室与左心室之比大于1，因此右心室优势是胎儿和早产儿的特征。

2.早产儿心率较足月儿快，且QRS波群电压较低，右心优势不明显。此外，围生期窒息、缺血缺氧、血pH和电解质等水平的变化，都会给准确判断早产儿心电图变化带来困难，故必须结合临床进行全面分析。

3.早产儿的心电图具有以下特点。在正常妊娠的最后数周，右心室肌肉和肺血管床增长很快。早产儿的心率一般比足月儿更快。出生时多数为140次/分左右，3天后增快至150次/分，1周时平均达160次/分。早产儿的P波时限小于0.07秒。振幅较低，如果大于3mm，则必有右心房扩大存在。PR间期均小于0.12秒，且很少受心率快慢的影响。QRS波宽度多小于0.04秒；与足月儿相比，早产儿的QRS波振幅显示其右心优势不如前者明显。早产儿的QT间期比足月儿稍延长。

二、超声

1.超声心动图　已成为早期发现和诊断新生儿时期先天性心脏病最有价值的方法。优点：①无损伤，无痛苦，无离子辐射或放射性危害；②操作方便，可在床旁进行，且能反复探查；③能动态观察心脏和大血管的解剖结构、心脏功能和血流动力学情况；④早产儿胸壁薄，有利于声束穿透，可获得较清晰的图像。

2.M型超声　局限于单声束探测，是目前临床上测定左心室短轴缩短率和射血分数最常用的超声心动图技术，但其是一维图像，不能显示心脏结构的空间关系，现多与其他超声心动图显像技术结合应用。

3.二维超声心动图　能在同一时间较大范围内以平面的方式显示心脏血管实时的活动图像，对心脏是否存在病变以及病变程度进行全面评估，适合新生儿复杂性先天性心脏病的诊断。

4.彩色多普勒超声心动图　更直观地显示流动着的血流，将血流速度叠加在二维或M型超声显像上。三维超声心动图通过对一系列二维切面的计算机处理，进行三维重建，获得立体图像，能更逼真显示心脏血管的形态。在诊断心脏瓣膜病变和缺损的形态、大小及与周围组织的关系等方面有优越性。

5.实时三维超声心动图　可以快速实时显示心脏大血管的立体空间关系，在显示房室间隔、瓣膜形态方面弥补了其他超声心动图技术的局限性。

6.经食管超声心动图　可以克服气体、肥胖和胸廓畸形等因素的干扰，获得更清晰的图像，尤其显示后纵隔结构具有较大优势，并可以在心脏手术中同步进行探测。

第三节　早产儿先天性心脏病

一、动脉导管未闭

动脉导管未闭（PDA）是常见的先天性心脏病之一，随着早产发生率增高，早产儿动脉导管未闭发病率逐年增高，且可影响血流动力学稳定而对各系统产生不良影响，直接影响早产儿发病率、病死率及近远期预后。动脉导管关闭延迟的早产儿中，胎龄30周的早产儿在出生后4天约有10%仍存在动脉导管开放，胎龄为25～28周的早产儿在出生后4天约有80%存在动脉导管开放，胎龄为24周的早产儿在出生后4天约有90%存在动脉导管开放。

【诊断要点】

1. 临床表现

（1）分流量小者出生时可无症状，分流量大者可有气促、多汗、喂养困难、消瘦、心率加快，易患呼吸道感染，并很快出现左心衰竭。当动脉导管未闭时由于主动脉一部分血液分流到肺动脉，使周围动脉舒张压下降而致脉压增大，出现周围血管体征。伴严重肺部疾病或持续性肺动脉高压者，肺动脉内的缺氧血流入降主动脉，导致脚趾青紫，称差异性发绀。

（2）心脏检查可发现心前区搏动强烈，胸骨左缘第2、3肋间听到收缩期吹风样杂音。极少数患儿可听到机器隆隆样连续性杂音，有时尚能听到第三心音。若有左心衰竭可听到肺部啰音和哮鸣音。由于脉压增大可扪及跳跃式脉搏搏动、听到股动脉枪击音。早产儿导管平滑肌发育不成熟，管径大，管壁薄，缺乏肌肉组织，以致导管不能完全收缩，出生时往往听不到杂音，以后出现收缩期杂音，但常因肺部疾病的反复，肺血管阻力的变化，使左向右分流时有时无，杂音也可时隐时现。

（3）患有RDS的早产儿因缺氧阻止了动脉导管的正常收缩，使其持续开放，但由于肺部疾病使肺血管阻力增高，阻止了大量的左向右分流。三四天后随着肺部疾病的改善，氧饱和度增加，动脉导管开始收缩，存在大动脉导管未闭时，显著的左向右分流可于出生6小时出现；出生第1天内低血压，低收缩压和舒张压或较低的舒张压和脉压增大。查体可表现为心前区搏动增强、水冲脉、杂音。胸片表现为肺多血、心影增大等。

2. 辅助检查

（1）心脏超声检查：可直接测量动脉导管的直径及分流方向，间接评价分流血量，是诊断PDA的金标准。导管开放的程度，动脉导管直径<1.5mm为轻度，1.5～<2.0mm为中度，≥2.0mm为重度；动脉导管直径/左肺动脉直径<0.5为轻度，0.5～<1.0为中度，≥1.0为重度；动脉导

管直径／体重（mm/kg）≥1.4为重度。

（2）肺多血的指标：如M型超声测量左心房与主动脉根部比值（LA/AO）≥1.5，左心室舒张末期内径／主动脉根部内径≥2.1，舒张早期和晚期二尖瓣血流速度比值＞1，左心室排出量＞314ml/（min·kg），平均左肺动脉正向血流速度＞42cm/s，舒张末期左肺动脉正向血流速度＞20 cm/s。

（3）提示体循环缺血的指标：如左心室排出量与上腔静脉血流速度比值≥4。通过动脉血流多普勒波形变化也可判断体循环缺血程度：轻微缺血，如舒张期血流正向；中等缺血，如舒张期血流缺失；严重缺血，如舒张期血流反向。

（4）血脑钠肽氨基端前体蛋白（NTpBNP）：心室压力或容量过负荷促进BNP和NTpBNP的释放。存在血流动力学影响显著PDA的早产儿体内，该因子水平明显升高，且在动脉导管关闭后下降。

【治疗要点】

1.保守治疗　包括限制入量、应用利尿剂、适当高的PEEP、适度用氧等。

2.药物治疗　可使用抑制前列腺素合成的药物关闭动脉导管。

（1）吲哚美辛：0.1～0.2mg/kg，口服，8～12小时后可重复1～2剂，24小时内重复剂量不超过0.6mg/kg。副作用：一过性少尿、暂时性肾功能不全，因血小板凝聚降低少数患儿可有胃肠道出血。

（2）对乙酰氨基酚：剂量为15mg/kg，间隔6小时，持续2～7天，不良反应包括肝毒性及对血流动力学的影响，其长期安全性尚需更多研究证实。

（3）布洛芬：首剂10mg/kg，第2、3剂5mg/kg，间隔24小时，注意在有消化道出血、喂养不耐受或NEC时不能使用。

3.外科治疗

（1）外科治疗指征：①存在药物治疗禁忌证或2个疗

程药物治疗失败。②存在血流动力学影响显著PDA：超声明确存在左向右分流（或双向双期分流）、左心房内径与主动脉根部内径比值＞1.3、动脉导管直径＞1.5mm。③对临床产生不良影响，如低氧血症、需高水平呼吸支持或不能撤离呼吸机、脏器灌注不足等。

（2）术后并发症：包括气胸、乳糜胸、声带损伤、左心室功能不良、BPD、视网膜病变（ROP）等。外科方法包括无创可视下胸腔镜手术和经皮导管封堵术。

二、房间隔缺损

房间隔缺损是先天性心脏病中常见类型之一，根据其解剖特点可分为以下几型：①继发孔未闭型（房间隔缺损中最多见的类型）；②静脉窦型；③冠状静脉窦型；④原发孔型（可分为单纯型、部分型房室隔缺损及单心房）。

【诊断要点】

1.临床表现

（1）新生儿早期肺循环阻力尚未明显下降和相对较厚的右心室壁使右心室顺应性较差，右心房压力可略高于左心房，分流自右向左，尤其哭吵或伴肺部疾病时患儿可出现暂时性发绀。分流量大者有气促、多汗并易患肺部感染。严重者有心力衰竭。

（2）心脏听诊时在胸骨左缘2、3肋间可听到Ⅱ～Ⅲ级收缩期杂音，为右心室排血量增多，引起肺动脉瓣相对狭窄所致。肺动脉瓣区第二心音有固定分裂（分裂不受呼吸影响）。早产儿右心房、右心室压力相对较高，分流量小，杂音可较轻或不明显，肺动脉瓣区第二心音常无固定分裂。

2.辅助检查

（1）心电图：表现为电轴右偏不完全性右束支传导阻滞及右心室舒张期负荷过重，可出现右心室肥大。

（2）X线检查：可见肺野充血，右心房、右心室增大，肺动脉圆锥突出，主动脉结影缩小。

（3）超声心动图：除显示右心房、右心室增大外，特征性表现为室间隔与左心室后壁呈矛盾运动，二维超声心动图可直接显示房间隔中断信号，可估测缺损部位及大小。

（4）心导管检查和造影：怀疑合并其他心脏畸形而超声心动图又不能明确诊断时可考虑此检查。

【治疗要点】

继发孔型房间隔缺损在1岁以内可自然关闭，且年幼儿多无症状，通常在2～4岁不需要手术。原发孔型房间隔缺损不会发生自然闭合，通常在出生后前几年进行择期手术。成年后手术往往遗留永久性心肌损伤。大型房间隔缺损较少并发顽固性心力衰竭、肺动脉高压或肺炎，但如果出现亦应尽早考虑手术治疗。

三、室间隔缺损

根据室间隔缺损的解剖位置可分为以下类型：室上嵴上型、室上嵴下型、隔瓣后型、肌部型。室间隔缺损引起的血流动力学改变取决于缺损的大小和肺血管床的状况。可以单独存在，也常常是复杂性先天性心脏病的重要组成部分。

【诊断要点】

1. 临床表现

（1）出生后4～6周最明显，会出现体重不增、气促、多汗、易患呼吸道感染。早产儿的肺循环阻力较低，故出现心力衰竭较早，需要机械通气的时间较长。

（2）心脏听诊时在胸骨左缘第3、4肋间听到收缩期杂音，杂音响度与缺损大小及肺动脉压力有关，无肺动脉高压者缺损越大杂音越响，有显著肺高压时杂音变轻或消失，因此出生时有肺动脉高压的室间隔缺损患儿，在出生后1～2周可听不到杂音。肺循环血流量超过体循环1倍时可因二尖瓣相对性狭窄在心尖区闻及舒张期杂音。P_2增强伴轻度分裂。

2. 辅助检查

（1）心电图：常表现为左心室、右心室合并肥大，常在V_3、V_4导联见到高大的R波和S波，伴肺高压者以右心室肥大为主。

（2）X线检查：可见心脏增大，左心室、右心室均大，肺动脉圆锥扩张，肺野充血，主动脉结缩小。肺高压时右心室增大为主，肺动脉圆锥突出。

（3）超声心动图：可显示左心房、左心室内径增大，伴肺高压时右心室和肺动脉也有增宽。二维超声心动图可直接看到室间隔回声中断，多普勒在该处测得高速湍流，叠加彩色后显示红色（左向右分流）或蓝色（右向左分流）信号穿过缺损处。据此可估测缺损部位、大小和分流方向。

【治疗要点】

1.内科治疗 主要是控制心力衰竭和预防呼吸道感染。

2.外科治疗 施行心内直视修补术。如心力衰竭不能控制、生长延迟不能改善、应该在出生后3～6个月行手术治疗室间隔缺损。

四、左心发育不良综合征

左心发育不良综合征是指一组先天性心脏病，包括主动脉瓣狭窄或闭锁、二尖瓣狭窄或闭锁、左心室及主动脉发育不良，是早产儿早期死亡的原因之一。

【诊断要点】

1.临床表现

（1）出生数小时后病情迅速加重，表现为面色苍白、气促，并迅速发展为呼吸困难、发绀和进行性心力衰竭，发绀进行性加重，并可出现肺水肿。临床症状决定于动脉导管的大小和是否收缩、关闭；如果出生后保持通畅，允许肺动脉的血液进入降主动脉，则小儿可以存活数周。如动脉导管关闭，可出现循环性休克、低氧血症和酸中毒致多器官功能衰竭而死亡。

（2）脉搏微弱或触摸不到脉搏，心界扩大，心前区隆起，右心室抬举感。心率快，可出现奔马律，胸骨左缘可听到收缩期杂音或动脉导管未闭的连续性杂音，第二心音单一并较低。

2.辅助检查

（1）胸部X线片：心脏中至重度增大，肺门影增多，肺静脉显著淤血。心电图示右心室肥厚，常有心肌缺血性T波改变。

（2）超声心动图：可确诊此病类型，明确主动脉升部和弓部形态、降部有无缩窄。左心室小，左心室壁增厚但收缩功能减弱。右心室腔扩张，右心室壁增厚且搏动增强。二尖瓣及主动脉发育异常，主动脉根部内径减小，通常小于5mm，主动脉升部和弓部发育不良。

【治疗要点】

1.内科治疗　维持体肺循环的平衡，治疗心力衰竭、低氧血症及代谢性酸中毒。前列腺素E在出生后3～4小时开始应用维持动脉导管开放。注意避免应用正性肌力药物，避免增加体循环阻力。给予镇静、止痛和气管插管来进行通气管理和使体循环的耗氧量最小化。

2.手术治疗　包括重建手术和心脏移植，手术需分期完成，术后3年生存率约为70%。

五、主动脉缩窄

主动脉缩窄分为导管前型、导管后型和正对导管型。导管前型缩窄位于主动脉峡部，在左锁骨下动脉及动脉导管之间，常合并其他心脏畸形，多早期死亡。导管后型缩窄部位较局限，常能活到成年。

【诊断要点】

1.临床表现

（1）导管前型缩窄患儿常在出生后6周内出现症状，新生儿常有心功能不全和低心排血量状态，造成病情急剧恶化。

（2）单纯导管后型缩窄年幼时很少有症状，常因体检时发现上肢血压升高考虑此病，下肢发育较差，心脏向左下扩大。胸骨左缘第2、3肋间可听见收缩期杂音，传导广泛，尤其在背部易闻及。

2.辅助检查

（1）超声心动图：M型超声可见右心室扩大、壁增厚，左侧房、室大小一般正常。

（2）二维超声心动图：胸骨上探测可直接见到主动脉缩窄的位置及形态。剑突下探查腹主动脉可见其搏动较正常为弱。

（3）磁共振成像：可以观察缩窄的主动脉，使诊断和定位更确切。

（4）心血管造影：怀疑合并其他畸形者可行主动脉造影，以明确缩窄段的部位、长度及其与动脉导管的关系等。

（5）X线检查：心脏中至重度增大，搏动减弱，肺野充血。

【治疗要点】

外科手术多施行锁骨下动脉的近端切开后修补缩窄的主动脉，使术后随年龄增长，主动脉内径增大而发生再狭窄的机会减少。但此法需牺牲左锁骨下动脉。因此一些外科医生采用外科切除缩窄段，再行端端吻合的方法，或跨过阻塞处以补片修补。对无症状的儿童手术宁可延迟到4～6岁后进行。

六、肺动脉闭锁

肺动脉闭锁是新生儿时期一种严重的发绀型心脏畸形，通常根据是否伴有室间隔缺损分为两大类型：肺动脉闭锁伴室间隔完整和伴室间隔缺损的肺动脉闭锁。

（一）肺动脉闭锁伴室间隔完整

【诊断要点】

1.临床表现

（1）发绀是主要临床症状，大多于出生后不久即发现，可以出现缺氧发作和心力衰竭，如未及时治疗，大多于出生后6个月内死亡。病情轻重与动脉导管开放及侧支循环的多寡有直接关系。如果动脉导管关闭较早，而侧支循环较少，则症状较重，存活时间较短。

（2）体格检查除明显发绀外，可见颈静脉充盈、剑突处心尖搏动强烈；心前区可闻及收缩期杂音，以胸骨左缘下部最明显，此乃三尖瓣关闭不全所致；动脉导管未闭的杂音常不典型；肺动脉瓣听诊区第二心音单一。

2.辅助检查

（1）心电图检查：电轴常在30°～100°，心前区导联上不呈现新生儿右心占优势的图形，相反，可出现左心室肥厚的表现。

（2）胸部X线片：肺野血管影减少，肺动脉主干凹陷，心影无明显增大，少数病例右心室不小。

（3）超声心动图：肺动脉瓣回声呈一条致密反光增强的光带，收缩期无开放活动。在肺动脉分叉处可显示动脉导管与降主动脉沟通。少数病例主肺动脉缺如。左右肺动脉可正常或偏小。左心室、右心室大小明显不对称，左心房、左心室流出道内径增宽，右心室缩小，主动脉内径增大，主动脉前壁与室间隔相延续，室间隔回声完整。

【治疗要点】

外科手术治疗可施行肺动脉瓣切开术，但这种治疗一般适合于右心室发育较好者，如果右心室发育不良，则需要进行锁骨下动脉与肺动脉分流术或上腔静脉与肺动脉分流术等，以增加肺循环血流量。

（二）伴室间隔缺损的肺动脉闭锁

伴室间隔缺损的肺动脉闭锁病理特点为肺动脉口完全梗阻，但有室间隔缺损。

【诊断要点】

1.临床表现　于出生后数天即有发绀。心脏听诊发现心底部第二心音常响亮单一，收缩期杂音不明显，连续性杂音也不典型。

2.辅助检查

（1）心电图：示右心室肥大，偶尔提示右心房增大。

（2）胸部X线片：表现为双侧肺野血管细少，肺动脉段凹陷，心外形轻度增大，右心房、右心室增大。

（3）超声心动图：可显示右心房、右心室内径增大，室壁肥厚，右心室流出道呈一盲端、肺动脉瓣缺如，主肺动脉内径甚细，发育不良，左右肺动脉常可探及，半数以上通过分叉部相交通，在肺动脉分叉处可显示动脉导管与降主动脉沟通。主动脉位置前移紧贴胸壁，内径显著增大且骑跨在室间隔之上。室间隔多呈大段回声失落。此外，还可观察发自降主动脉的侧支血管的位置、数目和粗细。

【治疗要点】

1.一旦诊断明确，应立即使用PGE₁来维持动脉导管开放，为心导管及外科手术做好准备。

2.治疗视具体情况而采用不同的手术方法，手术处理与肺血来源及远端肺内肺动脉的发育与体动情况和分布模式有关。在此之前，可先采用分流术增加肺循环血流量，达到姑息治疗的目的。

七、完全性大动脉转位

大动脉转位是指主动脉和肺动脉的位置及它们与心室的关系异常，即主动脉位于肺动脉之前，出自右心室，肺动脉位于主动脉之后，发自左心室。完全性大动脉转位是新生儿最常见的发绀型先天性心脏畸形，本病死亡率极高，若不及时治疗，90%患儿在1岁内死亡。

根据血流动力学改变，本病可分为4型：Ⅰ型，室间隔完整；Ⅱ型，室间隔完整伴肺动脉狭窄；Ⅲ型，伴大型室间隔缺损或单心室或大型动脉导管未闭；Ⅳ型，伴室间隔缺损和肺动脉狭窄。Ⅰ型最多见。Ⅳ型预后较好。

【诊断要点】

1.临床表现

（1）主要症状：早期出现发绀，吸氧后仍不能改善，且有逐渐加重的缺氧、酸中毒、充血性心力衰竭。若体、肺循环血液混合较充分，发绀程度可较轻，但有严重的心力衰竭。相比之下，体、肺循环血液混合较少的患儿则有严重发绀、缺氧、呼吸困难、代谢性酸中毒。若上、下肢出现差异性发绀，提示合并大型动脉导管未闭、主动脉缩窄或主动脉弓离断，此时由于含氧较高的血由左心室经肺动脉通过动脉导管进入降主动脉流向身体下部，故下肢发绀比颜面及上肢轻。

（2）体检：胸骨左缘闻及Ⅰ～Ⅱ级收缩期杂音，伴大型室间隔缺损而肺动脉狭窄不严重者杂音较响，室间隔完整者可无杂音。分流量大者尚可在心尖区闻及第三心音和舒张期隆隆样杂音。虽然几乎所有大动脉转位患儿在婴儿早期做主动脉造影均能显示开放的动脉导管，却很少听到连续性杂音，此系婴儿期肺动脉压相对较高，主动脉、肺动脉压差较小之故。第二心音响亮、单一或者轻度分裂。

2. 辅助检查

（1）心电图：可见大多数病例心律呈窦性，PR间期正常，房室传导阻滞少见。体、肺循环血液混合差的病例主要表现为电轴右偏和右心室肥厚；体、肺循环血液混合较好者则多表现为双心室肥厚；如果左心室电压进行性增高，提示有肺动脉高压或进行性肺血管病变的可能。右心室电压的降低则需考虑右心室发育不良的可能。

（2）X线检查：典型表现为心脏呈中度增大，增大的心脏主要位于左侧，心脏轮廓似斜置的鸡蛋，蛋尖形成心尖部。肺动脉段平直或凹陷，缺少主动脉影。心蒂部狭窄。肺动脉血增多。伴明显肺动脉狭窄者心脏无明显增大，肺野缺血，易与法洛四联症混淆，但前者凹陷的肺动脉段以下的心缘突面向上，不形成四联症的典型靴形心影，有助于二者鉴别。

（3）超声心动图：特征是在大动脉短轴切面上正常呈半月形的肺动脉环绕圆形主动脉根部的图形消失，代之以两个圆形结构，前位主动脉根部位于后位肺动脉的右前方、正前方或左前方（左型转位），长轴切面可见两条香肠样暗区平行排列。若将探头稍加移位，跟踪两根大动脉可发现右前方的主动脉行程远，向前延续为主动脉弓；而左后位的肺动脉干行程短，旋即分为左右两支而终结。主动脉根部与含三尖瓣的右心室相通；肺动脉根部则与含二尖瓣的左心室相通。且肺动脉瓣与二尖瓣前叶有纤维连续。

【治疗要点】

一旦诊断明确，对发绀严重、体、肺循环间交通较小的早产儿应迅速进行球囊导管房间隔撕裂术，若操作失败，应进行外科手术人造房间隔缺损或行体、肺循环分流术。

伴大型室间隔缺损、早期发生难治性心力衰竭者可行肺动脉环扎术。但近年来多主张早期进行根治术，甚至在新生儿期。若扩大房间隔缺损后病情改善，根治术年龄可推迟到6～12个月。

八、法洛四联症

法洛四联症包括室间隔缺损、肺动脉狭窄、主动脉骑跨和右心室肥厚4种畸形，其中室间隔缺损和肺动脉狭窄为基本病变。

【诊断要点】

1. 临床表现

（1）症状：主要表现为发绀，其程度和出现早晚与肺动脉狭窄程度有关，用力时可出现气急和发绀加重，严重者可引起突然昏厥、抽搐。由于任何能促使呼吸过度增快的因素均可诱发缺氧发作，过度呼吸本身增加了需氧量和心搏量，动脉血氧分压低。二氧化碳分压增加等因素共同刺激呼吸中枢，进一步使呼吸加快，形成恶性循环，导致缺氧发作。缺氧发作也可能与严重的酸中毒有关。

（2）查体：胸骨左缘第2、3肋间听到Ⅱ～Ⅲ级喷射性收缩期杂音，系血流通过狭窄的肺动脉产生。在严重肺动脉狭窄或闭锁时，此杂音变得很轻或听不到，因此在重型法洛四联症中常听不到杂音。肺动脉瓣区第二心音响亮、单一，为前位和扩张的主动脉瓣关闭音。法洛四联症一般不发生心力衰竭，但严重肺动脉狭窄或闭锁时，早期可发生心力衰竭。

2. 辅助检查

（1）心电图：可见电轴右偏，胸导联表现为明显右心室肥厚，严重者伴心肌劳损。亦可见右心房肥大。

（2）X线检查：可见心脏大小一般正常或稍增大，心尖钝圆上翘，肺动脉段凹陷，构成靴形心影。肺门血管影缩小，肺血减少，肺野透亮度增加。

（3）超声心动图：主动脉前后径增宽且位置偏前，主动脉前壁与室间隔不连续，主动脉骑跨于室间隔上，与左右心室相通，室间隔和右心室前壁增厚，右心室流出道变小。

（4）选择性右心室造影：显示主动脉在肺动脉显影的早期同时显影，证实有主动脉骑跨和室间隔缺损。造影也可显示肺动脉狭窄的解剖类型、肺动脉直径，周围肺血管发育情况，从而为手术治疗提供依据。

【治疗要点】

1.发生缺氧发作应立即予以吸氧、镇静，患儿采取屈膝位，给予5%碳酸氢钠3～5ml/kg和普萘洛尔0.1～0.2mg/kg静脉注射，经常缺氧发作者可用普萘洛尔每日1～2mg/kg，分3次口服预防缺氧发作。

2.手术是此病的根本解决方法，对于肺动脉发育极差、严重缺氧的患儿，尤其是1岁以下的婴儿，可先施行体、肺动脉分流术。

九、完全性肺静脉异位引流

完全性肺静脉异位引流是指所有的肺静脉均不与左心房相通，而直接或间接地（经体静脉）异常回流入右心房。完全性肺静脉异位引流中肺静脉常汇合成一根肺总静脉后进入右心房或体静脉，根据异常连接点的解剖位置可分为4型：①心上型，此型最常见，约占总数的50%；②心内型；③心下型；④混合型。

【诊断要点】

1.临床表现

（1）小儿的临床表现取决于以下因素：①肺动脉阻力及动脉导管的张力；②肺静脉梗阻程度；③心房间通道的大小；④右心室心肌功能状态和有无流出道梗阻。

（2）不伴有肺静脉梗阻的患儿，其临床症状、体征、心电图等变化均与大型房间隔缺损相似，症状较重。一般在婴儿期有反复心力衰竭，吃奶及哭吵时发绀，呼吸急促，心率加快，心脏扩大，肺动脉区听到响亮的喷射性收缩期杂音，系相对性肺动脉狭窄产生，第二心音亢进和明显分裂。由于三尖瓣的高流量可听到舒张期杂音。

（3）伴肺动脉总干狭窄的患儿在出生后几天即出现发

绀、肺静脉淤血、肺水肿、左心衰竭。体检时发绀明显，脉搏细弱，呼吸急促，心前区可听到舒张期奔马律，肺动脉瓣区无明显杂音或仅有轻柔的收缩期杂音，由于三尖瓣关闭不全，部分病例在胸骨左缘下方听到低调的收缩期杂音。由于左心衰竭常有肺部细湿啰音，如不及时进行外科治疗，严重者常在1周内死亡。

2. 辅助检查

（1）心电图：无肺静脉梗阻者表现为电轴右偏，P波高尖示右心房肥大及右心室舒张期负荷过重，即 V_1 导联呈 rsR′型或 qR 型，伴肺静脉梗阻者则多无右心房肥大。

（2）X线检查：无肺静脉梗阻者右心房、右心室明显增大，肺血增多，肺动脉段凸出，主动脉结小，同房间隔缺损的X线表现。若显示上纵隔影增宽，向外膨隆，与下方的心影相连呈"8"字形或雪人形，则为完全性肺静脉异位引流至左上腔或左无名静脉所特有的X线征象，对诊断有一定帮助，但在新生儿期很少出现。伴肺静脉梗阻者其心脏为正常大小或轻度增大，肺野表现弥漫性模糊样的网状改变，表面似毛玻璃状。有肺水肿时呈现粟粒状和网状改变。

（3）超声心动图：主要特点：①左心房与肺静脉不相连接；②左心房后侧有一共同肺静脉腔；③伴有房间隔缺损；④右心房、右心室扩大，室间隔呈同向运动；⑤声学造影或彩色多普勒显示心房水平有右向左分流。

（4）右心导管检查：右心房血氧饱和度明显高于腔静脉，两心房、两心室、肺动脉和体动脉血氧饱和度很近似。心腔测压显示右心房、右心室压力增高，若心房间变通较小，右心房压常高于左心房。导管若能从腔静脉或右心房直接插入肺静脉更有助于诊断。

【治疗要点】

本病易早期发生肺高压，进而并发肺血管阻塞性病变和心力衰竭，因此必须早期诊断，及时进行手术矫治。手术适应证：①出现急性充血性右心衰竭症状；②超声心动图或心血管造影显示有肺静脉回流梗阻；③伴有肺动脉高压。若无上述征象，可采用内科保守治疗改善心功能。1
岁左右行矫治手术效果更好。

第四节　早产儿心律失常

一、窦性心动过速

心率超过正常范围上限称为窦性心动过速。早产儿窦
性心动过速多为交感神经兴奋性增高，体内肾上腺素活性
增强的结果。

【诊断要点】

1. 临床表现

（1）早产儿心率上限为195次/分，窦性心动过速时心
率可达200～220次/分。

（2）常见于健康新生儿哭叫、活动、喂奶后。发热、
贫血、各种感染、休克、心力衰竭及某些药物如阿托品、
肾上腺素等应用，某些器质性心脏病如病毒性心肌炎、先
天性心脏病等。

2. 辅助检查　心电图具备窦性心律的特点：

（1）P波按规律发生，为窦性P波，即在Ⅰ、Ⅱ、aVF
导联直立，aVR导联倒置。同一导联P波形状相同。

（2）PR间期不短于0.08秒（新生儿正常PR间期最
低限）。

（3）同一导联PR间期差小于0.12秒。

【治疗要点】

一般不需治疗，如为某些疾病引起者应治疗原发病。

二、窦性心动过缓

新生儿窦房结发放激动过缓，心率低于正常范围下限
称为窦性心动过缓。

【诊断要点】

1. 临床表现

（1）低于早产儿窦性心律的心率下限为90次/分。

（2）正常新生儿的某些生理活动如打嗝、哈欠、排便等可引起窦性心动过缓。小早产儿甚至鼻饲时也可有明显的窦性心动过缓。刺激副交感神经如压迫前胸、眼球，刺激鼻咽部、颈动脉窦及夹住脐带等都可引起窦性心动过缓，心率可低至80次/分左右。早产儿呼吸暂停发生时或发生后也可以出现窦性心动过缓。

（3）胎儿宫内窘迫、新生儿窒息、低体温、严重高胆红素血症、颅内压升高（见于颅内出血、颅内感染等）以及某些药物可引起窦性心动过缓。

2.辅助检查　心电图具备窦性心律的特点。

【治疗要点】

主要应针对原发病。严重者（心率＜70次/分）可给予阿托品、异丙肾上腺素等提高心率，用法见房室传导阻滞。

三、期前收缩

期前收缩是心律失常中最常见的一种，在早产儿中的发生率为21%～31%。在期前收缩中，房性最多见。其次为交界性及室性。

【诊断要点】

1.临床表现　发生期前收缩的原因主要是心脏的传导系统发育不成熟，这种期前收缩多在1个月内消失。期前收缩也可发生在器质性心脏病患儿，如病毒性心肌炎、先天性心脏病和各种非心脏疾病如窒息缺氧、上呼吸道感染、肺炎、败血症。电解质平衡紊乱、药物中毒如洋地黄中毒、孕妇产前用药都可引起期前收缩。

2.辅助检查　心电图的特点如下：

（1）房性期前收缩：①P′波提前，形态与窦性P波不同。②PR间期＞0.10秒。③期前出现的P波后可继以正常的QRS波或不继以QRS波（未下传）或继以轻度畸形的QRS波（室内差异传导）。④不完全性代偿间歇。

（2）交界性期前收缩：①QRS波提前出现，形态与正常波形相同。②QRS波前后无P波或有逆传P波（P′R间期＜0.10秒，RP'间期＜0.20秒）。③完全性代偿间歇。

（3）室性期前收缩：①提前出现的QRS波，其前无P波。②QRS波宽大畸形，时限＞0.10秒，T波与主波方向相反。③完全性代偿间歇。

【治疗要点】

早产儿期前收缩无原发病者，一般预后较好，常在1个月内消失。期前收缩本身多无症状，一般不需要治疗。

有原发病者，应治疗原发病。

如期前收缩频发，有发展为心动过速倾向者，应给予抗心律失常药物治疗，常用药为普罗帕酮，每次5mg/kg，每日3～4次口服。

四、阵发性室上性心动过速

阵发性室上性心动过速是新生儿常见的心律失常，是新生儿期的临床急症之一。

【诊断要点】

1. 临床表现

（1）多见于无器质性心脏病的新生儿，系由心脏传导系统发育不成熟所致，50%～58%合并预激综合征。也可见于器质性心脏病如病毒性心肌炎，合并心房肥大的先天性心脏病如三尖瓣闭锁、下移畸形，房间隔缺损等。感染性疾病如上呼吸道感染、肺炎、腹泻等多为发病的诱因，合并感染性疾病者约占30%。此外，药物中毒（如洋地黄）、心导管检查及心外科手术也可引起本病。

（2）可发生在宫内和出生后，宫内发生者，因其过速的心率常被误诊为宫内窘迫。出生后发生者多突然起病，患儿表现呼吸急促、口周发绀、面色苍白、烦躁不安、拒奶、肝大等，心率快而匀齐，一般230～320次/分。发作时间超过24小时易发生心力衰竭。

2. 辅助检查　心电图可见3个或3个以上连续而快速的室上性（房性或交界性）期前收缩，RR间期规则，房性者有P'波，结性者无P波或有逆传P'波，但因心动过速，P波常不易辨认，故统称为阵发性室上性心动过速。QRS波形态多数正常，但可因室内差异传导而变形、发作时心动过速可造成心肌供血不足，致ST段降低，T波低平或倒置。

【治疗要点】

1.半数以上不伴器质性心脏病，因此多数预后较好，但发作时如不及时治疗可发生心力衰竭而危及生命。

2.新生儿常用潜水反射法刺激迷走神经，即用冰水浸湿的毛巾或冰水袋敷盖于患儿整个面部10～15秒，给以突然的寒冷刺激，通过迷走神经反射而终止发作，一次无效间隔3～5分钟可再试1次。

3.药物治疗。药物静脉注射时必须同时做心脏监护，如无监护条件也应边推注边做心脏听诊，一旦心率突然下降转为窦性心律，则应即刻停止推药，以防发生心搏骤停。

（1）腺苷：是首选药物。经静脉1～2秒快速注射腺苷（100μg/kg），无效可以200μg/kg静脉注射，最高可增至400μg/kg，应用过程中需应用心电监测。

（2）地高辛：是常用的药物，对合并心力衰竭者也有效。用快速饱和法，早产儿0.02mg/kg，静脉给药。首次剂量为1/2饱和量，余量分2次，8小时内给入。

（3）普罗帕酮：是广谱高效抗心律失常药，可静脉给药用于治疗室上性阵发性心动过速，用量为每次1mg/kg，加于20ml 5%～10%葡萄糖溶液中缓慢静脉注射。如无效，20分钟后可再重复1次。

（4）普萘洛尔：β肾上腺素受体拮抗剂，更适用于室上性心动过速伴有预激综合征或QRS波增宽者。用量为每次0.1mg/kg，加于20ml 10%葡萄糖溶液中缓慢静脉注射。

4.电击复律，即用体外同步直流电击术，剂量为0.5～1J/kg，最大增至2J/kg，在心电监护下进行。用以上方法转律后为防复发，可用地高辛维持治疗6个月至1年。

五、心房扑动和心房颤动

心房扑动和心房颤动在新生儿期少见，是比较严重的心律失常。

【诊断要点】

1.临床表现

（1）心房扑动和心房颤动多见于器质性心脏病如病毒性心肌炎、伴有心房扩大的先天性心脏病等，也可见于无器质性心脏病者。

（2）心房扑动心房率快，可达300次/分以上，但多有（2：1）～（4：1）下传阻滞，心室率可不快。如1：1下传，心室率快者，可引起心力衰竭。心房颤动心房率快至400～700次/分，致心房丧失有效收缩，由心房进入心室的血量少，心室充盈不足，每搏输出量减少，也可发生心力衰竭，听诊心律不齐，心音强弱不一。

2.辅助检查　心电图特征为心房扑动P波消失，代之以锯齿状扑动波，频率为300次/分，其间无等电位线，房室传导比例为（2：1）～（8：1），以2：1者多见，QRS波形多与窦性心律相同。心房颤动P波消失，代之以大小不等，形态不同，间隔不均匀的颤动波，频率为400～700次/分。心室节律绝对不匀齐，RR间期不等，QRS形态多正常。

【治疗要点】

1.药物转律，以地高辛快速饱和法为主。用法见室上性心动过速。

2.如药物转律无效则可选用食管心房调搏超速抑制复律（仅用于心房扑动）或直流电转复治疗。

六、阵发性室性心动过速

阵发性室性心动过速早产儿少见，也是严重的心律失常。

【诊断要点】

1.临床表现

（1）阵发性室性心动过速多见于严重的器质性心脏病如病毒性心肌炎、先天性心脏病、心肌病等。也可见于某些严重全身性疾病的终末期，或某些药物如洋地黄等中毒、严重电解质紊乱以及心导管检查、心外科手术等。

（2）临床表现多较严重，有原发病的临床表现。由于室性心动过速，致心排血量降低，可有心源性休克及心力衰竭的表现，患儿面色苍白，心音低钝，血压下降，末梢循环不良。也可出现心源性脑缺血，致惊厥、昏迷等。心室率一般在200次/分以下。

2.辅助检查　心电图可见3个以上连续的室性期前收缩，QRS波宽大畸形，T波与主波方向相反。可见与QRS波无关的窦性P波，心室率为150～200次/分。

【治疗要点】

首先为病因治疗。抗心律失常药物可用利多卡因，每次1mg/kg，加入20ml 5%～10%葡萄糖溶液中静脉缓慢推注，必要时5～10分钟可再重复1次。转律后静脉滴注维持，每分钟0.02～0.05mg/kg，也可用苯妥英钠，尤其对洋地黄中毒引起者，每次2～4mg/kg，溶于生理盐水20ml中缓慢推注。如无效，5～10分钟后可重复1次。还可用普罗帕酮或普萘洛尔静脉注射。如药物治疗无效，也可用直流电复律。

七、房室传导阻滞

【诊断要点】

1.临床表现

（1）三度房室传导阻滞分为获得性和先天性两种，前者在新生儿多见于心脏手术后造成的心肌和传导系统的损伤，偶见于严重感染所致的心肌炎症。

（2）母体产生的抗体使胎儿时期的传导系统受到损害。约30%的患儿可能与先天性心脏病有关，常见的有房室间隔缺损、右位心、纠正性大血管转位和单心室，偶见于心内膜弹力纤维增生症。

（3）心室率在50～80次/分的患儿可无症状，仅在体检时发现。如无其他心脏合并畸形，心脏听诊时常发现胸骨左缘Ⅱ～Ⅲ级收缩期杂音和心尖区舒张期第三心音，这是由每搏输出量较高所引起。心脏第二心音正常，无震颤和咯喇音。心率在30～45次/分时，多出现呼吸困难，气急，周围性发绀及充血性心力衰竭。

（4）早产儿出生时心率正常，随访逐渐减慢，伴呼吸困难，应考虑高血钾的可能。窦性心动过缓与完全性房室传导阻滞在心电图上很容易鉴别。使用洋地黄的新生儿出现药物中毒时，可发生完全性房室传导阻滞。

2. 辅助检查　心电图示心室率大多为40～80次/分，心房率为70～200次/分，偶见心房扑动，可有室性期前收缩，QT时限可延长，QRS波增宽示合并束支传导阻滞。

一度：心电图主要表现为PR间期延长，新生儿期大于0.12秒，房室比例仍保持1∶1。其发病原因有先天性心脏病、心肌炎等，但临床上最常见的原因是洋地黄作用，此非停药指征，宜密切随访观察。体征除心脏第一心音较低外，余无其他特殊表现。只需给予针对病因的治疗。

二度：窦房结的冲动不能全部传达心室，因而造成不同程度的逸搏。心电图改变有两种类型。Ⅰ型（莫氏Ⅰ型），又称文氏型，PR间期逐步延长，终于P波后不出现QRS波，在PR间期延长的同时，RR间期逐步缩短，而且QRS波脱漏前、后两个P波的距离小于最短的RR间期的两倍，多见于地高辛中毒。Ⅱ型（莫氏Ⅱ型）：PR间期固定不变，但心室搏动呈现规律性脱漏。治疗针对原发疾病，但Ⅱ型有可能发展为三度房室传导阻滞，应予警惕。

三度：又称完全性房室传导阻滞，此型心房与心室各自独立活动，彼此无关。心室率比心房率慢。阻滞可发生于房室结或房室束，阻滞位置越低，则心室率越慢。QRS波越宽。

【治疗要点】

如无任何症状则不需治疗。有症状者试用阿托品和异丙基肾上腺素仅可获得短暂心率增快。目前异丙基肾上腺素仅用于为了改善心率，作为安放起搏导管的准备。

应用起搏器的指征：①充血性心力衰竭伴QRS时限延长；②伴有先天性心脏病需手术治疗，至少在手术过程中需安放临时起搏器；③早产儿心室率＜50次/分，尤其是出现心源性脑缺氧综合征患儿，一般可先试给经静脉的起搏导管7～10天，以改善心功能。

完全性传导阻滞一旦出现心力衰竭，应立即给予地高辛和利尿剂等抗心力衰竭治疗。如患婴伴有心肌疾病，地高辛常用剂量亦可引起中毒，宜谨慎使用。

第五节　早产儿心肌炎

心肌炎是由多种病因引起的心肌损害，其中以病毒感染为多见。其病理变化以心肌血管周围炎症细胞浸润和心肌纤维细胞溶解、坏死为特征。本病易致流行。本病主要由感染引起，以病毒感染为多，其中最重要的是柯萨奇B组病毒。临床表现不典型，又无特殊检查手段，病死率较高。

【诊断要点】

1. 临床表现

（1）轻重不一，且变化多端。多数在出生后1周内出现症状，如在出生后48小时内发病，则提示为宫内感染所致。起病形式多样，可呈暴发性经过，表现为急骤发展的烦躁不安、呼吸窘迫、发绀、皮肤苍白，酷似肺炎；也可先出现一些非特异性症状，如发热、嗜睡、呕吐、腹泻、黄疸。继而出现呼吸窘迫。

（2）循环系统的主要表现如下：①心排血量不足，表现为脸色苍白、多汗、肢冷、脉弱、体温不升，甚至导致心源性休克。②充血性心力衰竭，表现为呼吸急促伴呻吟、喘息、三凹征及发绀，肝超过肋下缘3cm以上、水肿、心音低钝、奔马律和肺部密集的细湿啰音。有些患儿可因心脏扩大压迫喉返神经出现声音嘶哑。③严重者偶见心脑综合征。④心脏体征包括与体温不成正比的心动过速、心音低钝、奔马律、期前收缩。部分患儿可在心前区闻及收缩期杂音。严重者病情进展迅速，于数天内因心力衰竭、心源性休克死亡。部分患儿可同时有神经系统表现，出现颈抵抗和惊厥。脑脊液检查可发现单核细胞增多，有助于该病的早期诊断。

（3）早产儿病毒性心肌炎的发病过程、流行病学及临床表现都有特点，诊断时要注意母亲在围产期有无感染性疾病；婴儿室、母婴病室有无交叉感染及暴发流行；临床表现常有多器官损害及类似败血症表现，迅速发生心力衰竭和心源性休克等。

2.辅助检查

（1）心电图：以P波为主的2个或2个以上主要导联（Ⅰ、Ⅱ、aVF、V_5）的ST-T改变持续4天以上伴动态变化，窦房传导阻滞、房室传导阻滞、完全性右束支或左束支阻滞，成联律、多形、多源、成对或并行性期前收缩，非房室结及房室折返引起的异位性心动过速，低电压（新生儿除外）及异常Q波。

（2）X线检查：可见心脏正常或向两侧扩大呈球形。透视下见搏动减弱。心力衰竭时可有肺淤血水肿。

（3）超声心动图：可见心脏大小正常或扩大，应除外心脏结构异常的先天性心脏病。

（4）心肌酶学检查：血清中较有意义的是肌酸磷酸激酶（CK）的同工酶CK-MB及肌钙蛋白（CTnI或CTnT）增高。

（5）确诊指标：自患儿心内膜、心肌、心包（活检、病理）或心包穿刺液检查，发现以下之一者可确诊本病：①分离到病毒；②用病毒核酸探针查到病毒核酸；③特异性病毒抗体阳性。

（6）参考依据：①自患儿粪便、咽拭子或血液中分离到病毒，且恢复期血清同型抗体滴度较第一份血清升高4倍以上或降低至1/4以下；②病程早期患儿血中特异性IgM抗体阳性；③病毒核酸探针从患儿血中查到病毒核酸。具有以上阳性结果之一者结合临床表现可考虑心肌炎系病毒引起。

3.诊断依据　临床观察到心功能不全、心源性休克或心脑综合征；X线或超声心动图显示心脏扩大；心电图异常表现。三者中具备2项，发病同时或发病前1～3周有病毒感染证据。同时具备病原学确诊依据之一者可确诊为病毒性心肌炎，具备病原学参考依据之一者可临床诊断为病毒性心肌炎。需除外其他性质的心脏病或心肌损害。凡不具备确诊依据的应给予必要的治疗及随诊，根据病情变化确诊或除外心肌炎。

【治疗要点】

1.休息 避免对患儿的过度体检和护理操作，减少对早产儿的刺激，对有心功能不全、心脏增大的早产儿，尤其要强调减少哭闹。

2.维生素C治疗 急性期大剂量维生素C对促进心肌细胞病变的恢复、纠正休克、保护心肌细胞具有显著疗效。剂量每次100～200mg/kg，缓慢静脉推注，每日1～2次，重症者可以每4～6小时一次，2～4周为一个疗程。同时可给予改善心肌代谢的药物治疗，如1,6-二磷酸果糖、肌酸磷酸等。

3.治疗心源性休克 出现心源性休克、完全性房室传导阻滞者可用肾上腺皮质激素治疗，常用地塞米松或氢化可的松。地塞米松0.25～0.5mg/（kg·d），静脉推注，每日1～2次；氢化可的松5～10mg/（kg·d），静脉滴注。疗程一般为1～2周。也可用醋酸泼尼松龙治疗，剂量为2.5～5mg/kg，静脉滴注，一般用3～5天。

4.静脉免疫球蛋白 剂量为2g/kg，静脉滴注。

5.免疫抑制剂 可用于重症病毒性心肌炎的患儿。卡托普利治疗柯萨奇病毒B3引起心肌炎获得较好疗效，剂量为0.1～1mg/（kg·d），每8小时口服一次，疗程为4周。

6.纠正心力衰竭 尽可能避免或减少使用正性肌力药物，以减少心肌负荷。洋地黄虽然不增加心肌的氧耗，但心肌炎时，心肌应激性增高，易发生洋地黄中毒而产生心律失常，需要慎用。如需应用，应减小剂量，通常用饱和量的1/2～2/3。

7.控制心律失常 对疾病中出现的心律失常，只要不影响心功能，一般不予治疗。

8.预后 大多数患儿预后较好，少数转为慢性或留有后遗症，发病年龄越小，相对预后较差。心脏显著增大者易发生慢性心功能不全，预后差。而有严重心律失常者易发生猝死。

（李宇丹　李　冬）

第六节　早产儿休克

休克是由多种病因引起的以微循环障碍为特征的危重临床综合征，为早产儿常见的急症，也是多见的死亡原因之一。此征可出现生命重要器官的微循环灌流量不足，有效循环血量降低及心排血量减少。细胞不能充分利用氧，发生结构和功能的损害。

【诊断要点】

1.临床表现

（1）由于开始时早产儿代偿能力尚佳，早期症状如脉速、嗜睡、肌张力降低等表现可以很轻，为时也较短，易被忽略。随之则迅速出现器官功能不全征，可有意识障碍；心脏受累呈脉搏增速或减慢、微弱或摸不到；呼吸浅促不规则或呼吸暂停；外周循环障碍可有皮肤苍白、发绀、四肢凉及毛细血管再充盈时间延长；肾脏受累显示尿量减少。病程中有拒食、腹胀及黄疸加重等。出血性休克当其失血量为10%～15%时，血压仅轻度下降，尚无心率增快表现，当达20%～25%时，心脏和其他脏器血流量减少，灌注不足，则可出现明显的临床症状，甚至危及生命。因此，严格记录血压、体温、脉搏、呼吸等生命体征相当重要。

（2）根据病史、详细体检和动态观察，一般可以及时诊断。患儿除有早期的临床表现外，监护很重要。休克时体温大多低下。如为低出生体重儿，母亲妊娠期有败血症，或多胎妊娠、脐带脱垂及分娩前24小时内母亲阴道出血所娩出的婴儿，有可能发生休克，应常规检测心率、呼吸次数和血压。早产儿肺透明膜病、硬肿症及临产前或分娩过程中其母亲使用过镇静剂或麻醉剂常易发生休克，应注意。胎内输血而失血的胎儿，如出生后血细胞比容降至40%以下时，表现面色苍白、血压下降。

2.辅助检查 其他检查有血细胞比容、血红蛋白、红细胞、心电图、电解质、血气分析、脉搏氧饱和度（SpO_2）、胸部X线片及血培养等。如外周循环不良，SpO_2下降与PaO_2的差别大。感染性休克时，可测血C反应蛋白、内毒素、肿瘤坏死因子-α、内皮素、白介素-6、白介素-1、β-内啡肽和血小板活化因子等，帮助早期诊断和指导治疗。根据血压、脉搏性质、皮肤温度和颜色等进行评分，将新生儿休克分为轻、中、重三度，如表13-6-1所示。

表13-6-1 休克评分标准

评分	血压/kPa	脉搏	皮肤温度	皮肤颜色	皮肤指压转红
0	>8	正常	正常	正常	正常
1	6～8	弱	发凉	苍白	轻度变慢
2	<6	触不到	冷	发花	严重变慢

注：根据以上5项体征评分数值之和计算，0～3分为轻度休克，4～6分为中度休克，7～10分属重度休克。

【治疗要点】

1.治疗监测 体温、导管前后氧饱和度、血压监测（有创最好）、连续监测心电图、血pH、尿量、血糖、钙离子等。

2.改善通气和供氧 在抢救中通气及供氧应放在首位。不论血气结果如何，都应及早供氧，当出现呼吸加快或由快转慢、呼吸节律不整，吸氧下发绀加重，血二氧化碳分压>6.7kPa（50mmHg）时，均要机械通气。

3.扩充血容量 其目的是改善微循环、补充血容量、维持各脏器的血供。输液原则是采取充分扩容的方法。以生理盐水（10ml/kg）扩容。如有明显急性失血，则需输全血或新鲜冰冻血浆，血细胞比容降至35%以下，可使用浓缩红细胞。超量补液会带来肺水肿，需动态观察静脉充盈程度、尿量、血压和脉搏等指标，可作为监测输液量多少的参考指标。在补充血容量时，需考虑纠正血液流变学的障碍，注意输血和输液的比例，一般可参考血细胞比容的变化，选择全血、胶体液或晶体液，使血细胞比容控制在40% ～ 45%。

4.应用血管活性药物　必须在纠正血容量和酸中毒的基础上应用。多巴胺是治疗各类型休克的首选药物，其药理作用随剂量而不同。常用5 ～ 10μg/（kg·min），维持至休克纠正后24小时。对重症休克可用多巴胺10μg/（kg·min）以上，并加用酚妥拉明2 ～ 5μg/（kg·min）以解除多巴胺的血管痉挛作用及协同增加心肌收缩力。多巴胺无效或心源性休克，可用有增强心肌收缩力作用的多巴酚丁胺5 ～ 15μg/（kg·min）。如心率＜120次/分，用多巴胺3 ～ 5μg/（kg·min）加异丙肾上腺素0.1 ～ 1.0μg/（kg·min），异丙肾上腺素从小剂量开始，维持心率160次/分左右。

5.肾上腺皮质激素　可解除血管痉挛，减低外周阻力，改善微循环，对感染性休克可防止毒素进入，并控制其病情发展。在肾上腺功能不全、过敏性休克时，首选地塞米松1 ～ 2mg/kg或氢化可的松10 ～ 20mg/kg，每3 ～ 4小时静脉内注入1次。大剂量有阻断α受体的作用，可致周围血管阻力降低，使心排血量增加。

6.感染性休克的治疗　及早诊断是治疗成功的关键。必须给予有力的抗生素以控制感染。在使用抗生素前，要做血、尿、粪、胃液、脑脊液及感染部位渗出液的培养和药敏试验。

7.失血性休克的治疗　需立即扩容，先用新鲜血浆或用O型Rh阴性的红细胞混悬在AB型血浆中输注，最好用患儿及其母亲都做过交叉配血的新鲜同型血，剂量为10 ～ 20ml/kg，紧急处理后根据血红蛋白、红细胞、血细胞比容做进一步补充。其计算公式为血红蛋白缺失（g/L）×6（ml）×体重（kg）=所需全血量（ml）。扩容可按每分钟2 ～ 3ml/kg的速度输入。对慢性失血而血细胞比容降至40%、收缩压＜5.3kPa（40mmHg）者，亦应输血，但血细胞比容较低者，因其对输血的耐受力差，一次仅能输入15 ～ 20ml/kg，每周可给3 ～ 5次。

8.心源性休克的治疗　主要针对病因治疗，纠正低血糖和低血钙。

第七节　早产儿心力衰竭

早产儿心力衰竭是以血流动力异常为特征，由神经体液系统失衡、心脏及外周血管内皮功能障碍和细胞因子活性增高等因素所控制的复杂综合征。使心排血量不能满足全身组织代谢所需的状态，是常见急症。其病因和临床表现与其他年龄小儿有所不同，并易与其他疾病混淆，如不及早处理，常可危及生命。

【诊断要点】

1.临床表现

（1）心动过速，安静时心率持续为160～190次/分，心音减弱，且可出现奔马律，心脏扩大。

（2）烦躁不安或萎靡，血压一般尚正常，但当心排血量显著减少时，血压可下降，面色发灰，皮肤出现花纹。

（3）呼吸急促（＞60次/分）浅表，发绀，呼吸困难，肺部干啰音或湿啰音。

（4）肝超过肋下缘3cm以上或短期内进行性增大，或用洋地黄后缩小。

（5）慢性心力衰竭者主要表现为食欲减退，喂奶时气促易疲乏，体重不增。

（6）晚期心力衰竭者可表现为心动过缓，呼吸减慢，呼吸暂停等。

（7）早产儿心力衰竭发展快，面色苍白，脉搏细弱，心音弱，心杂音常不能闻及，心率甚至减慢，呼吸快，两肺满布啰音或呼吸减慢、暂停，此时诊断有一定的困难，但肝大、心界扩大、肺淤血同时存在，提示心力衰竭。

（8）有呼吸急促、心动过速、心音减弱、肝大、肺底出现湿啰音等体征时诊断可成立。应结合病史、体征、X线、超声、血电解质、血气分析，血糖等检查以明确引起心力衰竭的原发病。

（9）早产儿由于解剖特点，心力衰竭表现可有以下特点：①常左右心同时衰竭；②可合并周围循环衰竭；③严重病例心率和呼吸可不增快；④肝大以腋前线较明显。

2.辅助检查　胸部X线片示心脏扩大，心胸比例＞0.6及肺水肿。

【治疗要点】

1.原发病及诱因的治疗　是解除心力衰竭的重要措施。如复杂心脏畸形及时手术矫治。

2.一般治疗　给适中温度及重症监护（心电、呼吸、血压及周围循环监护），肺水肿时取半卧位，控制输液总量与滴速，必要时给镇静剂。心力衰竭均需供氧，但对动脉导管开放依赖生存之先天性心脏病患儿供氧应慎重。因血氧增高可促使动脉导管关闭，辅助呼吸。如低血糖、低血钙、低血镁、低血钾或高血钾给予纠正代谢紊乱治疗。

3.补液　补液量一般为80～100ml/（kg·d），凡有水肿可减为40～80ml/（kg·d），补钠1～4mmol/（kg·d），补钾1～3mmol/（kg·d）。最好依据测得电解质浓度决定补给量，宜24小时平均给予。

4.洋地黄类药物　一般推荐用地高辛，紧急时先给首剂地高辛化量的1/3～1/2，余量分2～3次，各间隔4～8小时给予。末次给药后8～12小时开始给维持量，剂量为饱和量的1/4，分2次，每12小时1次。全程维持量法适用于慢性心力衰竭，即以地高辛维持量均分2次，每12小时1次，经过5～7天后，血清地高辛浓度与洋地黄化后再给维持量相似。

急性心力衰竭也可静脉注射西地兰，每次剂量为0.01～0.015mg/kg，必要时间隔2～3小时重复，一般用1～2次后改为地高辛静脉给药，洋地黄化，24小时内完成。早产儿比年长儿易于引起洋地黄中毒，因此临床或心电图上发现任何洋地黄中毒的可疑征象均需用心电监护并暂时停药。

洋地黄中毒的解救：立即停药，监测心电图。血清钾低或正常，肾功能正常者，用0.15%～0.3%氯化钾溶液静脉滴注，总量不超过2mmol/kg，有二度以上房室传导阻滞者禁用。窦性心动过缓、窦房阻滞者可用阿托品0.01～0.03mg/kg静脉或皮下注射，有异位节律者首选苯妥英钠2～3mg/kg，在3～5分钟静脉缓注，必要时每15分钟重复1次，最多不超过5次。利多卡因用于室性心律失常者，静脉注射每次1～2mg/kg，必要时5～10分钟重复1次，总量不超过5mg/kg，二度或三度房室传导阻滞者可静脉注射异丙肾上腺素，按0.15～0.2μg/（kg·min），必要时用临时心内起搏，也可用抗地高辛抗体，1mg地高辛需要用1000mg地高辛抗体。

5.儿茶酚胺类药物

（1）多巴胺：适用于低心排伴低血压。3～5μg/（kg·min）扩张肾血管，增加尿量；5～10μg/（kg·min）可增加心排血量和外周血管阻力；>10μg/（kg·min）进一步增加血管外周阻力；>20μg/（kg·min）可诱发快速心律失常。

（2）多巴酚丁胺：适用于低心排但血压稳定。剂量为2～20μg/（kg·min）。

（3）异丙基肾上腺素：适用于心动过缓导致的低血压。剂量为0.05～2μg/（kg·min）。

（4）去甲肾上腺素：各种原因休克的首选血管收缩剂，提高平均动脉压的作用强于多巴胺，且对心率影响小。剂量为0.05～2μg/（kg·min）。

（5）肾上腺素：治疗急性低心排，多用于心肺转流术后低心排状态或心搏骤停时应用。剂量为0.05～0.2μg/（kg·min），心搏骤停时剂量为每次0.1～0.3mg/kg。

6.磷酸二酯酶抑制剂　米力农0.25～1μg/（kg·min），用药后心脏指数增加，肺毛细血管楔压降低，运动耐力增加，适用于重度心力衰竭患儿。

7.β肾上腺素受体拮抗剂和钙拮抗剂　肥厚型心肌病患者采用β肾上腺素受体拮抗剂或钙拮抗剂治疗改善心室舒张功能。

8.利尿剂　作用于肾小管不同部位，抑制对钠、氯的重吸收而发挥利尿作用，可减轻肺水肿，降低血容量、回心血量及心室充盈压，发挥减低前负荷的作用。需长期应用利尿剂的患者，宜选择氯噻嗪或双氢氯噻嗪，加服螺内酯，前者利尿的同时失钾较多，后者有保钾作用，故二者合用较为合理。

9.非药物治疗　体外膜氧合主要用于因肺部疾病严重缺氧者；无法手术纠治的复杂先天性心脏病等导致的难治性心力衰竭终末期可进行心脏移植。

（李宇丹）

第14章

早产儿血液系统疾病

第一节 早产儿营养性贫血

早产儿贫血程度与胎龄、出生体重及营养状况有直接关系。无营养缺乏的早产儿也会发生贫血，缺乏铁、叶酸、维生素B_{12}、维生素E时会加重贫血。

【诊断要点】

病因：

1.早产儿机体代谢对氧的需求量低，血红蛋白下降为生理性反应。

2.出生后采血导致医源性失血。

3.早产儿红细胞寿命为40~60天，而成人为120天。

4.早产儿血容量扩大导致血液稀释。

5.低氧刺激引发的促红细胞生成素（EPO）合成反应不足。

6.各种营养素的缺乏：铁、叶酸、维生素B_{12}、维生素E、铜等。

【治疗要点】

1.输血疗法 早产儿红细胞输注适用于补充采血过多，或出现缺氧的症状（如心动过速、呼吸急促、呼吸困难、呼吸暂停、喂养困难等）而适当使用EPO治疗无效者。

2.重组人促红细胞生成素疗法 贫血并有缺氧性脑损伤者可早期使用EPO。

3.铁剂治疗 元素铁剂量为2~3mg/（kg·d），补充时间3~12个月。

第二节　早产儿失血性贫血

早产儿失血性贫血可发生在出生前、出生时或出生后3个不同时期。其临床表现因失血的急缓及失血量而异。

（一）出生前失血性贫血

【诊断要点】

主要经胎盘失血，包括胎儿-胎盘出血、胎儿母体输血及双胎输血综合征。

1.病因

（1）胎儿-胎盘出血：脐带绕颈、剖宫产。

（2）胎儿母体输血：少量的婴儿血经胎盘进入母亲的血液循环，病理情况下则更易发生，出血量可能更大。

（3）双胎输血综合征：双胎胎盘间有共同的血管床。

2.临床表现

（1）胎儿-胎盘出血：胎盘实质出血或胎盘后血肿。

（2）胎儿母体输血

1）胎动突然意外减少。

2）长期缓慢出血时婴儿会出现缺铁性贫血，呈小细胞低色素性。

3）出生时即有贫血，网织红细胞增高。

4）出生时Hb正常，24小时后下降。

5）母亲可能出现寒战、发热等输血反应，严重者出现溶血反应，可导致急性肾衰竭。

（3）双胎输血综合征

1）急性型：常在分娩时急性大量出血，双胎体重相似，但Hb不同，供血儿出生时有低血容量，可有休克、低血压；受血儿可出现高黏滞血症及高胆红素血症、充血性心力衰竭、胎儿水肿。

2）慢性型：供血儿有贫血，网织红细胞增多，少尿及羊水过少，充血性心力衰竭；受血儿可能发生DIC。

3）无心双胎：是引起双胎输血的罕见型，双胎间存在大的动脉-动脉分流，无心胎儿的单脐动脉血可反流，循环由另一胎儿支持，该胎儿称泵双胎。

3.诊断手段

（1）胎儿-胎盘出血：脐静脉受挤压阻塞、剖宫产手术中结扎脐带前婴儿位置高于胎盘。

（2）胎儿母体输血

1）母亲血液循环中找到胎儿红细胞。

2）母血胎儿血红蛋白定量分析：正常成人血红蛋白F（HbF）含量≤2%，妊娠期母血HbF含量有生理性增加。

3）甲胎蛋白（AFP）定量：胎儿母体输血后母血中的AFP升高。

4）流式细胞术：具有简便、客观、更精确定量等特点。

5）荧光显微镜技术：具有省时、廉价、准确等特点。

（3）双胎输血综合征

1）产前诊断：①产前B超诊断方法。双胎输血综合征的诊断标准：单绒毛膜双羊膜囊双胎；羊水容量有差异；受血儿羊水过多，供血儿羊水过少。②输注诊断法。

2）产后诊断：①胎盘，供血儿胎盘苍白、水肿、萎缩（绒毛有水肿及血管收缩），羊水过少，羊膜上有羊膜结节。受血儿胎盘色泽红、充血。②血红蛋白水平：双胎间Hb水平相差可达50g/L以上。③体重差异：若二者差异≥20%，输血是慢性的，急性输血者差异小，此外孕周较小时体重差异小。个别供血儿体重大于受血儿。

【治疗要点】

对出血量大但未成熟的胎儿可行宫内输血，已成熟者应终止妊娠。

1.胎儿宫内输血　使用Rh与母同型的O型浓缩红细胞，并要求与母亲血清配型试验无凝集现象。

2.母亲处理　母亲与胎儿Rh血型不合时，可预防性给予RhD免疫球蛋白。

3.新生儿处理　新生儿贫血可输入浓缩红细胞，对慢性贫血有心力衰竭时可给予部分换血疗法。

（二）出生时失血性贫血

【诊断要点】

1.病因　多由分娩时产科意外情况、胎盘及脐带畸形引起。

2.临床表现　出生时即有苍白、心率快等症状，重者呼吸不规则、心音低钝、哭声细，甚至出现休克、中心静脉压明显下降或以死胎、死产娩出。

【治疗要点】

1.出生前处理　①重复羊膜穿刺减压法；②经腹腔注射白蛋白或输血；③钕-钇铝石榴石激光；④经胎盘给予地高辛；⑤选择性灭胎术。

2.出生后的处理

（1）急性型：供血儿如有循环不良、心动过速、低血压时，可给予机械通气供氧，最好采用浓缩红细胞或扩容剂扩容，20～30ml/kg静脉注射。

（2）慢性型：根据供血儿贫血程度决定输血或早期补充铁剂，及时发现并处理低血糖症。受血儿如有严重的红细胞增多症，应部分换血。处理低血糖症、低钙血症及高胆红素血症。

（3）宫内双胎之一死亡：存活者做头颅CT扫描，确定神经系统损伤情况。检查肾功能，以除外肾皮质坏死，并随访生长发育情况。

（三）出生后失血性贫血

【诊断要点】

1.病因　脐带、胃肠道、内出血及医源性失血。

2.临床表现　根据出血量及出血部位不同，可有面色苍白、呕吐物仅有新鲜血等不同表现。

（1）维生素K缺乏可导致胃肠道出血。

（2）产伤导致的内出血常见头颅血肿、颅内出血等。

（3）坏死性小肠结肠炎是早产儿消化道出血的常见原因，可有相应症状。

【治疗要点】

1.补充维生素K。

2. 失血量大时，如有低血压应紧急输血。

3. 其他：如禁食、止血、补充凝血因子等。

第三节　早产儿溶血性贫血

溶血是指因各种因素导致的红细胞寿命缩短或被破坏，如果红细胞破坏过多、过快超过骨髓造血代偿能力时产生的贫血称为溶血性贫血。

【诊断要点】

1. 病因

（1）免疫性溶血性贫血。

（2）遗传性红细胞缺陷所致的溶血性贫血。

（3）非免疫性获得性溶血性贫血。

2. 临床表现

（1）死胎：这是最严重的类型。

（2）胎儿水肿：此型患儿多于出生后短期内死亡。

（3）贫血、黄疸：急性溶血导致的贫血的表现有心动过速、心力衰竭、呼吸窘迫等；慢性溶血导致的贫血则表现为苍白、体重增长缓慢等。

3. 病史　红细胞先天缺陷者常有家族遗传性溶血性贫血病史。

4. 实验室检查

（1）胎儿贫血：可通过采集水肿胎儿血液标本诊断胎儿贫血，或超声多普勒检测胎儿大脑中动脉收缩期峰值流速，是预测胎儿贫血的可靠指标。

（2）红细胞破坏的证据：新生儿血清间接胆红素的快速增加是红细胞破坏的主要表现。

（3）新生儿贫血的证据：新生儿血红蛋白或血细胞比容低于相应日龄正常范围的2个标准差。

（4）红细胞生成代偿增加：新生儿贫血导致血红蛋白下降，网织红细胞反应性增加，外周血出现幼稚红细胞。

【治疗要点】

1.病因治疗

（1）对孕母前一胎有重症黄疸史者应寻找原因，监测胎儿在宫内情况及大脑中动脉收缩期峰值流速，及时进行必要的治疗。

（2）对已知病因或有可疑病因者则按该病的遗传规律（如与遗传有关）对孕母及其丈夫进行筛查，对有可能娩出溶血性贫血小儿的孕母进行产前防治。

（3）避免围生期窒息及产伤，慎用或不用易导致溶血的药物。

（4）采取预防孕母及新生儿感染的措施。

（5）骨髓移植：以期提供正常的细胞和纠正异常的细胞。

（6）基因治疗。

2.对症治疗

（1）贫血：宫内输血、抗心力衰竭和利尿、输注浓缩红细胞、叶酸、维生素E及促红细胞生成素治疗。

（2）高胆红素血症：降低血清间接胆红素浓度至危险阈值以下，常用方法有换血疗法、光照疗法及药物治疗等。

（徐　军）

参 考 文 献

江伟，高玉娟，2020．促红细胞生成素在多种贫血中的临床意义．临床与病理杂志，40（1）：153-156

邵肖梅，叶鸿瑁，丘小汕，2019．实用新生儿学．5版．北京：人民卫生出版社：756-764．

第15章

早产儿常见泌尿生殖系统疾病

第一节 早产儿肾功能特点及检查方法

一、早产儿肾功能特点

胎儿期肾脏的发育出现于第4周，肾单位形成在妊娠34周，每侧肾脏约有100万个肾单位，但是功能尚不成熟，出生时肾小球平均直径只有成人的1/3～1/2，肾小管平均长度相当于成人的1/10，肾脏的各种生理功能在1～1.5岁时才达到成人水平。

（一）肾小球滤过功能

肾小球滤过率（GFR）随胎龄增长而增加，足月儿GFR为成人的1/15，为21ml/（min·1.73m^2），胎龄28～30周GFR为10.2～13ml/（min·1.73m^2），32～34周为14ml/（min·1.73m^2），34～36周为20ml/（min·1.73m^2）。胎龄＜34周的早产儿肾小球滤过功能成熟缓慢，如存在窒息、败血症、肺透明膜病等情况时，可使其成熟进一步减慢。

（二）肾小管功能

1. 钠平衡 早产儿出生后肾小管成熟落后于肾小球，近端肾小管重吸收钠能力较足月儿差，远端小管吸收功能有限，易出现钠丢失，导致低钠血症。

2. 钾平衡 无论是早产儿还是足月儿均可维持适当的钾平衡，早产儿出生后前3周血钾较高，可高达6～7mmol/L，出生后48小时内小早产儿存在明显高钾血症。

3.浓缩与稀释功能　胎儿26周出现渗透压和容量感受器刺激抗利尿激素分泌，同时肾脏对抗利尿激素有反应。足月儿尿渗透压为700～800mOsm/L，早产儿为600～700mOsm/L，而成人可达1400 mOsm/L，浓缩能力随日龄增加而增高，故新生儿尤其是早产儿入量不足时易出现脱水。新生儿肾脏稀释功能较好，但肾小管中尿液流速低，排出量少，当入液量过多或输液速度过快时也易发生水潴留及水肿。

4.酸碱平衡　与儿童及成人相比，新生儿肾小管碳酸氢根阈值低，仅为19～21mmol/L（成人为25～27mmol/L），早产儿可低至14mmol/L，血液缓冲能力较差，易发生代谢性酸中毒。

尽管新生儿已具备一定的酸化尿液的能力，但处理的反应和能力不足，表现为不能建立足够的 H^+ 梯度，泌氢产氨能力差，给予氯化铵负荷时，尿中铵盐和可滴定酸排出率均较低。上述酸负荷反应随日龄的增加而增强，1～2个月后早产儿与足月儿接近，2岁时达成人水平。

二、早产儿肾功能检查方法

（一）尿液检查

1.排尿与尿量　约1/3新生儿分娩过程中或出生后不久即排尿，92%的新生儿出生后24小时内、99%出生后48小时内开始排尿。出生后最初数天每天排尿4～6次，1周后可增加至每天20～25次。出生后最初2天内每天尿量为15～30ml/kg，早产儿由于肾小球滤过率低，尿量低于足月儿，3～6个月为成人的1/2，2岁达成人水平，早产儿达到成人GFR水平可能会延迟。

2.尿比重和渗透压　足月儿最大尿渗透压为800mOsm/L，2岁时接近成人水平1400mOsm/L，早产儿可达到700mOsm/L。由于早产儿不能授粉稀释尿液，对急性水负荷的反应可能受限，过度液体输入使其出现低钠血症、高血容量的风险增加。

新生儿尿浓缩能力差，哺乳期尿比重为1.006～1.008。

3～5天的新生儿，尤其是早产儿，尿中可能有微量蛋白。少数早产儿因肾单位发育不成熟，当血糖低于5.5mmol/L时，可出现尿糖。

（二）肾功能检查

1. 肾小球功能　血清肌酐水平是新生儿最简单、最常用的评价肾功能的指标。足月儿血肌酐水平出生后2周下降至0.4mg/dl，早产儿出生后血肌酐水平下降不规律，在最初48小时先上升再降至平均水平。正常早产儿和足月儿推测GFR公式如下：

早产儿GFR＝0.33×身长（cm）/血清肌酐（mg/dl）
足月儿GFR＝0.45×身长（cm）/血清肌酐（mg/dl）

2. 肾小管功能

（1）尿中肾小管蛋白：β_2微球蛋白、α_1微球蛋白、尿视黄醇结合蛋白（RBP）尿中水平升高可作为肾小管损伤的标志。

（2）脲酶：尤其是N-乙酰-β-氨基葡萄糖腺苷酶（NAG），是反映近端小管损伤的指标，当出现病理损伤时，NAG含量增高。

（三）影像学检查

超声最常用。可用于发现合并腹部包块，鉴别肾脏大小和位置、肾积水、肾囊性疾病等，也可用于筛查早产儿因长期服用利尿药导致的肾钙质沉积的肾结石。

排尿期膀胱尿道造影（voiding cystourethrography，VCUG），可用于怀疑合并严重肾积水、肾发育不全或畸形等患儿，以评估尿道和膀胱，确定是否存在膀胱输尿管反流。

第二节　早产儿先天性泌尿系统畸形

（一）肾不发育

肾不发育包括先天性单肾缺如和双侧肾不发育。

【诊断要点】

可见于VACTERAL综合征的患儿，VACTERAL综合征异常包括：脊柱异常、肛门闭锁、心脏异常、气管食管瘘或食管闭锁、肾不发育或发育不良、肢体缺陷等。还可见于骶尾部发育不全综合征等，部分其他方面正常的新生儿，也可以出现肾不发育。

超声检查及排尿期膀胱尿道造影可以确定诊断。

【治疗要点】

患儿大多预后不良，单侧肾缺如多见于男孩，注意保护肾功能。

（二）肾发育不全

肾发育不全指肾脏小于正常50%以下，肾单位数量减少。肾发育不全可单独存在或合并其他脏器异常。

【诊断要点】

1.单纯肾发育不全　临床表现为肾功能不全、脱水、生长发育迟缓，早产儿居多，尿比重低。

2.节段性肾发育不全　大多以严重高血压为主要表现，其中50%可合并视网膜病变。

3.少而大的肾单位发育不全　临床表现主要为进行性肾功能不全，呕吐，不明原因的发热、脱水，多尿及生长迟滞，血压正常。

【治疗要点】

1.节段性肾发育不全并发高血压、感染或结石，可能需要做部分或全肾切除。

2.少而大的肾单位发育不全早期治疗包括维持水电解质平衡，维持营养，纠正贫血。

（三）肾囊性病变

肾囊性病变包括多囊肾、髓质囊肿、肾小球囊性病等。

【诊断要点】

腹部包块是多囊性肾发育不全最常见的症状。多囊肾在新生儿期存活者，常有进行性尿毒症、高血压，可触及肾脏增大。

超声、静脉尿路造影和CT是常用的诊断手段。

【治疗要点】

双侧孤立性多房性肾囊性变无法治疗，单侧病变可做肾切除。多囊肾主要处理高血压、心力衰竭及肾衰竭，新生儿期出现肾衰竭往往提示预后不良。

（四）融合肾

融合肾指双侧肾相融合，铁蹄形肾最常见。

【诊断要点】

胃肠道症状，主要因神经丛或输尿管受压所致。铁蹄形肾可并发其他畸形，如心血管或神经系统畸形。

下腹部查体触及肿物，静脉尿路造影显示肾长轴的延长线与正常肾盂相反，向尾侧融合。

【治疗要点】

无症状者不需要治疗，有压迫症状者可手术。

（五）肾积水

肾积水指上尿路明显扩张，是产前超声发现最常见的先天性异常。

【诊断要点】

产后诊断的肾积水包括：

1.生理性肾积水　与输尿管成熟延迟有关，可以在出生后2年内吸收。

2.输尿管肾盂连接处狭窄　是中到重度先天性肾积水最常见的原因，男孩多见。

3.输尿管膀胱连接处狭窄　是先天性肾积水第二位常见原因，放射性同位素扫描及排空后尿道拍片检查可以诊断。

4.后尿道瓣膜　是下尿道梗阻最常见原因。排空后膀胱尿道摄片可以诊断。

5.Eagle-Barett综合征　也称梅干腹综合征，特点为尿道膨胀梗阻，腹壁肌肉缺陷，双侧隐睾。

6.膀胱输尿管反流　已收缩的尿液逆行进入上尿道。排尿期膀胱尿道造影可以诊断。

【治疗要点】

生理性肾积水出生后2年内能吸收；输尿管肾盂连接处狭窄、输尿管膀胱连接处狭窄等则需要外科手术治疗；后尿道瓣膜治疗主要为泌尿道引流；梅干腹综合征新生儿期治疗包括改善尿路排尿，治疗肾功能不全和预防性应用抗生素。有关膀胱输尿管反流的治疗目前仍存在争议，包括预防性应用抗生素、外科修复手术等。

（六）尿道下裂

尿道下裂是泌尿生殖系统最多见的先天性畸形之一，男孩多见。

【诊断要点】

根据尿道口位置不同，临床分为四型。Ⅰ型，最常见，阴茎头型，畸形最轻。Ⅱ型，阴茎体型，尿道口可位于阴茎腹侧任何位置，严重者可影响排尿和生理功能。Ⅲ型阴茎，阴囊型。Ⅳ型，会阴型。

【治疗要点】

手术治疗，矫正外观和尿道成形。

第三节　早产儿泌尿系感染

早产儿泌尿系感染指某种细菌侵入尿路而引发的炎症，包括肾盂肾炎、膀胱炎和尿道炎。新生儿易因血行感染引起，男孩较多。感染途径主要有血行感染、上行感染、淋巴感染及直接感染，其中血行感染是新生儿期泌尿系感染的最常见途径。

【诊断要点】

1.临床表现　症状不一致，以全身症状为主，缺乏特异性，尤其是早产儿。主要为不规则发热或体温不升，吃奶差甚至拒乳。面色苍白，萎靡，呕吐，腹泻腹胀，体重不增。可有黄疸和惊厥。

2.实验室检查

（1）尿液常规检查：尿沉淀后沉渣，如白细胞＞10个/HP，或不离心尿沉渣，白细胞＞5个/HP，应考虑泌尿系感染。

（2）尿培养及菌落计数：菌落计数＞10^5/ml提示感染，$10^4 \sim 10^5$/ml为可疑，＜10^4/ml多为污染。

（3）血液检测：检测白细胞计数，对于危重患儿，应进行血培养及泌尿系统影像学检查。

【治疗要点】

1.一般治疗　包括营养及护理，保证足够的入量，保持水电解质平衡，局部清洁。

2.抗生素治疗　新生儿泌尿系感染以大肠埃希菌或其他革兰氏阴性杆菌为主，应根据尿培养及药敏结果，选用有效抗生素。经验性抗生素应用包括哌拉西林钠、阿莫西林和三代头孢菌素。用药疗程一般为2～4周。

第四节　早产儿肾衰竭

新生儿急性肾衰竭现在又称为新生儿急性肾损伤（AKI），由多种原因引起的肾功能急剧下降甚至丧失，表现为少尿和无尿，体液电解质紊乱，酸碱失衡及血浆中肾脏代谢产物（肌酐、尿素氮等）增高。早产儿由于肾小球滤过率低，肾小管功能不成熟，重吸收电解质及蛋白质能力低，尿浓缩功能差，使早产儿更易出现急性肾损伤。

【诊断要点】

1.病因　分为肾前性、肾性和肾后性。

（1）肾前性主要原因是肾灌注不足，占AKI的55%～60%。

（2）肾性主要原因为围生期缺血缺氧、血管病变、肾中毒、各种肾疾病等。

（3）肾后性主要见于各种泌尿系统畸形，如尿路梗阻、后尿道瓣膜、尿道憩室、包皮闭锁、尿道狭窄等。

2.临床表现　缺乏典型症状，根据病理生理改变和病程，分为无尿期、少尿期、多尿期和恢复期。

（1）无尿期和少尿期：主要表现为少尿，电解质紊乱，包括高钾血症、低钠血症、高磷血症、低钙血症、高镁血症等，代谢性酸中毒，氮质血症，水潴留。

（2）多尿期：尿量增多。如尿量突然增多，可出现脱水、低钠或低钾血症。

（3）恢复期：一般症状好转，尿量逐渐恢复正常，生化恢复正常。

3.实验室检查

（1）血清肌酐：是评价肾小球功能的常见指标。早产儿由于肾小管功能不成熟，血清肌酐不敏感且无特异性。

（2）其他检查：包括肾脏超声、CT和磁共振。

【治疗要点】

重点是治疗原发病，避免进一步损伤，改善肾功能。

1.早期治疗　重点为去除病因和对症治疗。

2.少尿期和无尿期治疗

（1）限制液体入量：每日计算出入量。早产儿不显性失水高于足月儿，为 $50 \sim 70ml/(kg \cdot d)$，注意避免水负荷过多。

（2）纠正电解质紊乱

1）高钾血症：停止外源钾摄入。轻度（$6 \sim 7mmol/L$）予以阴离子树脂口服；有心电图改变时，给予钙拮抗剂，同时用碳酸氢钠碱化尿液。

2）低钠血症：稀释性低钠血症多见。血钠 $< 120mmol/L$ 时可补充 $5\%NaHCO_3$，剂量为 $1ml/kg$，可提高血清碳酸氢钠 $1mmol/L$，可先提高 $2 \sim 3mmol/L$。

3）低钙血症：血清钙 $< 8mmol/L$，给予 10% 葡萄糖酸钙 $1 \sim 2ml/kg$ 静脉输入，同时注意补充适量维生素 D_2、维生素 D_3。

（3）纠正代谢性酸中毒：$pH < 7.2$ 时，给予碳酸氢钠，5% 碳酸氢钠 $1ml/kg$，可提高血清碳酸氢盐 $1mmol/L$。

（4）营养支持：AKI时热量至少 $40kcal/kg$，以糖和脂肪为主，适量蛋白质，少尿期不给钠、钾、氯。

（5）腹膜透析：当出现以下情况时考虑腹膜透析：液体过多，出现心力衰竭和肺水肿；持续性酸碱紊乱，代谢性酸中毒；严重高钾血症；氮质血症持续加重；无尿需要增加液体量达到适当营养者。

（6）持续性血液滤过：适用于严重AKI，尤其是心肺功能不稳定，液体负荷过多，严重的电解质和酸碱紊乱，严重凝血异常，外科手术或外伤不能行腹膜透析者。

3.恢复期治疗　利尿期前3～4天仍按照少尿期原则处理，以不出现脱水为原则，严密监测生化指标。

（李　冬）

参 考 文 献

邵肖梅，叶鸿瑁，丘小汕，2019. 实用新生儿学. 5版. 北京：人民卫生出版社：812.

第16章

早产儿常见神经系统疾病

第一节 早产儿神经系统临床检查方法及发育评估

一、早产儿神经系统临床检查方法

选择温暖、舒适的环境，动作需轻柔、快捷，最好在2次哺乳间进行。全面的新生儿神经系统检查应包括睡眠状态和清醒状态的情况，有时甚至要分段进行。检查内容包括一般状态、肌张力、原始反射等，并注意行为能力、脑神经的检查。早产儿的很多表现均与神经系统发育水平有关，故检查时结合胎龄大小进行评估十分重要。

1. 一般状况

（1）反应性：胎龄28周的早产儿，在轻微的晃动下，可从睡眠状态转为清醒，自发的反应机敏状态仅能持续短暂的数分钟。胎龄32周的早产儿，已有睡眠觉醒交替现象，不需刺激眼睛就能睁开，并有眼球的转动动作。

（2）姿势与自发性运动：早产儿仰卧时，颈部能贴近台面，其间无缝隙，如颈部与台面有一个三角形缝隙，说明颈部伸肌张力增高。

新生儿清醒时可有自发性的双手张开，肢体伸展、屈曲性交替动作，这些动作是连贯、柔和的，双侧肢体运动基本对称。患有严重疾病时自发运动会减少，双侧运动不对称，应注意是否有锁骨骨折、臂丛神经损伤等。早产儿肌张力偏低，韧带偏松弛，会表现出肘、腕、髋、膝等大关节大角度的活动，自发运动反而减少；然而当有声响刺激时，会引发肢体的快速颤抖动作，以上肢明显，这是神经兴奋性泛化的表现，属正常生理现象。胎龄越小，这些表现越明显，随着胎龄增加，表现与足月儿逐渐接近。

（3）哭声：早产儿在很多疾病状态时会表现出哭声异常。如严重脑损伤颅内压增高时，哭声高尖、无调；有巨大头皮血肿、帽状腱膜下出血、颅骨骨折时，头部自动处于某种固定位置，刺激时即哭而难止，但哭声短促，同时伴有面部痛苦表情；当疾病致全身不适时，可表现出哭闹不安，用通常方法难以安慰，失去正常的啼哭规律性；然而严重疾病时常表现为不哭少动，更需引起注意。

（4）头颅：注意头颅的大小与形状。小头时应注意妊娠中期以前是否有过宫内感染或其他高危因素。头围过大时，首先需通过影像学检查，鉴别诊断脑积水和巨脑。如果为脑积水，还应鉴别病因、是否合并其他畸形。

判断前囟紧张程度，饱满指囟门与周缘骨组织间的界限消失。冠状缝和矢状缝宽窄不一，需注意的是其动态变化，如短时间内明显增宽，警惕脑积水。严重脱水或体重不增的早产儿，有时骨缝可重叠。出生后即发现颅骨软化，应注意先天性佝偻病的存在。

（5）皮肤与脊柱：色素沉着或减退，有时在新生儿期不明显，在婴儿期逐渐转变为皮肤色素异常。

进行脊柱检查时，首先观察其自然的躯体伸展是否协调，然后引出屈体侧弯反射，即将新生儿置于俯卧位，检查者用手指轻轻刺激脊柱旁皮肤，引起躯干向刺激侧弯曲，双侧动作自如、对称。另外，应注意脊柱部位皮肤有无陷窝、肿物、色素痣、毛发等，警惕脊柱裂、脊膜膨出等。

2.肌张力　张力的高低与胎龄有关，胎龄越小，肌张力越低。

（1）被动肌张力：是肢体在被动运动时所产生的抵抗动作，可以通过伸屈肢体引发的被动性动作观察被动肌张力。

1）围巾征：使早产儿的颈部与头部保持正中位，将早产儿的手拉向对侧肩部，正常时肘部不过或刚到中线，如越过中线是上肢肌张力低下的表现。如手向对侧拉时阻力大，是肌张力高的表现。

2）前臂弹回：在新生儿双上肢呈屈曲状态时，如检查者拉直新生儿上肢，松手后，可见上肢即刻弹回到原有的屈曲位，一般在3秒内出现弹回动作。肌张力低下的表现是拉直肢体的阻力变小，弹回慢或无弹回动作。被动运动毫无阻力，见于脑的严重抑制状态、脊髓损伤或运动单位疾病。早产儿表现为肢体容易拉直，且弹回动作缓慢。如拉直上肢阻力过大，弹回速度极快，且牵拉前后肢体过度屈曲，提示肌张力增高。

3）下肢弹回：在新生儿髋关节处屈曲位时进行。检查者拉住新生儿的小腿，使之尽量伸直，正常的新生儿在检查者松手后下肢很快恢复原有屈曲位。

4）腘窝角：新生儿平卧位，检查者使新生儿下肢呈膝胸位，固定膝关节在腹部两侧，然后抬起小腿，观察腘窝角度，正常新生儿不超过90°。腘窝角过大，提示肌张力低下。腘窝角过小，安静时双大腿与腹壁贴近，拉开阻力大，是肌张力增高的表现。

（2）主动肌张力：是在被检查时克服地心引力而产生的肌肉张力，是主动性动作。

1）头竖立：观察颈部屈肌、伸肌的主动收缩能力。将新生儿由仰卧位拉向坐位，可见头部随之离开检查台面，坐直时新生儿头能够竖立1～2秒，然后向胸前方向垂下。头竖立是颈屈肌、伸肌张力平衡，共同作用的结果。如拉坐时头极度后垂，不能竖立或竖立不能维持均应视为异常。

2）手握持：新生儿仰卧位，检查者的手指从尺侧伸入新生儿的掌心，可感觉到抓握动作。不能抓握或抓握力弱为异常。

3）牵拉反应：在引出上述握持反射的基础上，检查者伸、屈新生儿上臂1～2次，在肘部伸直时突然提起新生儿，新生儿依靠手的主动握力和拉力，离开检查台面，一般不超过1秒。肌张力低下的新生儿仅能拉起部分身体或完全不能拉起。肌张力高的新生儿双手拉住检查者的手指，带起全身持续时间延长。

4）支持反应：检查者拇指与其他4指分开，放在新生儿双侧腋下，扶住胸部，支持新生儿呈直立姿势，在主动肌张力的支撑作用下新生儿的头部、躯干、下肢可呈现直立位。直立短暂或不能直立为异常。同样，下肢及躯干肌张力高的新生儿直立时间会延长，检查者也会感觉到新生儿下肢过于有力。

5）直立位举起试验：检查者双手置于新生儿腋下，将新生儿拉起呈直立位，然后向上举起，能感觉到新生儿上臂近端肌肉有足够力量与检查者的手相互作用。新生儿头部短暂处于中线位，膝、踝关节为屈曲位。如将新生儿举起时，有新生儿欲从检查者双手间滑脱的感觉，说明其肌张力低下，下肢、足也会有相应的自然下垂表现。

6）水平托起试验：检查者拇指与其他4指分开，双手拇指放置于新生儿背部，其他四指固定住新生儿胸部，慢慢将新生儿面朝下、背朝上托起，可见新生儿头处中位，有短暂的头在水平位直立的动作，背部直，肘、髋、膝、踝屈曲，并有抵抗性动作。严重肌张力低下时，不能克服地心引力产生抵抗性动作，自主运动减少，头及四肢均下垂，背部向下弯垂。

3.原始反射　正常情况下原始反射一般持续3～6个月后自然消失，新生儿阶段的原始反射长久持续存在，是神经系统异常的表现。

（1）吸吮反射：早产儿的吸吮动作相对较弱，动作持续时间短。存在严重疾病如严重缺氧、感染等时，吸吮减弱或消失。在4个月左右消失。

（2）觅食反射：早产儿此反应相对迟钝。

（3）拥抱反射：又称"Moro"反射。在新生儿仰卧、头处正中位时，检查者拉住新生儿双手并向上提拉，当颈部离开检查台面2～3cm时，即新生儿身体与台面呈10°～15°，检查者突然松开新生儿双手，恢复仰卧位，可见新生儿双上肢向两侧伸展，手张开，然后上肢屈曲内收。

这一动作过程似"拥抱"，有时伴啼哭，躯干和下肢有伸直动作。如无反应或动作不完全，应视为异常。肌张力增高或减低时都会对反射有不同程度的影响。拥抱反射在出生后3个月内最明显，4～5个月逐渐消失，6个月时不应再出现此动作。

（4）握持反射：严重脑损伤肌张力异常增高时握持反射过强。

（5）踏步反射：指新生儿躯干处于直立位时，使其足底接触检查台面，即可引出自动迈步动作，如扶新生儿顺其方向移动，可见双足迈出数步。检查时还可观察新生儿放置时的反应，需用一手托住新生儿一侧下肢，使另一下肢自然垂下，并使足背接触检查台边缘，即见足尖上翘，随即向前伸展。以上两种检查方法有同等意义。正常新生儿的踏步反射5～6周后消失，如3个月后仍存在属异常。

（6）屈体侧弯反射：当新生儿俯卧位时，检查者用手指在其一侧脊柱旁轻轻划动，引起躯干向同侧侧弯。正常时双侧运动幅度对称。出生后3个月反射即消失，严重脑损伤小儿此反射持续不消失。

（7）紧张性颈反射：新生儿安静、仰卧时，检查者突然将其头转向一侧，可见与头转向相同的一侧上下肢伸直，对侧上下肢屈曲。正常新生儿此反射2～3个月消失，脑瘫小儿此反射常增强，持续不消失。

（8）腱反射：检查时应使新生儿膝关节呈半屈位，用另一只手的示指或中指叩打肌腱即可引出。肱二头肌反射、肱三头肌反射及跟腱反射不易引出。

4.脑神经检查

（1）嗅神经：很少做此项检查，除非必需。检查时可用香精、橘皮等物品放在小儿鼻孔旁，如出现表情、呼吸节律、头部运动等改变，且有重复性，即可确定有嗅觉。禁用带有强烈刺激气味的物品作为检查用具。

（2）视神经：待其自动睁眼时，注意是否存在共同偏视，有无眼球震颤等。如强行扒开眼睑则适得其反，更不能用强光刺激。

（3）动眼神经、滑车神经、展神经：新生儿的眼球运动，可通过观察其自发的眼球水平向运动，或通过红球、人脸诱发新生儿眼的注视、追随动作做出评价。胎龄31周的早产儿，已开始有瞳孔的对光反射。

（4）三叉神经：新生儿很少做此项检查。轻触新生儿口周和面部皮肤，如引起口角运动，则表明三叉神经功能正常。

（5）面神经：注意新生儿吸吮、啼哭等时双侧面部运动、鼻唇沟是否对称，足以了解面神经功能。

（6）听神经：如新生儿对铃声、亲人的呼唤声有反应，特别是有声的定向反应，说明新生儿的听觉功能存在。

（7）舌咽神经、迷走神经、舌下神经：通过观察软腭、舌的运动，以及吞咽、啼哭动作，可以得知此组脑神经功能。

（8）副神经：观察新生儿自发的双向转头时的颈部动作是否对称，或检查者将其头先后转向两侧时，观察颈部动作。

二、特殊的神经系统检查

1.腰椎穿刺检查　用5号头皮针为新生儿做腰椎穿刺，操作过程更加便利、轻巧。缺点是难以准确测定脑脊液压力，容易损伤出血，易将上皮组织带入椎管，引起椎管内表皮样瘤发生。对早产儿进行腰椎穿刺的主要目的是确诊中枢神经系统感染。

2.颅透光试验　初步检查头皮下及颅内大量积液性改变。检查应在暗室内进行，正常时沿手电筒顶端海绵、胶皮圈外缘可见周边形成一个宽 $1\sim2cm$ 的环形透光带。当新生儿存在硬膜下积液或血肿后期时，透光带范围增大。如单侧病变，则双侧同一部位透光带不对称。当脑穿通畸形或严重脑积水时，透光范围甚至可扩展至对侧。

3.肌电图检查　肌电图（EMG）属电生理检查，主要记录肌肉与周围神经的电活动，反映脊髓前角运动神经元、周围神经、神经肌肉接头部位及肌肉本身的功能状态。由于此项检查为针刺激性有创检查，仅在特殊病情下才进行，如对先天性脊肌萎缩症的诊断，严重的新生儿肌力、肌张力低下的鉴别诊断等时。

4. 颅内压测定　临床上普遍性的检查方法是在原发病基础上，根据意识改变等神经系统症状、体征，并用手指触摸前囟，感觉张力变化等手段，综合判断是否存在颅内压升高。

三、神经发育的评估

神经系统的发育是小儿机体发育的重要组成部分，除神经发育不良引起的不同类型的脑损伤、脑畸形外，脑在发育过程中某一阶段还可能发生发育成熟障碍，出现脑功能缺陷。

【脑电生理检查对神经发育的评价】

1. 脑电图　脑电生理活动过程是脑功能活动的基本形式。如早产儿易于出现阵发性电活动，而且电活动的传导速度缓慢，同步化程度低，正常情况下也会有散发的棘波、尖波。30周以前的早产儿在脑电图上没有明确的觉醒睡眠周期，32周开始出现，37周后可明确区分。在34周左右脑电图由非连续图形逐渐转变为交替性图形，最后成为连续性图形。根据脑电图特点，可评估脑电活动成熟的程度与实际胎龄是否相符。

2. 诱发电位（EP）　是评估脑功能状态的另一种神经电生理检查方法。常用的EP检查方法分为视觉诱发电位（VEP）、脑干听觉诱发电位（BAEP）及躯体感觉诱发电位（SEP）。前两者应用较多，临床主要根据各个波的潜伏期及波幅评估特殊神经传导通路的电活动，胎龄越小，潜伏期越长，说明传导速度越慢。

（孙婷婷　李　冬）

第二节　早产儿神经系统影像检查方法

通过观察脑解剖结构的变化，辅助临床对疾病做出明确的诊断。

一、颅脑超声

1.新生儿颅内出血　可对出血部位、程度做出判断，动态地观察出血发生和逐渐吸收过程。在不同部位的出血中，超声对脑室周围-脑室内出血具有特异性的诊断价值。可及时发现脑室扩大引起的脑室周围白质损伤以及合并的梗阻性脑积水和出血性梗死。

2.新生儿缺氧缺血性脑病　脑水肿时超声影像变化为脑实质回声增强，脑整体结构模糊，清晰度降低，甚至脑的正常结构在影像上消失；脑血管搏动减弱，脑室受挤压而变窄，甚至难以辨认。早于临床常观察的前囟、颅缝的变化。脑水肿征象一般在7～10天恢复，如异常回声持续不退，且不均匀，脑室重现，提示存在神经元损伤后不可逆的改变。脑萎缩的特点是脑容积缩小，脑裂、脑外间隙变宽，脑回密集，脑沟加深。最严重的结局是多灶性液化，超声表现为低回声或无回声的囊腔。

3.早产儿脑室周围白质损伤　在白质缺血早期水肿阶段，超声影像表现为侧脑室前角附近、后角三角区旁及侧脑室外侧半卵圆中心、后角三角区附近白质不均匀性回声异常增强。损伤后3～4周在超声影像上可出现软化灶，继而出现脑室扩大，这是脑容积减少、髓鞘化障碍的重要影像特征。

4.中枢神经系统感染　具有严重宫内感染的母亲的胎儿，部分出生后超声可见神经组织损伤后形成的钙化点，主要分布于侧脑室周围和丘脑基底核区域。在化脓性脑膜炎时合并的脑室炎、脑脓肿等，超声均可显示。

二、脑CT

1.缺氧缺血性脑病　皮质及皮质下白质坏死，2～3周后液化形成空洞，最终发展为多囊、层状脑。另外，在缺氧缺血性损害发生同时，可伴有不同程度的颅内出血。早产儿因其血管发育特点，在缺氧后易发生脑室旁白质损伤。

2.颅内出血

（1）蛛网膜下腔出血（SAH）：CT扫描可有以下4种影像表现：①沿大脑半球表面沟回，出现线状高密度影。一般CT值＞40Hu时疑诊，CT值＞50Hu可确诊。②在各种脑裂、脑窦、脑池，包括纵裂、直窦、窦汇、四叠体池、小脑上池和小脑环池等处呈高密度影。③扩张的直窦与窦汇出血，呈现"Y"字形高密度影。④小脑幕上蛛网膜下腔出血时，呈"M"形高密度影。

（2）其他部位出血：对于早产儿最常见的出血类型，如脑室周围-脑室内Ⅰ度、Ⅱ度出血，CT诊断并未显示出优势。对Ⅲ度出血时的脑室扩大，Ⅳ度出血时的脑室旁白质受累及出血性梗死，以及出血后梗阻性脑积水的诊断，CT具有与超声同等的诊断效果。

3.脑先天畸形　CT可用于神经管闭合异常发生的脑膨出或脑膜膨出、不同类型的前脑无裂畸形、不同程度的胼胝体发育不全、小脑蚓部及小脑半球发育不全时的 Dandy-Walker综合征等的诊断。

三、磁共振

磁共振可用于新生儿颅内出血、缺氧缺血性脑损伤、脑发育异常的诊断。

（孙婷婷）

第三节　早产儿脑电图检查

早产儿脑发育成熟速度快，个体差异性大，脑电图变化大，目前尚无明确的正常早产儿脑电图（EEG）诊断标准。

一、睡眠周期

早产儿睡眠周期分为觉醒（wake，W）、活动睡眠（active sleep，AS）、安静睡眠（quiet sleep，QS）和不定型睡眠（indeterminate sleep，IS）。通过其行为、生理学参数，以及不同变量数值化分析，评价早产儿睡眠－清醒状态。

早产儿的睡眠周期一般稳定在50～60分钟，其长度随着年龄的增长而增长，并且随着早产儿脑发育成熟，安静睡眠时间逐渐延长。睡眠周期的行为、生理学参数见表16-3-1。

表16-3-1　睡眠周期的行为、生理学参数

参数状态	行为参数			生理学参数		
	眼睛	体动	面部活动	呼吸	眼动	肌电
W	睁眼，瞬目，闭眼时间不超过1分钟	肢体或躯体运动	皱眉、微笑、吸吮	快而不规律	持续性或间断性	阶段性
AS	闭眼	部分肢体运动	时有皱眉、微笑、吸吮	快而不规律	间断性	低水平
QS	闭眼	无	放松、安静	规律	无	高水平阶段性
IS	闭眼	介于AS和QS之间，睡眠状态不易确定	介于AS和QS之间，睡眠状态不易确定			

二、不同胎龄早产儿脑电图特点

脑电图成熟程度的变化反映了早产儿脑发育功能。脑发育成熟度与胎龄密切相关，与出生体重和出生后天数无明显相关性。不同胎龄早产儿的脑发育程度不同，表现出的脑电模式、成熟度、时间、空间分布等均不同，一般每1～2周脑电图即可表现出可以识别的变化，具体分析如下。

1.胎龄24～25周　睡眠周期：脑电图与行为表现不

一致，不能区分睡眠周期。背景活动：主要为不连续性波形；一般波幅＞50μV的波形持续时间＜60秒，波幅为15～50μV的波形持续时间在20～25秒。波形及分布：①α波少见；②β波少见；③δ波为主要波形，一般波幅可超过300μV，频率为0.3～1.0Hz，主要出现在颞部，可单个或短暂连续出现；④θ波很少出现，一般出现在暴发时，波幅在200μV左右，呈弥散性分布，主要见于颞区。

2.胎龄26～27周　睡眠周期：脑电图与行为表现不一致，不能区分睡眠周期。背景活动：主要为不连续性波形；一般波幅＞50μV，持续时间可达80秒左右，较前持续时间增长。暴发间期（interburst interval，IBI）最长持续时间一般在29～46秒。波形及分布：①α波少见；②β波少见；③δ波为主要波形，大多波幅＞300μV，频率在0.3～1.0Hz，主要在中央区，较25周时弥散性减少，高波幅的δ波暴发大多同步出现在枕区；④θ波在暴发发作时出现，波幅在200μV左右，较前多见，仍很弥散，较24～25周出现次数增多，常见于颞区。

3.胎龄28～29周　睡眠周期：无法从脑电图特征上区别，可从脑电图连续性上大致区分。背景活动：主要为不连续性波形。连续性波形部分持续时间较前延长，可达160秒左右；出现的次数也较28周前明显增加。IBI持续时间长短不一，最大IBI＜30秒。波形及分布：①α波常与δ波重叠出现；②β波少见；③δ波波幅逐渐下降，出现δ刷，δ波上重叠出现更多的θ、α节律，常连续出现，持续时间可长达20秒；④θ波波幅逐渐下降，波幅为20～200μV，θ波较前更多见，可见于暴发时，大多位于颞区和枕区。

4.胎龄30～31周　睡眠周期：脑电活动与行为表现相一致，可从脑电图连续性上大致区分。背景活动：AS期为连续性或半连续性波形，QS期为不连续性波形。IBI最长持续时间＜20秒。波形及分布：①α波基本为重叠波；②β波基本为重叠波；③δ波波幅逐渐下降，低频高幅δ波基本消失（频率0.7～2.0Hz、波幅100～200μV），δ波主要以δ刷形式出现，位于枕区或枕颞区，AS期更常见；31周比30周更多见；④θ波波幅逐渐下降，出现频率较前增加，主要位于颞区，大多见于QS期。

5.胎龄32～34周 睡眠周期：脑电活动与行为表现相一致，可从脑电图连续性上大致区分。背景活动：AS期为连续性波形，QS期为不连续性波形。IBI在32周时最长持续时间<15秒；34周时最长持续时间<10秒。波形及分布：①α波基本为重叠波；②β波基本为重叠波；③δ波波幅逐渐下降，32～34周是δ刷最多见的时期，频率较前增快，波幅降低，其中34周最多见，32周时δ刷多位于枕颞区，33～34周时多位于枕区；④θ波波幅较前降低，仅见于颞区，32周时AS期的θ波消失，33～34周时QS期的θ波逐渐消失。

6.胎龄35～36周 睡眠周期：可以从脑电图特征上明确区分睡眠周期。背景活动：AS期为连续性波形，QS期为不连续性或半连续性波形。IBI少见。波形及分布：①α波基本为重叠波；②β波基本为重叠波；③δ刷数量逐渐减少；④θ波少见。

三、特征性波形

1.枕区θ/δ活动（occipital theta/delta activity） 表现为枕区短暂性节律性δ/θ活动，最早出现在胎龄24周左右的早产儿，一般30周左右最多见，可持续6～10秒，可同步亦可不同步，若35周后仍存在则为不成熟表现。需与弥漫性两半球中高波幅δ/θ波相鉴别。

2.颞区θ活动（temporal theta activity） 为4.5～6.0Hz的颞部短暂性节律暴发，波幅一般在20～200μV，胎龄<28周时很少见，主要见于胎龄28～32周，胎龄>32周出现频率亦明显减少。

3.δ刷（delta brush） 主要为0.3～1.5Hz、50～250μV的δ波上叠加10～20Hz、10～20μV快波节律，叠加的幅度很少超过60～75μV。δ刷最早见于胎龄24～26周，呈弥漫性分布，在胎龄<28周时大多是在中央区或中线部，

偶尔见于枕部；胎龄＞28周时主要出现在枕颞部，到36周时一般出现在枕部。32～34周出现的数量增多，然后逐渐减少，足月儿偶见δ刷波形出现，胎龄＞44周消失。

4.额部一过性尖波　从胎龄34～35周直至足月出生后4周内均可见到，双侧可同步或不同步，也可仅见于一侧，或单独出现。表现为高波幅（＞150μV）宽大的负正双相一过性尖波，最大位于额区。早产儿的波形常常尖而高，随着成熟度增加，波幅降低，波形逐渐变得圆钝。有时波幅可达150～200μV，最大振幅在额部，持续0.5～0.75秒。

5.前头部非节律性慢波　主要为1～3Hz、波幅50～150μV的单形或多形性阵发性δ波，主要出现在36～37周，位于额部，常见于AS期。是近足月儿的特征性波形。

（孙婷婷）

第四节　早产儿神经系统常见先天畸形

神经系统的胚胎发育分为3期：①神经胚形成期，属背面诱导发生，形成并关闭神经管；②前脑形成期，属腹面诱导发生；③组织发生期，包括神经元增殖和移行等。在这3期发育过程中，由于多因素的影响可产生不同的神经系统先天畸形。

一、神经胚形成期

（一）脑膨出
【诊断要点】
脑皮质和脑膜、外被皮肤通过颅骨缺损伸出颅腔外，可位于额部、鼻咽部、颞部或顶部，最多见于枕骨中线。可同时存在大脑帘小脑幕缺陷，小脑蚓部、被盖畸形及大脑半球异常等。
【治疗要点】
如经CT检查脑膨出内无脑组织，应做手术切除。合并多种畸形者预后不良。

（二）脊髓脊膜膨出

脊膜、脊髓和脑脊液通过脊柱裂呈囊性膨出。可在出生后第1周内死亡。

【诊断要点】

25%脊髓脊膜膨出的胎儿可流产或死产，15%患儿于出生后第1周内死亡。如不治疗，半数在1岁内死亡，仅1/4可存活。早期多死于脑膜炎、晚期多死于脑积水。

发现新生儿有脊柱囊性膨出时，应进行3项评估：①由于脊髓受累产生神经功能障碍的范围；②产生脑积水的可能性；③有无其他器官畸形。若仅有脊髓脊膜膨出，新生儿反应机敏性良好。如反应迟钝、哭声弱、口面部反射受累，必须注意颅内畸形或围生期窒息；如面色青灰、呼吸困难则多提示心血管系统畸形。可出现各种运动障碍，下肢退缩反射、脑积水等。

【治疗要点】

出生后24小时内进行手术修复膨出，同时完成脑室-心房或脑室-腹腔分流术，加强骨科、泌尿科治疗。

手术禁忌证：自第1腰椎以下完全瘫痪，出生时即有脑积水，有严重脊柱侧弯和腰前凸，其他系统严重畸形、有因围生期窒息或外伤所致的脑损伤等。

（三）隐性脊柱裂

由椎弓闭合的微小缺陷所致，外被皮肤，极少数合并脊髓畸形。主要在神经管尾端有异常，从而产生束缚作用。出生多无症状。

与隐性脊柱裂常合并存在的有脊髓纵裂、皮肤窦道、腰骶部脂肪瘤。

二、前脑形成期

本期的畸形包括部分或完全性的前脑裂开缺陷，以及两半球间建立联系的缺陷。如13-三体综合征、15-三体综合征、Aicardi综合征等。

三、组织发生期

（一）脑积水

新生儿期头颅增长过快最常见的原因是脑积水，多因其他多种疾病导致脑脊液含量及循环异常。

【诊断要点】

病因：脑积水由各种原因导致的梗阻引起，梗阻可发生于脑室系统内或外（后者称交通性）。

1.脑脊液循环梗阻　①先天导水管狭窄畸形，发育缺陷、不明原因先天性病毒感染；②Dandy-Walker综合征；③Arnold-Chiari综合征；④Galen大静脉畸形；⑤颅内出血后；⑥新生儿细菌性脑膜炎。

2.脑脊液产生过多　少见。

（1）临床表现：以头部过快增大为主要表现，而呕吐、嗜睡、视盘水肿、惊厥等颅内压增高征较少见。可出现落日眼（瞳孔上方露出巩膜）。

（2）诊断依据：①头围测量，出生后1个月进行；②病史及查体；③颅透光检查，在全头部进行，早产儿光环如超过1.5cm应予注意；④颅脑超声、CT。

【治疗要点】

脑室-腹腔分流手术，术后仍需CT定期观察，同时注意合并症。

（二）小头畸形

头围按校正胎龄仍小于正常者为小头，多数为脑小所致。可由宫内感染、染色体畸变等引起。

（三）头形异常

因颅缝早闭所产生的头部畸形，出生前即已存在。

【诊断要点】

不规则不对称的颅骨、有某区颅缝重叠不能分开、颅骨不能被移动、骨缝边缘有骨样嵴、宽眼距、眼位不对称、眼球突出、斜视等，均应考虑有无本病。正常颅缝从后向前（矢状缝），从外向内（冠状缝）闭合。本病可独立存在，也可为某些综合征的症状之一。

【治疗要点】

较多见矢状缝早闭，手术目的仅为整容。冠状缝早闭多影响智力发育，前颅凹短可压迫视神经，面部也受累而异常。多颅缝早闭可导致颅内压增高，应尽早手术。

（孙婷婷）

第五节　早产儿缺氧缺血性脑病

【诊断要点】

1.临床表现

（1）病史：有围生期缺氧病史，Apgar评分对早产儿出生后窒息的诊断仅作参考。

（2）神经系统症状：出生后12小时内出现，早产儿尤其极低出生体重儿及超低出生体重儿神经系统发育不成熟，抑制过程占优势，表现为嗜睡、反应差、拥抱反射不完全、肌张力低或松弛，上肢被动肌张力孕28～34周都是低的，直到35周后上肢才开始屈曲，评估上肢肌张力低或松弛要慎重。目前尚无早产儿分度标准，应依据临床表现而定，早产儿常出现肢体颤抖、周期性呼吸、呼吸暂停，易与惊厥混淆，早产儿惊厥以微小型及阵挛型为主，重症患儿出现昏迷、颅内压增高和全身强直性惊厥，寻找有力根据需除外先天性脑发育异常、宫内感染及中枢神经系统感染。

2.诊断标准　①有缺氧的证据：$PaO_2 < 50mmHg$ 或（和）$SaO_2 < 85\%$，或存在因缺氧引起的酸中毒（$BE < -10mmol/L$）。②有一定的神经系统症状体征。③有特异性的影像学改变，必须至少具有以下一项：脑室周围-脑室内出血、脑室周围白质软化、脑实质梗死或出血、脑实质水肿或（和）脑细胞毒性水肿（弥散加权磁共振发现脑细胞毒性水肿可确诊）等；如同时做头颅多普勒超声检查，阻力指数（m）> 0.75 或 < 0.55 有助于诊断。④除外感染、电解质紊乱及先天性代谢缺陷等疾病引起的脑损伤。

3.辅助检查

（1）超声：依据表现将早产儿缺血缺氧性脑病分为轻度和重度。轻度：仅存在脑水肿或（和）Ⅰ～Ⅱ级脑室周围-脑室内出血或（和）Ⅰ～Ⅱ度脑室周围白质软化，阻力指数＞0.75或＜0.55；重度：存在Ⅲ～Ⅳ级脑室周围-脑室内出血或（和）Ⅲ～Ⅳ度脑室周围白质软化，阻力指数＞0.90或＜0.50。

（2）MRI：弥漫性脑水肿（胎龄较小或严重的缺血缺氧性脑病）或局限性脑水肿（胎龄稍大或非严重的缺血缺氧性脑病）、脑室旁白质损伤，包括深层脑白质的局灶坏死（胎龄＞34周）和中央脑白质的弥漫性病灶（胎龄＜24周）、室管膜出血或室管膜-脑室出血（极低体重儿）、脉络丛出血或脉络丛-脑室内出血（胎龄较晚的早产儿）、蛛网膜下腔出血（少见）。

（3）CT：由于早产儿脑含水量高、脑髓质化不完全及缺乏髓鞘形成，在CT头颅扫描时可存在较广泛的或弥漫性白质低密度区，这是一个正常发育过程而非脑水肿及脑损害表现。如无围生期缺氧病史、无神经系统症状、生长发育水平较同孕龄早产儿并不落后时不要轻易下"重度缺氧缺血性脑病"的诊断。要依据缺氧病史、临床表现、生长发育水平来定。观察白质低密度需校正胎龄40周时进行，早产儿缺氧缺血性脑病主要病理改变是脑室周围白质软化及脑室周围-脑室内出血，CT均明显可见，但脑室周围白质软化需要在发病后3周才能观察到，需要动态复查。

【治疗要点】

1.支持对症治疗

（1）三项支持疗法

1）维护良好的通气、换气功能，使血气和pH保持在正常范围，酌情予以不同方式的氧疗，如头罩、鼻塞连续气道正压通气，必要时人工通气。酌情应用5%碳酸氢钠纠正酸中毒，24小时内使血气达到正常范围。

2）维持各脏器血流灌注，使心率、血压保持在正常范围，根据病情应用多巴胺2～5μg/（kg·min）。如效果不佳，可加用多巴酚丁胺2～5μg/（kg·min）及营养心肌药物。

3）维持血糖水平在正常高值（5.0mmol/L），以保持神经细胞代谢所需能量，及时监测血糖，调整静脉输入葡萄糖浓度，一般为6～8mg/（kg·min），必要时可8～10mg/（kg·min）。根据病情尽早开奶或喂糖水，保证热量摄入。

（2）三项对症处理

1）控制惊厥：首选苯巴比妥，负荷量20mg/kg，12小时后给予维持量5mg/（kg·d），根据临床及脑电图结果增加其他止惊药物并决定疗程。也可加用10%水合氯醛，0.5ml/kg稀释后保留灌肠。

2）降颅压：如有颅压升高表现，可及时应用甘露醇，宜小剂量，0.25～0.5g/kg，静脉推注，酌情6～12小时一次，必要时加呋塞米0.5～1mg/kg，争取2～3天使颅内压明显下降。

3）消除脑干症状：当重度缺氧缺血性脑病临床出现呼吸节律异常，瞳孔改变时，可应用纳洛酮，剂量为0.05～0.1mg/kg，静脉注射，无效应及时予以恰当的呼吸支持措施。

2.治疗并发症　早产儿并发症给予特殊治疗。

3.早期强化训练　常规对早产儿进行早期强化训练，包括视听、行为、语言、交往及运动，定期随访，早期发现异常及时康复治疗。

（孙婷婷　李　冬）

第六节　早产儿颅内出血

根据出血部位可分为脑室周围-脑室内出血（PIVH-IVH）、硬膜下出血（SDH）、蛛网膜下腔出血（SAH）以及小脑内出血（ICEH）。其中PIVH-IVH是早产儿最常见的颅内出血类型，胎龄越小、出生体重越低发生率越高。

（一）脑室周围-脑室内出血

【诊断要点】

1.主要高危因素　小胎龄、低出生体重、窒息（低Apgar评分）、缺氧酸中毒、高碳酸血症或血浆 CO_2 含量剧烈波动、胎儿宫内窘迫、严重 RDS、动脉导管未闭、长时间机械通气、反复气管内吸引、低血压、高血压与血压异常波动、低血糖、血小板减少、血小板参数及功能异常、坏死性小肠结肠炎、反复脐动脉及外周动脉插管、孕母围生期合并症（如妊娠高血压综合征、胎膜早破、宫内感染、贫血、心脏病等）、肺表面活性物质应用、出生时正压通气等。多胎儿颅内出血发生率并不比单胎者高，而剖宫产也不能降低早产儿PIVH-IVH发生率。

2.临床表现　在胎龄＜32周、出生体重＜1500g的早产儿中，PIVH-IVH多在72小时内发生，主要有三种临床类型：

（1）无症状型：约有50%的患儿可无明显症状，易被临床忽视，出血多为Ⅰ或Ⅱ级。所有早产儿在出生后3天内均有必要进行常规头颅B超筛查。

（2）断续进展型：症状在数小时及数日内断断续续进展，并有症状好转的间隙。神态略为异常，自发动作减少，四肢张力减低，眼球偏斜。此型出血多为Ⅰ、Ⅱ级，少数为Ⅲ级出血，预后较急剧恶化型明显为好，个别患儿以后发展成脑积水。

（3）急剧恶化型：极少见。症状在数分钟至数小时内急剧进展。病初呈意识障碍、严重肌张力低下和呼吸功能不全，继之出现昏迷、前囟凸起、呼吸停止及强直性惊厥。此型出血多为Ⅲ或Ⅳ级，其急剧恶化原因可能与并发急性脑积水有关。死亡和脑积水为常见结局。

3.Papile分级　Ⅰ度：单纯室管膜下生发基质出血或伴极少量脑室内出血。Ⅱ度：出血进入脑室内。Ⅲ度：脑室内出血伴脑室扩大。Ⅳ度：脑室扩大，同时伴脑室旁白质损伤或发生出血性梗死。

（二）硬膜下出血

【诊断要点】

1.出血的原因　头盆不称，先露异常（横位、臀位等），颅骨易变形，产道肌肉僵硬（如早产儿经产道分娩），骨盆狭窄（变形能力差，如高龄与初产妇），急产或滞产，不适当的助产（胎头吸引、产钳、不合理应用催产素等）。

2.临床表现　小脑幕上大脑表面的出血常有兴奋、激惹、惊厥，可表现为一侧肢体活动的异常、斜视、瞳孔异常、肌肉张力增强，大量出血可有颅压增高表现；较少量的幕下出血早期可无症状，多在出生后24～72小时出现抑制，呼吸节律不齐、惊厥及凝视等；持续的大量出血时表现为明显的脑干功能受累：呼吸抑制，甚至出现频繁呼吸暂停、惊厥、前囟膨隆、凝视、颈强或角弓反张、反应迟钝甚至昏迷，患者可短时间内死亡。

（三）蛛网膜下腔出血

【诊断要点】

1.病因　与缺氧、酸中毒、低血糖、产伤等因素有关。

2.临床表现　①出血量很少，无临床征象，或仅有极轻的神经系统异常表现，如易激惹、肌张力异常等，预后良好。②间歇性惊厥，由出血对脑皮质的刺激而诱发惊厥，常始于出生后2天，呈间歇性发作，发作间期表现正常。90%预后良好。③大量蛛网膜下腔出血并急剧进展，血液存留于脑间隙及后颅凹，神经系统异常很快出现，表现为嗜睡、反应低下、中枢性反复呼吸暂停、反复惊厥、肌张力低下，危及生命。

（四）小脑内出血

【诊断要点】

1.病因　多因素，如产伤、缺氧、早产儿脑血流动力学改变等。

2.临床表现　严重者除一般神经系统症状外主要出现脑干受压表现，出现严重呼吸功能障碍，短时间内死亡。存活者可留有意向性震颤、共济失调、肌张力低下、运动受限等神经系统后遗症，与小脑损伤及发育不良有关。

3.辅助检查

（1）B超主要诊断早产儿脑室及脑室周围出血较敏感，对蛛网膜下腔出血，伴有脑室出血或扩张的诊断有帮助。

（2）CT对各种脑出血均有较高诊断率。在3～7天做较好。

（3）MRI对各种出血均有较高诊断率。

【治疗要点】

1.一般原则　最大限度地减少对患儿的刺激，包括反复的搬动；维持内环境稳定，纠正出凝血功能异常；减少脑血流剧烈波动，镇静止惊，降低颅内压。Ⅲ级以上的脑室内出血应密切监测头围及脑室增大情况。

2.特殊治疗　①外科治疗。②梗阻性脑积水：口服乙酰唑胺；连续腰椎穿刺；脑室外引流；侧脑室-腹腔分流。

（孙婷婷）

第七节　早产儿脑白质损伤

早产儿脑损伤以脑白质损伤（WMD）为主。脑白质损伤分为脑室周围白质软化（PVL）和弥漫性脑白质损伤。

【诊断要点】

1.病因

（1）内因：①血管因素：脑室周围是大脑前、中、后动脉的终末供血区域，但此处代谢率和对葡萄糖的需求却很高，易受缺氧缺血损害。②脑血管自动调节功能受损，或称压力被动型脑循环。③神经胶质细胞发育不成熟。

（2）外因：①脑血流波动：体位改变等因素引起全身血压急剧变化。快速扩容、动脉导管未闭、低血糖症、高碳酸血症、惊厥等使脑血流量增加。机械通气、正压通气影响上腔静脉回流致血压波动，引起血管壁破裂出血。②缺氧缺血。③感染。

2.临床表现

（1）PVL分度：见表16-7-1。

表16-7-1　PVL分度

分度	超声影像表现
Ⅰ度	一过性脑室周围白质回声增强，持续时间＞7天
Ⅱ度	脑室周围白质回声增强，形成局灶性小囊腔
Ⅲ度	脑室周围白质回声增强，形成多灶性脑室周围囊性改变
Ⅳ度	广泛性白质回声增强，形成多灶性囊腔，皮质下也存在囊腔改变

Ⅰ度损伤，并无白质软化，是最轻的一类，虽有脑室周围影像改变，但病变轻微且可恢复。Ⅱ、Ⅲ度病变常见，其中Ⅱ度病灶局限，病情不重。Ⅲ度即重度，常会遗留脑性瘫痪、认知落后、癫痫及视听功能障碍。Ⅳ度白质损伤在临床罕见。

（2）弥散性脑白质损伤：最终病变脑整体性白质容积缩小。此类损伤严重时，同样会影响预后，尤以认知落后突出。

3.辅助检查　早产儿脑白质损伤时缺乏特异性的神经系统症状体征，单纯依靠临床表现难以确定脑白质病变，影像学检查可直观显示脑内的病理改变，因此成为确诊早产儿脑白质损伤的根本手段。

（1）PVL：PVL病变集中于脑室周围，位于脑的中心部位，颅脑B超具有特异性的诊断优势。但在病程发展过程中，应注意几个阶段的不同影像特点。

1）软化灶形成阶段：在损伤后3～4周，软化灶好发部位为侧脑室前附近、半卵圆中心区域及侧脑室后角三角区附近，数量不等。此阶段可区分出Ⅱ度及Ⅲ度PVL。

2）早期组织水肿阶段：发生在白质损伤后数日内，表现为脑室周围白质回声增强，轻度的白质损伤在7～14天影像表现恢复正常，最长可达3～4周，均属一过性轻度病变。重者进一步发展为钙化或软化。

3）损伤后期阶段：主要目的是发现白质容积的变化，

可发现脑室中央部-后角扩大，提示局部脑容积减少。在后期发育过程中，随着胶质细胞对软化灶的填充，2～4个月左右，较小的软化灶在影像表现上逐渐变小、消失。

（2）弥漫性脑白质损伤：病变早期，最佳的显示方法是弥散加权磁共振成像技术（DW-MRI），对组织水肿性病变诊断效果最好。而B超诊断次之。严重的弥散性脑白质损伤影像检查显示脑裂及脑外间隙增宽，更精确的影像三维检查还可发现灰质容积同步减少。另外，弥散张量成像（DTI）可以清晰地显示出神经纤维的走行，定性并定量地评价白质的形态与功能，可用于脑白质损伤患儿后期神经纤维发育的诊断与研究，并为解释患儿神经发育问题提供有益的参考指标。

【治疗要点】

1.监测血压，避免血压波动，维持脑血流的正常灌注和脑血流动力学的稳定。

2.纠正缺氧和酸中毒，合理使用机械通气，避免低或高碳酸血症，控制感染，维持体温、血气及生化指标在正常范围。

3.减少或避免对早产儿的不良刺激及频繁肺部物理治疗和吸引。

4.严格控制凝血状态和惊厥，避免液体大量快速输注，预防和治疗脑室周围-脑室内出血及出血后脑积水。

（孙婷婷）

参 考 文 献

Sanjay Kumar cha，朱晓芳，2016．早产儿脑室周围-脑室内出血研究现状．中国妇幼保健，31（18）：3875-3878．

安娜，李昉，苏丹丹，等，2017．磁共振弥散加权成像对早产脑白质损伤的早期评价和诊断价值．检验医学与临床，14（10）：1458-1459．

常立文，刘敬，李文斌，2007．早产儿缺氧缺血性脑损伤的诊断与分度探讨．中国当代儿科杂志，9（4）：293-296．

范琳，刘占利，芦惠，2012．正常早产儿脑电图特点．医学研究杂志，41（5）：185-187.

冯亚丽，2011. 超声诊断胎儿中枢神经系统畸形25例分析. 当代医学，17（28）：118-119.

姜磊，2017. 磁共振影像与CT在新生儿缺血缺氧性脑病影像诊断中的应用. 影像研究与医学应用，1（8）：38-39.

李殊明，李晓明，何四平，2015. 早产儿脑损伤磁共振成像演变表现与临床意义分析. 中国医学工程，23（11）：78，80.

刘岭岭，2015. DTI结合MRI在早产儿HIE早期诊断及预后评估中的应用研究. 银川：宁夏医科大学.

孟璐璐，张丙宏，严彩霞，2012. 早产儿缺氧缺血性脑病的发病机制及诊断标准的探讨. 医学综述，18（1）：73-75.

曲妮燕，肖昕，黄君，2005. 临床超声影像检查在新生儿的合理应用. 国际医药卫生导报，11（20）：30-32.

邵肖梅，叶鸿瑁，丘小汕，2019. 实用新生儿学. 5版. 北京：人民卫生出版社：838-864.

石晓彤，2017. 极低出生体重儿凝血功能与脑室周围-脑室内出血相关性的临床研究. 青岛：青岛大学.

王承缘，1997. 中枢神经系统先天畸形的影像诊断价值. 中华放射学杂志，31（8）：511.

王洁翡，李红伟，2018. 脑白质损伤早产儿颅脑超声和MRI影像表现分析. 中国CT和MRI杂志，16（5）：21-23.

王娜，张遇乐，朱莉玲，等，2017. 超声与MRI诊断早产儿颅内出血的对比研究. 临床超声医学杂志，19（4）：242-245.

易明，饶钒，谭艳鸣，等，2014. 早产儿颅内出血的危险因素分析及干预. 重庆医学，43（23）：3002-3004.

张国华，张荣珍，程波，2001. 早产儿颅内出血43例影像检查与临床分析. 滨州医学院学报，24（3）：192.

张洪涛，2017. 早产儿脑白质损伤影像学特征与神经发育的关系. 中国医药导报，14（13）：113-116，182.

张洪涛，李扬，寇晓娜，等，2018. 早产儿脑白质损伤影像学特征及危险因素研究. 陕西医学杂志，47（2）：215-218.

张小安，赵鑫，陆林，等，2008. 早产儿缺氧缺血性脑病的CT表现对预后早期评估的价值. 郑州大学学报（医学版），43（3）：527-529.

者桂莲，霍志艳，张靖，等，2018. 新生儿颅内出血的影响因素及预后. 贵州医科大学学报, 43（1）: 79-83.

郑驰, 2016. MRI 在早产儿脑损伤及脑发育中的临床诊断价值. 当代医学, 22（26）: 57-58.

周旭峰, 张丽雅, 高志祥, 等, 2014. 早产儿缺氧缺血性脑病的 MRI 诊断. 中国 CT 和 MRI 杂志, 12（3）: 8-10, 48.

第17章

早产儿常见内分泌系统疾病

第一节 早产儿甲状腺疾病

一、早产儿先天性甲状腺功能减退症

先天性甲状腺功能减退症是由于甲状腺先天缺如、发育不良、甲状腺激素合成途径缺陷或内外环境因素导致早产儿出生后甲状腺功能减退的一类疾病。出生体重<1500g或胎龄<32周的早产儿先天性甲状腺功能减退症发病率为1/300。

【诊断要点】

1.病因

（1）永久性甲状腺功能减退症：常见病因为甲状腺缺如或发育不良、甲状腺激素合成途径缺陷、甲状腺或靶器官反应低下、下丘脑或垂体病变。

（2）暂时性甲状腺功能减退症：常见病因如下。①母亲抗体影响：母亲自身免疫性甲状腺疾病如桥本性甲状腺炎、突眼性甲状腺炎等，经胎盘传递的甲状腺抑制抗体可抑制促甲状腺素（TSH）与甲状腺相应受体结合，同时也可抑制甲状腺激素合成，抗体半衰期为1～2周，甲状腺功能减退持续时间为3～9个月。②母亲长期服用药物：如对氨基水杨酸、碘化物、丙硫氧嘧啶、甲巯咪唑等致甲状腺肿药物，可通过胎盘抑制甲状腺激素合成，多在1周内缓解。③围生期碘摄入过多：母亲分娩期使用碘消毒液或出生后接触碘消毒液，可短暂抑制甲状腺激素合成，如

避免继续接触碘消毒液，可逐渐恢复正常。④早产儿暂时性甲状腺功能减退症（THOP）：胎儿甲状腺素水平与胎龄成正比，THOP主要病因为早产儿下丘脑－垂体－甲状腺轴发育不成熟，胎龄＜34周早产儿出生后出现暂时性甲状腺激素水平降低，但降低程度不及永久性甲状腺功能减退症者，同时不伴有TSH水平增高（TSH＜20mU/L）。⑤低T_3综合征：各种急慢性疾病如缺氧、感染、营养不良、酸中毒等使周围组织脱碘酶受抑制，T_4向T_3转化受阻，导致血清T_3降低，T_4正常或降低，FT_4正常或增加，TSH正常。

（3）高TSH血症：早产儿出生后多出现暂时性TSH升高，即FT_4浓度正常，TSH浓度适度增高（10～30mU/L），部分早产儿和极低出生体重儿可出现延迟性TSH升高，多数高TSH血症患儿，TSH浓度可在出生后2周恢复正常，部分持续升高成为永久性高TSH血症。

2.临床表现　出生时症状和体征缺乏特异性，少数较重患儿出生时或出生后数周出现症状、体征，如囟门大、颅骨缝增宽、身长低、胎便排出延迟、便秘、生理性黄疸延长、喂养困难、少动、少哭、声音嘶哑、低体温、四肢发凉、苍白、花纹、低心率、表情呆滞、体重不增或增长缓慢、嗜睡、额纹多、舌大、唇厚、面容臃肿、鼻根平、眼距宽等。

3.辅助检查

（1）新生儿筛查试验：出生72小时后采用干血滤纸片，检测TSH浓度作为初筛，TSH阳性切点值根据所筛查实验室决定，一般TSH＞15～20mU/L，为筛查阳性，但该方法不能发现中枢性甲状腺功能减退及迟发性TSH增高，还应注意危重或接受过输血治疗的新生儿可能出现假阴性，极低出生体重儿和低出生体重儿由于下丘脑－垂体－甲状腺轴反馈建立延迟，TSH可延迟升高，早产儿在出生后2～4周或体重＞2500g时需重新采血复查。

（2）血清FT_3、FT_4、TSH测定：FT_4降低合并TSH升高，可确诊，FT_3可正常或降低。若TSH增高，FT_4正常，诊断为高TSH血症。若TSH正常或降低，FT_4降低，诊断为中枢性甲状腺功能减退症。

（3）促甲状腺激素释放激素刺激试验：如血清T_4、TSH均降低时，可进行该项检查以鉴别中枢性甲状腺功能减退症。促甲状腺激素释放激素（TRH）刺激后不出现TSH峰值，考虑垂体病变，如TSH峰值过高或出现时间延长，提示下丘脑病变。

（4）甲状腺B超：可评估甲状腺发育情况。

（5）骨龄测定：左腕部正位片或膝关节正位片（6个月以下），可见骨龄明显落后。

（6）其他：血常规可提示轻度贫血，血胆固醇、三酰甘油值可升高，心电图示窦性心动过缓，低电压，T波低平，心脏彩超可见少量心包积液，中枢性甲状腺功能减退症应做下丘脑-垂体部位MRI。

【治疗要点】

确诊后应立即开始治疗，永久性甲状腺功能减退症需终身使用甲状腺激素替代治疗，疑似暂时性甲状性功能减退症者可在治疗2～3年后减药或停药1个月复查甲状腺功能。

（1）应用左甲状腺素钠。甲状腺功能减退症确诊者，初始剂量为10～15μg/（kg·d），每日口服1次。暂时性甲状性功能减退症，可先小剂量给予。

（2）监测与剂量调整。治疗后2周复查，如有异常，调整左甲状腺素钠剂量后1个月复查。治疗目标：FT_4在治疗2周内恢复正常，TSH在治疗后4周内达到正常。1岁内每2～3个月复查1次，1岁以上3～4个月复查1次，3岁以上6个月复查1次，剂量改变后应在1个月后复查，并同时进行体格发育评估。根据血FT_4、TSH浓度调整治疗剂量，血FT_4应维持在平均值至正常上限范围之内，TSH应维持在正常范围内。

（3）TSH＞10mU/L，FT_4正常的高TSH血症，复查后TSH仍然增高者应予治疗，左甲状腺素钠初始剂量可酌情减量，4周后根据TSH水平调整。TSH在6～10mU/L者目前仍存在争议，需密切随访甲状腺功能。FT_4和TSH测定结果正常，而总T_4降低者，或低T_3综合征，一般不需治疗。下丘脑–垂体性甲状腺功能减退症，左甲状腺素钠治疗需从小剂量开始。如伴有肾上腺皮质功能不足者，需同时给予生理需要量皮质激素治疗，如发现有其他内分泌激素缺乏，应给予相应替代治疗。

（4）早产儿暂时甲状腺功能减退是否需要使用甲状腺激素治疗缺乏足够的研究证据，不建议早产儿常规使用甲状腺激素。

二、早产儿先天性甲状腺功能亢进症

新生儿甲状腺功能亢进症（简称"甲亢"）主要见于患自身免疫性甲状腺疾病的婴儿尤其甲亢母亲所生的婴儿，在这类母亲所生的婴儿中发生率约为1%，且早产儿和低出生体重儿较常见，多为暂时性，但重症患儿病情进展迅速，如不及时诊断和采取有效治疗，可导致死亡。

【诊断要点】

1.病史　母亲有自身免疫性甲状腺疾病史。

2.临床表现　多为小于胎龄儿，症状多在24小时内出现，表现为兴奋、易激惹、震颤、皮肤潮红、出汗、食欲亢进、呕吐、腹泻、体重不增或下降、眼睛常睁大、眶周水肿、眼睑挛缩、轻微突眼及甲状腺肿大，重症患儿表现为体温升高、心动过速、充血性心力衰竭、肝衰竭、凝血功能障碍等。多为暂时性，症状可持续6～12周，少数6个月才消失，部分患儿甚至不缓解或缓解后再发，也有部分患儿在治疗过程中发展为甲状腺功能减退。

3.辅助检查

（1）血清激素水平：血清T_3、T_4增高，TSH降低，必要时测母婴血清自身免疫抗体。

（2）甲状腺超声：了解甲状腺大小，结节性质以除外肿瘤、囊肿等。

【治疗要点】

一经确诊需立即处理和控制。

1.抗甲状腺药物

（1）甲巯咪唑：首选，用量为0.2～1mg/（kg·d），分2～3次口服，常见不良反应为转氨酶短暂升高，一过性白细胞下降、皮疹、胃肠道反应等。

（2）丙硫氧嘧啶：因可能导致肝衰竭，仅作为甲巯咪唑治疗无效且无手术及放射性治疗指征者的短期使用，用量为5～10mg/（kg·d），分2～3次口服。

2.碘剂　用于重症甲亢患儿，碘化甲溶液（100mg/ml）每次1滴，每8小时1次，疗程10～14天。

3.对症治疗

（1）心动过速者选用普萘洛尔2mg/（kg·d），分3次口服，有充血性心力衰竭者停用普萘洛尔，建议使用洋地黄类药物。

（2）有激惹、兴奋症状者可短期使用镇静剂如苯巴比妥、水合氯醛等。

（3）维持水电解质平衡，保证生长所需的能量及营养，调节体温等。

（任雪云　王　莉）

第二节　早产儿先天性肾上腺皮质增生症

先天性肾上腺皮质增生症（congenital adrenal hyperplasia，CAH）是一组因肾上腺皮质激素合成途径中酶缺乏引起的疾病，属常染色体隐性遗传病，由于皮质醇合成不足，通过负反馈作用刺激垂体分泌ACTH增多，导致肾上腺皮质增生并分泌过多雄激素，临床上出现女孩男性化、男孩性早熟、电解质紊乱、低血钠或高血钾等一系列表现。常见的酶缺陷包括21-羟化酶、11β-羟化酶、3β-羟类固醇脱氢酶、17α-羟化酶缺乏等，21-羟化酶缺为CAH最常见的病因，占90%～95%。

【诊断要点】

1.临床表现　因缺陷酶的种类、程度不同而有不同的临床表现。

（1）21-羟化酶缺乏症

1）失盐型：21-羟化酶完全缺乏型（严重型），患儿出生1～4周出现呕吐，腹泻，体重不增，脱水，皮肤色素沉着，难以纠正的低血钠、高血钾、代谢性酸中毒，休克，甚至死亡。该型患儿雄激素增高及男性化程度严重。

2）单纯男性化型：21-羟化酶活性为正常人的1%～11%，该型患儿体内有失盐倾向，代偿性醛固酮增高使临床无失盐症状，仅表现为雄激素增高。男婴出生时外生殖器多正常，少数阴茎增大，睾丸大小正常；女婴出生时多伴有外生殖器不同程度男性化（阴蒂肥大，阴唇融合）；随着年龄增大，生长加速，骨龄超前，最终矮小。

3）非经典型：21-羟化酶活性达20%～50%，中国少见；患儿在儿童后期或青春期出现雄激素增多的体征。

（2）少见类型酶缺乏

1）11β-羟化酶缺乏症（11β-OHD）：表现为性征异常，但因还产生过量的去氧皮质酮而有高钠血症和高血压。

2）3β-羟类固醇脱氢酶缺乏：常在出生后1～3周出现症状，表现为肾上腺皮质功能减退和失盐症状，男性胎儿外生殖器男性化不完全，表现为男性假两性畸形，女性胎儿外生殖器正常或轻度男性化。

3）17α-羟化酶缺乏：表现为低钾血症、高钠血症及高血压，男性外生殖器女性化或男性化不全，尿道下裂及隐睾，女性内外生殖器正常，而在青春期由于卵巢不能合成雌激素而发生原发性闭经及缺乏第二性征。

4）20,22-裂解酶缺陷症：肾上腺所有激素合成障碍，出生后数天至数周出现严重失盐和低血糖，性征异常同17α-羟化酶缺乏症。

2.辅助检查

（1）实验室检查：早晨8时前、糖皮质激素服用前采血收集血标本。

1）新生儿的筛查：出生后2～4天测定干滤纸血片中17-羟孕酮浓度进行21-羟化酶缺乏筛查，能检出70%经典型21-羟化酶缺乏，而非经典型21-羟化酶缺乏难以通过筛查发现，早产儿及低体重儿血浓度可有不同程度的增高；目前国内多数筛查实验室无统一标准。推荐足月儿或正常体重儿（≥2500g）的17-羟孕酮阳性切值为30nmol/L；早产儿或低体重儿（<2500g）为50nmol/L，CAH筛查可出现假阳性结果，主要原因为出生应激反应、出生24～48小时采血、早产、低体重、危重症、黄疸、脱水等。通常17-羟孕酮>300nmol/L为经典型；6～300 nmol/L主要见于非经典型、21-羟化酶缺乏杂合子或假阳性；<6nmol/L为非经典型者或正常者。

2）电解质及酸碱平衡：失盐型21-羟化酶缺乏症患儿可表现为低血钠、高血钾、代谢性酸中毒，单纯男性化型及非典型者电解质及酸碱平衡正常。

3）ACTH及皮质醇：失盐型患儿血ACTH多增高，伴皮质醇降低；但单纯男性化型或非经典型患儿ACTH及皮质醇可正常。

4）血浆肾素、醛固酮：评估盐皮质激素储备情况，并非是羟化酶缺乏特异性的诊断依据。

5）雄烯二酮、硫酸脱氢表雄酮：21-羟化酶缺乏者此类激素水平有不同程度的增高。雄烯二酮受影响因素较少，浓度相对较稳定，与17-羟孕酮有较好的相关性；而硫酸脱氢表雄酮不敏感，不建议作为诊断的指标。

6）睾酮：21-羟化酶缺乏者睾酮水平均增高，但5个月内的男婴存在生理性的睾酮增高，不能作为21-羟化酶缺乏的诊断依据。

7）染色体核型分析：对于外生殖器两性难辨患儿均需要做染色体检查以明确性别。

8）基因检测：是CAH确诊的金标准，建议常规开展，尤其对于临床疑似而生化诊断困难者，或诊断不明已用糖皮质激素治疗者。

（2）影像学诊断

1）肾上腺CT或MRI：可显示肾上腺皮质增厚。由于新生儿肾上腺皮质较小，判断困难，可不作为常规检查项目。

2）左手及腕骨正位X线片：用于骨龄评估。新生儿及婴儿不作为常规检查。

【治疗要点】

目标：纠正肾上腺皮质功能减退危象，维持机体正常的生理代谢，降低死亡率；抑制垂体ACTH的分泌，延缓骨成熟，使患儿能达到正常的生长及青春发育水平。

1.糖皮质激素治疗

（1）治疗原则：新生儿筛查确诊后应立即治疗，需终身治疗。尽可能以最低糖皮质激素剂量抑制雄激素，维持正常的生长，避免医源性库欣综合征。

（2）药物及剂量：选用氢化可的松片剂。

1）初始剂量：$25 \sim 50 mg/（m^2 \cdot d）$，以尽快控制代谢紊乱，注意监测电解质及血压，数日至1周后待临床症状好转、电解质正常后则尽快减少氢化可的松剂量至维持量。

2）维持量：$8 \sim 12 mg/（m^2 \cdot d）$，甚至更低的剂量$6 \sim 8 mg/（m^2 \cdot d）$。婴儿期后根据临床及检测指标调节剂量。一般每日的总量平均分3次（每8小时）口服，或可根据患儿疗效，适当调整早上或睡前剂量。

（3）应激状态处理：①发热超过38.5℃、肠胃炎伴脱水、全麻手术、严重外伤等应激情况下，为预防发生肾上腺皮质功能危象，需要增加氢化可的松剂量为原剂量的$2 \sim 3$倍，如服药后出现呕吐，则在呕吐后30分钟补服药物，如不能口服可采用肌内注射。②危重情况下也可增加氢化可的松剂量至$50 \sim 100 mg/（m^2 \cdot d）$。③对需要手术的患儿，可根据手术的大小调整静脉用药的时间和剂量。通常在术前$1 \sim 3$天静脉滴注氢化可的松$50 mg/（m^2 \cdot d）$，分2次，手术日可增加至$100 mg/（m^2 \cdot d）$，术后$1 \sim 2$天可减至$50 mg/（m^2 \cdot d）$，之后根据患儿情况快速减少剂量，并改为口服，术后数日至1周内减量至原维持剂量。

2.盐皮质激素治疗　典型（失盐型及单纯男性化型）CAH同时给予盐皮质激素，以改善失盐状态。选用9α-氟氢化可的松$0.1 \sim 0.2 mg/d$，分2次口服，通常治疗数日后电解质水平趋于正常，维持量为0.05～0.1mg/d。应激状态下，通常不需要增加剂量。

3.补充氯化钠 失盐型患儿在婴儿期对失盐耐受性差，另需每日补充氯化钠1～2g。

4.急性肾上腺皮质功能危象处理

（1）纠正脱水及电解质紊乱：①失盐型患儿多为轻、中度脱水，严重脱水可在前2小时内静脉滴注5%葡萄糖生理盐水20ml/kg扩容，以后根据脱水纠正情况适当补液纠正。②低血钠、高血钾患儿可先给予静脉补钠，补钠量（mmol/L）按（135－测得值）×0.6×体重计算，前8～12小时给予总量的一半，余半量放入维持量中补给；如血钾严重升高，给予10%葡萄糖及胰岛素（4～5g葡萄糖加1U正规胰岛素）静脉滴注，或口服树脂降低血钾浓度。③尽快给予口服9α-氟氢化可的松，电解质正常后可停止静脉补钠。

（2）糖皮质激素：静脉输注大剂量的氢化可的松50～100 mg/（$m^2 \cdot d$），分2次，电解质及血气恢复正常后，可改口服氢化可的松，约2周减量至维持量。

5.外生殖器矫形治疗 对阴蒂肥大明显的女性患者，在代谢紊乱控制后，应尽早在出生3～12个月时，由有一定手术经验的泌尿外科医师施行阴蒂整形手术。对阴蒂轻度肥大、随着年龄增大外阴发育正常而外观未显异常者，可无须手术。

【随访】

1.目标 抑制肾上腺雄激素的过多分泌，维持正常生长发育。如果高度怀疑CAH，如女性生殖器模糊，新生儿筛查17-羟孕酮显著升高和（或）电解质异常，则需要尽早给予相关治疗。

2.随访时间 新生儿筛查诊断后治疗初期，需密切随访。每2周～1个月随访1次，代谢控制后，不超过2岁者每3个月1次，超过2岁者每3～6个月1次。

3.随访内容

（1）生长速率及骨龄：治疗期间患儿的身高保持在同

年龄同性别正常儿童相同百分位曲线上为治疗适当，生长速率加快、骨龄加速提示治疗剂量不足，而生长速率减慢、体重增加、骨龄延迟为治疗过度。建议每3～6个月测量身高，每6～12个月评估骨龄。

（2）定期监测实验室指标调节药物剂量。

（任雪云　王　莉）

参 考 文 献

邵肖梅，叶鸿瑁，丘小汕，2019. 实用新生儿学. 5版. 北京：人民卫生出版社：923-925，927-931.

中华医学会儿科学分会内分泌遗传代谢学组，中华预防医学会儿童保健分会新生儿疾病筛查学组，2011. 先天性甲状腺功能减低症诊疗共识. 中华儿科杂志，49（6）：421-424.

中华预防医学会出生缺陷预防与控制专业委员会新生儿筛查学组，中国医师协会青春期医学专业委员会临床遗传学组，中华医学会儿科学分会内分泌遗传代谢学组，2016. 先天性肾上腺皮质增生症新生儿筛查共识. 中华儿科杂志，54（6）：404-409.

第18章

早产儿常见先天性
遗传性疾病

第一节 早产儿先天性遗传性疾病的诊治

【诊断方法】

1.病史

（1）每个新生儿或出生后不久死亡者都应做全身检查，详细追问家族史。

（2）记录母妊娠史。

（3）应详细询问母孕期用药史及疾病史。

（4）应注意产次、胎儿环境及胎位等。

2.体格检查 应做详细体格检查，除注意特殊面容、体型、肌张力、一般状况、心肺腹等常规体格检查外，生殖器、皮肤、毛发、皮纹、超声波、X线检查、眼科检查等对诊断有帮助。有严重胃肠道症状、黄疸、肝大、神经系统症状、特殊尿味等，应考虑先天代谢异常，应做进一步检查。

3.系谱分析 用于单基因病的诊断，但需注意以下几点：①患病亲属的诊断是否可靠；②注意隔代遗传现象，避免将显性遗传误认为隐性遗传或突变；③有些遗传病为迟发，误认为无家族史；④由于存在遗传异质性，可能将不同遗传病误认为同一遗传病进行分析。

4.细胞遗传学检查

（1）染色体核型分析：指征：① 家庭中有多个先天畸形者或同胞中有过染色体病者；②严重和（或）多发畸形或多发微小畸形者；③明显的体态异常；④有外生殖器畸

形者；⑤可疑染色体病表现者；⑥父母一方为平衡易位携带者，或有多次流产史者。

（2）荧光原位杂交：是DNA片段物理定位的主要方法。指征：①家族史阳性的智力低下；②出生前即存在生长发育落后；③出生后生长发育过快或落后；④2个以上面部畸形，1～2个非面部畸形和（或）先天性异常。

5.生化检查

（1）酶和蛋白质定量定性分析：确定单基因病的主要方法。

（2）气相色谱-质谱或串联质谱：用于血、尿氨基酸，有机酸及其他中间产物测定。

6.病毒学检查　用于可疑先天感染者。

7.基因诊断　目的是确定诊断，尤其是症状前诊断，检出家系中突变基因携带者，进行产前诊断，避免有遗传病的患儿再出生。

【治疗原则】

1.一般临床治疗。

（1）饮食疗法：减少或去除有害物质。

（2）药物治疗：补充代谢所需维生素、电解质、激素等，用药物帮助有害物质排出等。

2.外科手术治疗。

3.预防纠正代谢紊乱：如透析治疗排出毒性代谢产物，生玉米淀粉治疗肝糖原贮积症等。

4.蛋白质水平治疗：如增强酶的残留功能，用人工合成的酶替代治疗，降解底物、小分子治疗等。

5.细胞治疗：造血干细胞、神经干细胞、肌肉干细胞治疗，有些仍处于试验阶段。

6.器官移植：如肾移植治疗常染色体显性遗传性多囊肾。

7.基因治疗：有些仍处于试验阶段，针对脂蛋白脂酶缺乏症及重症联合免疫缺陷病已有基因治疗的药物。

（任雪云　陈传喆）

第二节 早产儿染色体畸变及染色体病

染色体畸变指由各种因素引起染色体数目及结构发生变化。染色体畸变造成基因数量、位置的改变，引起特有的临床表现的疾病，称染色体病。

一、21-三体综合征

【诊断要点】

1.临床表现

（1）多为小于胎龄儿，出生后活动少。

（2）头围小、形圆、短头、枕扁平。

（3）特殊面容，脸圆扁、眼裂小、外上斜、眼球突出、内眦赘皮、鼻梁低平、眼距宽、嘴小。伸舌，腭狭窄而短。耳小、耳轮上缘折叠。

（4）颈短、宽、颈周皮肤松弛。

（5）手宽、手指短、第5小指内弯且短，仅1条横纹。通贯手，斗草鞋脚、肌张力低。

（6）常伴畸形：如先天性心脏病，胃肠道、肾畸形等。

2.染色体分析 分3型。

（1）标准型：核型为47，XX（XY），＋21。

（2）易位型：主要是21号染色体与D组易位，核型为46，XY（XX），－D＋t（Dq；21q），其中大部分为14号与21号易位，核型为46，XY（XX），－14＋t（14q；21q）。

（3）嵌合体型：核型为47，XY（XX），＋21/46，XY（XY）。

【治疗要点】

无特效治疗。主要是进行教育及训练，辅以维生素、叶酸等药物可能有些帮助。

二、18-三体综合征

【诊断要点】

1.母亲高龄、胎动少、羊水多、胎盘小、单脐动脉、小于胎龄儿、哭声弱、肌张力低。

2.多发畸形：头小，前后径长，枕部突出。耳位低，眼裂小，小口，唇腭裂、小下颌头、胸骨短、小骨盆、髋关节外展受限、伴外耳畸形，先天性心脏病、肾和外生殖器畸形等。

3.特殊病态手指及足形：手紧握，拇指、示指、中指紧收，示指压在中指上，小指压在环指上。小指或所有手指仅1条横纹，手指弓形纹6个以下；拇指发育不良或缺如，通贯手；足趾短，背曲；马蹄内翻足，摇椅脚，并趾等。

4.染色核型分析：典型的核型为47，XX（XY），＋18，偶见D/E或E/D易位、嵌合体型。

【治疗要点】

无特效治疗，大多数患儿出生后需要复苏，新生儿时期经常出现呼吸暂停及吸吮困难。诊断一经确立，延长生命的治疗无意义，50%于2个月内死亡。

三、13-三体综合征

【诊断要点】

1.母亲高龄、小于胎龄儿、肌张力过高或过低。

2.多发畸形。

（1）中枢神经系统：运动性惊厥小发作，脑电图呈高峰性节律不齐，呼吸暂停、脑积水，脑膜膨出等。

（2）面部畸形：小头，前额呈斜坡状，矢状缝及前囟宽。小眼，眼裂外上斜，无眉毛，眼距宽或窄，无眼球，虹膜缺损，视网膜发育不良。鼻唇沟缺如，小下颌唇腭裂。耳畸形，耳位低。前额有毛细血管瘤及枕区头皮缺损，后颈部皮肤松弛等。

（3）手足：多指（趾），手畸形与18-三体综合征患儿相似，手指有4个以上弓形纹，通贯手并指，桡骨不发育等。

（4）心脏畸形：右位心、室间隔缺损与动脉导管未闭、心脏主动脉骑跨、肺动脉狭窄等。

（5）腹部及外生殖器：腹部脐膨出，异位胰或脾组织，肠旋转不良，多囊肾，肾积水，马蹄肾，双输尿管，隐睾，尿道下裂，双角子宫，卵巢发育不良。

3.染色核型分析：47，XX（XY），＋13、嵌合体型或D/E或E/G易位型。

【治疗要点】

无特效治疗，70%在6个月内死亡。存活者有频繁惊厥或严重神经系统受累表现。

四、先天性卵巢发育不全

【诊断要点】

1.临床表现 出生体重、身长低，颈部皮肤过度折叠，手足背淋巴水肿，盾状胸，乳距宽，发际线低，可伴先天性心脏病、泌尿系畸形等。

2.染色体核型分析 核型主要为45，XO、45，X/46，XX、45，X/47，XXX。

【治疗要点】

新生儿期无特殊治疗，新生儿期确诊者定期监测血压、心脏超声、甲状腺功能，在适当时间给予性激素或生长激素治疗。

五、先天性睾丸发育不全

本病在新生儿、婴儿期不易诊断，本节不作详述。

六、Prader-Willi综合征

【诊断要点】

1.临床表现

（1）胎儿期胎动少，胎位不正，剖宫产率高，胎儿大小正常。

（2）新生儿期严重肌张力低，活动少，喂养困难和体重不增，需特殊方式喂养。

（3）异常特征：长颅，窄面，杏仁形眼，上唇薄，嘴角向下，小手和小脚，皮肤白皙，外生殖器发育不良，男性隐睾，小阴茎，女性阴唇、阴蒂发育不良或缺如。

（4）婴儿晚期喂养困难好转，1～6岁后出现食欲亢进、肥胖，智力低下，运动发育落后、身材矮小，不同程度的智能缺陷、运动/语言障碍和行为问题、青春期发育延迟等。

2.辅助检查　分子遗传学手段检测发现15q11—13的缺失或平衡易位。

【治疗要点】

采用包括内分泌遗传代谢、康复理疗、心理、营养、新生儿、眼科、骨科、外科等在内的多学科参与管理方法，根据不同年龄段的表型特征，针对不同的内分泌代谢紊乱及相关问题进行有效干预。

1.新生儿、婴儿期处理的首要问题是解决喂养困难，用大孔奶嘴，必要时数周或数月鼻饲喂养。

2.新生儿期后运动、语言发育落后者早期干预、加强训练；1岁后注意控制饮食；不存在明显生长激素使用禁忌证的情况下，无论有无生长激素缺乏，宜早于2岁前开始使用基因重组人生长激素治疗；早期正确处理性腺发育不良及青春期发育问题等。

（任雪云）

第三节　早产儿遗传性代谢疾病

早产儿遗传性代谢疾病是指由于基因突变引起早产儿酶缺陷、细胞膜功能异常或受体缺陷，从而导致机体生化代谢紊乱，造成中间或旁路代谢产物蓄积，或终末代谢产物缺乏，引起一系列临床症状的一组疾病，多为常染色体隐性遗传病，少数为常染色体显性遗传或X、Y连锁伴性遗传及线粒体遗传等。

一、高苯丙氨酸血症

高苯丙氨酸血症（hyperphenylalaninemia，HPA）是由于苯丙氨酸羟化酶（phenylalanine hydroxylase，PAH）缺乏或其辅酶四氢生物蝶呤（tetrahydrobiopterin，BH4）缺乏，导致血苯丙氨酸（phenylalanine，Phe）增高的一组最常见的氨基酸代谢病，均为常染色体隐性遗传病。目前苯丙酮尿症（phenylketonuria，PKU）概念有所变化，以往我们进行的"PKU筛查"，目前称为"HPA筛查"。HPA分为两类：PAH缺乏症和BH4缺乏症。根据治疗前血Phe最高浓度又分为经典型PKU（Phe浓度≥1200μmol/L），轻度PKU（Phe浓度为360～1200μmol/L）、轻度HPA（Phe浓度为120～360μmol/L）。此外，还可根据血Phe浓度对BH4的治疗反应分为BH4反应型PAH缺乏症及BH4无反应型PAH缺乏症。

【诊断要点】

1. 临床表现

（1）新生儿期多无临床症状。出生3～4个月后逐渐表现典型PKU的临床特点：头发由黑变黄，皮肤颜色浅淡，尿液、汗液有鼠臭味，随着年龄增长，智能发育落后明显、小头畸形、癫痫发作，也可出现行为性格、神经认知等异常。

（2）BH4缺乏症患儿除表现上述症状外，主要表现为躯干肌张力低下，四肢肌张力增高或低下如吞咽困难、口水增多、松软、角弓反张等。

2. 辅助检查

（1）新生儿筛查：出生后72小时足跟血Phe浓度、酪氨酸的浓度升高，注意早产儿因肝功能不成熟可导致暂时性HPA，发热、感染、肠外营养或输血等也可导致血Phe浓度增高，蛋白摄入不足可导致假阴性，判断需谨慎，必要时进行复查，血清Phe浓度＜120μmol/L及血清Phe/Tyr＞2.0，必须召回复查。

（2）尿蝶呤谱分析和红细胞二氢生物蝶呤还原酶测

定：用于诊断非典型PKU。血清Phe浓度＞120μmol/L及血清Phe/Tyr＞2.0时进一步检查。经典型苯丙酮尿症尿蝶呤谱分析和红细胞二氢生物蝶呤还原酶测定正常，但四氢生物蝶呤缺乏症时异常。

（3）BH4负荷试验：为反应型PKU/HPA的判断方法，对于轻度HPA或已用特殊饮食治疗后血Phe浓度已降低者，可先做尿蝶呤谱分析及红细胞二氢生物蝶呤还原酶测定，对诊断不确定者再进行BH4负荷试验，建议2天或更长时间的BH4负荷试验：口服BH4（20mg/kg）后8、16、24小时测定血Phe，连续2天，口服BH4（8～24小时）血Phe均下降30%以上，则判断为BH4反应型PKU/HPA，无反应者可延长1～2周试验仍无反应，判断为BH4无反应型PKU/HPA。

（4）基因检测：建议常规进行，尤其对经上述试验仍不能明确诊断者更需及早进行基因诊断。

【治疗要点】

1.治疗指征　正常蛋白质摄入下血Phe浓度＞360μmol/L的PKU患者均应在完成鉴别诊断试验后立即治疗，越早治疗越好，提倡终身治疗；轻度HPA可暂不治疗，但需定期检测血Phe浓度，如血Phe浓度持续2次大于360μmol/L时，应给予治疗。

2.饮食治疗

（1）新生儿期及婴儿期：经典型PKU患儿立即暂停母乳或普通婴儿奶粉，给予无Phe特殊奶粉，治疗3～7天后血Phe浓度下降接近正常后，逐步添加少量天然乳品，首选母乳，或普通婴儿奶粉或低Phe辅食。轻度PKU根据血Phe浓度配制无Phe特殊奶粉与普通奶粉，一般按3:1或2:1配制，并根据血Phe浓度调节饮食配伍。

（2）幼儿期及儿童期：选用无Phe蛋白粉和（或）奶粉，减少天然蛋白质的摄入量，避免食入Phe含量较高的食物；适当食用Phe含量中等的食物或Phe含量较低的淀粉类食物、水果、蔬菜等。

（3）青少年期及成年期：仍需坚持治疗，中断治疗或血Phe控制不理想者，仍会导致一系列精神、行为等异常，女性患者孕期血Phe浓度增高，可导致胎儿脑发育障碍及各种畸形发生。BH4反应型PKU：特别是饮食治疗依从性差者口服BH4 5～20mg/（kg·d），分2次，联合低Phe饮食治疗。

3.BH4缺乏症的治疗　　诊断明确后可按不同病因给予BH4或无Phe特殊饮食及神经递质前体治疗。

二、酪氨酸血症

酪氨酸血症（tyrosinemia）是一种常染色体隐性遗传病，酪氨酸代谢过程的终末酶延胡索酰乙酰乙酸水解酶（fumarylacetoacetate hydrolase，FAH）缺陷，导致体内酪氨酸及其代谢产物琥珀酰丙酮、4-羟基苯乳酸及4-羟基苯丙酮酸等蓄积，对机体造成损害。该病主要累及肝脏及肾脏，严重者可危及生命，分为Ⅰ型、Ⅱ型、Ⅲ型，酪氨酸血症Ⅰ型可在新生儿期发病，本节对其他型不作阐述。

【诊断要点】

1.临床表现

（1）急性型：出生后数周发病，发病越早，病情越重，主要临床表现是急性肝功能衰竭，黄疸，厌食，出血倾向，呕吐，皮肤苍白，生长缓慢，肝大，病情进展迅速，如果未接受治疗，多在1岁内死亡。

（2）亚急性型和慢性型：一般在6个月至2岁发病，肝、肾及神经损害，有肝硬化及高磷酸盐尿、低磷酸盐血症及软骨病，有进展为肝细胞癌的可能。

2.辅助检查

（1）实验室检查：贫血、肝功能异常、低血糖、血清转氨酶及胆红素水平升高，多伴有低蛋白血症，甲胎蛋白水平显著升高。凝血功能明显异常，蛋白尿、氨基酸尿和高磷尿，血磷降低。

（2）血串联质谱：酪氨酸、琥珀酰丙酮增高，部分伴苯丙氨酸、脯氨酸、苏氨酸增高。

（3）尿气相质谱有机酸分析：琥珀酰丙酮、4-羟基苯乙酸、4-羟基苯乳酸及4-羟基苯丙酮酸增高。

（4）基因检测：染色体15q23—25基因突变。

【治疗要点】

1.尼替西农　推荐起始用量为每天1mg/kg，可使血琥珀酰丙酮显著降低，临床症状即可快速缓解，凝血功能明显改善，而血清转氨酶等其他肝功能的生化指标可能需要较长时间才能恢复正常水平，肝移植患者减少，但不能消除肝细胞癌发生的可能。

2.饮食疗法　低酪氨酸、苯丙氨酸、低甲硫氨酸饮食，但目前已不推荐单纯的饮食治疗，在接受尼替西农治疗的同时，给予低酪氨酸及苯丙氨酸的饮食治疗，并限制总蛋白摄入量，还需给予一定量的维生素及矿物质。

3.肝移植　对尼替西农治疗无效的急性肝衰竭患者以及疑有肝细胞癌者可应用。

三、同型半胱氨酸尿症

同型半胱氨酸尿症是含硫氨基酸、甲硫氨酸代谢障碍导致的疾病，为常染色体隐性遗传病。同型半胱氨酸是甲硫氨酸和胱硫醚生物合成的中间物质，代谢过程各种酶的缺陷均可导致同型半胱氨酸蓄积从尿排出。分3型：Ⅰ型为经典型，为胱硫醚合成酶缺陷；Ⅱ型为甲基钴胺合成缺陷；Ⅲ型为亚甲基四氢叶酸还原酶缺陷。

【诊断要点】

1.临床表现　不同酶缺陷表现有所不同，Ⅰ、Ⅱ型多在婴儿期发病，Ⅲ型可在新生儿期发病。

（1）新生儿的症状常为呼吸暂停、肌阵挛、惊厥等，很快昏迷，死亡。

（2）婴儿期可出现体重不增，发育慢，智力低，可有惊厥，3岁左右常出现晶体脱位，青光眼，较大儿童有发稀、多发性血栓栓塞，骨骼异常，指（趾）细长，脊柱侧弯，智力落后。

2.辅助检查　血、尿氨基酸分析：血同型半胱氨酸增加，Ⅰ型甲硫氨酸水平增高，胱硫醚、胱氨酸水平降低；Ⅱ型甲硫氨酸水平降低，胱硫醚水平增高，尿可见大量同型半胱氨酸。

【治疗要点】

1.应限制甲硫氨酸摄入。

2.先口服大剂量维生素B$_6$，250～500mg/d，生化检查正常后可用维持量（50～500mg/d）。

3.Ⅱ型补充维生素B$_{12}$ 0.5～1mg/d，Ⅲ型给予叶酸10～20mg/d，同时给予维生素B$_{12}$、维生素B$_6$联合治疗。

四、尿素循环障碍及高氨血症

尿素循环障碍是由于尿素循环相关6种主要酶的基因突变导致氨基酸分解代谢产生的氨不能通过尿素循环形成尿素排出体外，导致患儿出现血氨增高，引起一系列以脑功能障碍为突出临床表现的一类疾病，总发病率约为1/30 000。该病临床症状的严重程度与酶缺陷的程度呈正相关，酶的缺陷越重，发病越早，病情越重，部分轻度酶缺陷患儿可以出现间歇性发病或晚发病。

【诊断要点】

1.病因　尿素循环经过6种主要的酶反应：氨甲酰磷酸合成酶（carbamoyl phosphate synthetase，CPS），鸟氨酸氨甲酰转移酶（ornithine transcarbamylase，OTC），精氨酰琥珀酸合成酶（argininosuccinate synthetase，AS），精氨酰琥珀酸裂解酶（argininosuccinate lyase，AL），精氨酸酶（arginase，ARG），N-乙酰谷氨酸合成酶（N-acetylglutamate synthetase，NAGS）。其中任何一种酶出现基因突变均可导致尿素循环障碍；先天性代谢病也可导致高氨血症；一些疾病和药物也可导致高氨血症。血氨在100～200μmol/L时主要表现为兴奋、呕吐，200～300μmol/L时表现为意识障碍、惊厥，300～400μmol/L时表现为昏迷。

2.临床表现

（1）新生儿期高氨血症症状多于出生后1～5天出现，出生后24～48小时多无明显症状，在进食蛋白质饮食后逐渐出现拒乳、呕吐、呼吸急促、过度换气、体温不升、喂养困难、精神萎靡、嗜睡、昏睡、甚至昏迷、惊厥。患儿可出现肝大、脑水肿、血氨增高，尿素氮降低。

（2）晚发型高氨血症可在多个年龄阶段出现，患儿体内的酶有一定活性，在进食大量蛋白质后诱发，症状多较轻，可呈间歇性发作。急性发作时可表现为呕吐，神经精神症状如共济失调、神志恍惚、激惹不安、发热和攻击性行为，也可出现嗜睡甚至昏迷，部分患儿症状不典型，可表现为厌食、头痛、运动智能发育迟缓。

3.辅助检查

（1）血氨升高，血尿素测定多正常或偏低，血气分析示呼吸性碱中毒，有机酸血症患儿可发生严重并且顽固的代谢性酸中毒。血尿质谱分析提示有机酸、氨基酸等各种成分异常。

（2）进行肝、肠黏膜、皮肤的成纤维细胞、红细胞的酶活性检测可确诊。

（3）基因检测有助于确诊疾病及分型。

【治疗要点】

1.急性高氨血症的紧急治疗

（1）立即停止摄入蛋白质，静脉输注足量的热量、液体和电解质，10%的葡萄糖8～12mg/（kg·min），脂肪乳1g/（kg·24h），必需氨基酸0.25g/（kg·24h）。

（2）苯甲酸钠0.25g/kg、苯乙酸钠0.25g/kg、精氨酸0.2～0.8g/kg溶于10%的葡萄糖溶液（20ml/kg）中，于1～2小时静脉输注。此后每天按照上述剂量进行缓慢输注。

（3）快速移出氨及其代谢产物，可行腹膜透析、血液透析、血浆置换。

2.后期治疗

（1）减少氨的生成：限制蛋白质摄入量，婴儿期1.5～2.0g/（kg·d）；幼儿期1.2～1.5g/（kg·d）；儿童期1g/（kg·d）。摄入量的一半可用混合必需氨基酸代替。

（2）促进氨的排出：苯甲酸钠、苯乙酸钠、苯丁酸钠等。

（3）改变代谢途径：除ARG缺乏症（高精氨酸血症）患儿外，其他患儿都可补充精氨酸，使血浆精氨酸浓度维持在50～200μmol/L；CPS和OTC缺乏症的患儿可补充精氨酸100～200mg/（kg·d），重症CPS和OTC缺乏症也可补充瓜氨酸200～400mg/（kg·d），效果优于精氨酸；AS缺乏症（瓜氨酸血症）和AL缺乏症（精氨酰琥珀酸尿症）可补充精氨酸200～600 mg/（kg·d）。NAGS缺乏症患儿可补充N-氨甲酰谷氨酸口服，100～300 mg/（kg·d）。

（4）支持疗法：口服广谱抗生素，抑制肠道细菌产氨，乳果糖通便，积极治疗脑水肿和呼吸衰竭，补充L-肉碱。重症患儿在病情稳定后可考虑肝移植。

（5）长期治疗：患儿神志恢复远落后于血氨的恢复，因此在患儿神志清楚后，血氨多已降到相对安全的范围，需要对患儿进行长期治疗，包括限制蛋白质，口服苯甲酸钠和苯丁酸钠、精氨酸、瓜氨酸、肉碱。定期监测血氨、血谷氨酰胺浓度。

五、有机酸血症

有机酸是氨基酸、脂肪、糖中间代谢过程中所产生的羧基酸，由于某种酶的缺陷导致相关羧基酸及其代谢产物的蓄积，从而导致有机酸代谢病。有机酸代谢病又称有机酸尿症（organic aciduria）或有机酸血症（organic acidemia），是遗传代谢性疾病中较常见的病种。患儿临床表现个体差异很大，可以自胎儿期到成年各个时期发病，如不能及时诊断、合理治疗，死亡率很高，存活者常遗留严重神经系统损害。

（一）异戊酸血症

异戊酸血症又称为异戊酰辅酶A脱氢酶缺乏症，为常染色体隐性遗传病。患者亮氨酸代谢缺陷，体内异戊酸及其代谢产物蓄积，引起代谢性酸中毒、多系统损害，致死率及致残率很高。

【诊断要点】

1.临床表现　分为急性型、慢性间歇型。

（1）急性型：新生儿期发病，患儿出生时正常，出生后1周内出现呕吐、嗜睡、惊厥、昏迷。严重代谢性酸中毒，酮症，白细胞、血小板低，高血氨，低钙，高血糖等。

（2）慢性间歇型：在婴儿期发病，诱因多为呼吸道感染、高蛋白饮食、疲劳、腹泻、预防接种、药物等应激刺激，表现为食欲减退、生长发育不良、智能发育障碍、癫痫、精神行为异常等，本病患儿的身体及尿液因异戊酸而有类似臭脚丫（臭脚汗）的气味。

2.辅助检查

（1）血串联质谱分析及尿有机酸分析提示血异戊酰肉碱明显增高，尿异戊酰甘氨酸水平明显增高。

（2）基因分析提示异戊酰辅酶A脱氢酶等位基因致病突变。

（二）丙酸血症

丙酸血症是支链氨基酸和偶数链脂肪酸代谢异常的一种较常见有机酸血症，由于丙酰CoA酶羧化酶活性缺乏，导致体内丙酸及其代谢产物前体异常蓄积，出现一系列生化异常、神经系统和其他脏器损害症状，为常染色体隐性遗传病。

【诊断要点】

1.临床表现　新生儿期发病者出生时常正常，出生后数小时至1周内出现吸吮无力，拒乳，呕吐，腹胀，迅速进展为肌无力、嗜睡、惊厥、昏迷、呼吸窘迫、低体温，可在几天内死亡或出现永久性脑损伤。

2.辅助检查

（1）脑电图呈暴发抑制现象。

（2）实验室检查结果：代谢性酸中毒；高血氨；血甘氨酸、丙酸升高。

（3）串联质谱检测结果显示血中丙酰肉碱、丙酰肉碱与游离肉碱比值、丙酰肉碱与乙酰肉碱比值及甘氨酸水平增高；气相色谱-质谱检测结果显示尿中有大量的甲基柠檬酸、3-羟基丙酸和丙酰甘氨酸。

（4）基因分析提示丙酰CoA酶羧化酶基因突变。

（三）甲基丙二酸血症

甲基丙二酸血症是我国最常见的有机酸血症，尤其以合并高同型半胱氨酸血症为主，属于常染色体隐性遗传病，主要由于甲基丙二酰辅酶A变位酶（methylmalonyl-CoA mutase，MCM）或其辅酶钴胺素（维生素B$_{12}$）代谢缺陷。

【诊断要点】

1.临床表现

（1）重型：出生后数小时至1周内发病，类似急性脑病样症状，如拒乳、呕吐、脱水、昏迷、惊厥、代谢性酸中毒、呼吸困难、肌张力低下、酮尿、低血糖，早期死亡率极高，预后不良。

（2）中间型：婴儿早期发病，以中枢神经系统受累为主，如智力、运动能力落后，肌张力低下，惊厥及舞蹈手足徐动症。

（3）间歇型：婴儿晚期或儿童期发病，在感染、饥饿、疲劳、外伤等应激状态下或高蛋白饮食等因素诱发下出现精神差、呕吐、肌张力低下，可进展为昏迷。

（4）晚发型：成人期发病，首发症状表现为精神及心理异常。

2.辅助检查

（1）常规实验室检查：血氨、乳酸高，严重代谢性酸中毒，血红蛋白及血小板减少，血糖降低、尿酮体及尿酸升高，肝肾功能异常。

（2）气相色谱-质谱法检测：血丙酰肉碱与乙酰肉碱比值（C3/C2）和（或）丙酰肉碱增高，甲基丙二酸合并型可伴有甲硫氨酸（Met）下降；尿、血、脑脊液氨基酸分析示甘氨酸及赖氨酸增高、红细胞膜和血浆中奇数长链脂肪酸增高；尿液中甲基丙二酸、甲基柠檬酸和3-羟基丙酸显著增高。

（3）血清同型半胱氨酸检测：以明确是否合并高同型半胱氨酸血症。

（4）基因诊断：基因突变分析是甲基丙二酸血症分型的可靠依据。

【治疗要点】

1.急性期管理

（1）降血氨

1）血氨略高于正常：限制蛋白质摄入（最长24～48小时），给予适量葡萄糖溶液输注，每3小时监测血氨一次。

2）血氨100～250μmol/L：N-乙酰氨甲酰谷氨酸是N-乙酰谷氨酸的类似物，可激活氨甲酰磷酸转移酶起到降氨作用，100mg/kg微量泵输入，每6小时输入25～62mg/kg。

3）血氨250～500μmol/L：明显脑病表现和（或）早发高血氨或及早出现症状，通过上述治疗，3～6小时血氨仍然不下降，开始准备血液透析，也可以用腹膜透析，但效率低。

4）血氨500～1000μmol/L：在上述治疗基础上，立即透析。

5）血氨＞1000μmol/L：评估是否继续特殊或保守治疗。

（2）促进合成代谢：维持正常血糖的情况下，使用胰岛素促进合成代谢（从每小时0.01～0.02U/kg开始）。在不使用胰岛素的情况下，长期稳定正常的血糖水平是有效的合成代谢的间接标志，血浆乳酸＞5 mmol/L，推荐使用胰岛素。尽早使用脂肪乳（每天2g/kg），代谢和临床症状改善后尽快（不超过24～48小时）重新摄入天然蛋白质，临床条件允许立即开始肠内喂养。

（3）肠胃外营养：严重婴儿可选择全肠胃外营养。24～48小时使用无氨基酸的肠胃外溶液，48～72小时后加入少量氨基酸，0.25g/（kg·d）。使用生化方法监测氨基酸量。注意补充维生素、矿物质及微量营养素。

（4）纠正代谢性酸中毒：一般速度的NaHCO₃易纠正，速度过快又可导致高钠、高渗透压等，故除用碱性药物外，还应配合其他排酸方法。

（5）大剂量维生素

1）维生素C：120mg/（kg·d）可减轻乳酸中毒和羟脯氨酸尿。

2）维生素B_1：10～200mg/d，用于枫糖尿症。

3）维生素B_{12}：1～2mg/d，肌内注射，用于甲基丙二酸血症。

4）生物素：10mg/d，用于丙酸血症、多种羧化酶缺陷。

5）维生素B_2：用于戊二酸尿症Ⅰ型。

6）维生素B_6：用于同型半胱氨酸尿症。

（6）L-肉碱：补充有机酸结合的肉碱丢失所致的继发肉碱缺乏，可减少产氨，剂量为25～100mg/（kg·d），加入葡萄糖溶液中，24小时静脉输入，能耐受口服时给予100～400mg/（kg·d）。

2. 长期治疗管理　目标达到正常体格和智力发育水平，防止急性代谢失调发生，提高生活质量，避免不良反应和并发症。主要是特殊饮食，限制某些氨基酸摄入，降低有毒代谢产物；L-肉碱100～300mg/（kg·d），分2～4次服；甲硝唑10～20mg/（kg·d），分2～3次或（和）阿莫西林交替，推荐1～2周治疗与2～3周暂停交替进行，同时补充益生菌平衡肠道内菌群。

六、线粒体脂肪酸氧化代谢障碍病

线粒体脂肪酸氧化代谢障碍病是一组常染色体隐性遗传代谢病，由于脂肪酸进入线粒体的途径或脂肪酸在β-氧化螺旋过程中所需酶类的缺乏或功能障碍而导致的脂肪酸氧化受阻，从而导致的一组因毒性中间产物堆积或能量供应不足的代谢性疾病。本节介绍新生儿期及婴儿期发病的几种线粒体脂肪酸氧化代谢障碍病。

（一）肉碱棕榈酰转移酶Ⅱ缺陷

【诊断要点】

1. 分型　本病分为新生儿期发病型、婴幼儿期发病型和迟发型。

2.临床表现

（1）新生儿期发病型起病最急，可在出生后数小时至数天内急性发病，表现为惊厥、意识障碍、呼吸困难、心肌病、心律失常、心功能不全或严重低血糖等，病死率高。

（2）婴幼儿期发病者，常在感染、饥饿等应激状态下发病，表现为急性脑病样或Reye综合征样发作，甚至猝死。

3.辅助检查

（1）常规检查：低酮性低血糖，肌酶及肝酶升高，严重者肝肾功能异常。

（2）血尿串联质谱法：多种酰基肉碱水平增高、游离肉碱水平降低。

（3）基因检测：$CPT2$基因突变有确诊意义。

（二）长链及中链乙酰辅酶A脱氢酶（LCAD；MCAD）缺陷

【诊断要点】

1.临床表现

（1）新生儿期常因母乳喂养早期饥饿诱发，表现为呕吐，反应差，肌张力低，低血糖，很快出现惊厥、昏迷、呼吸衰竭、休克等。

（2）可伴有严重心肌病，肝功能异常，似Reye综合征的症状。

（3）新生儿因很少长时间饥饿，发病较少。2～3岁后夜间不进食，开始发病者较多。25%的病例在第一次发作后即死亡，存活者预后尚好。

2.辅助检查

（1）低酮性低血糖，尿、血酮体低（＜1mmol/L）。

（2）高血氨、肝功能异常、肌酸肌酶升高。

（3）血气相色谱：血游离脂肪酸水平增高（＞2mmol/L），肉碱水平有不同程度的降低（平均为25%～50%）。

（4）尿有机酸分析：中链二羧酸显著升高。

（5）淋巴细胞或成纤维细胞中酶活性为正常的5%～10%。

（三）戊二酸血症Ⅱ型

【诊断要点】

1.分型 本病分为新生儿期起病伴先天畸形、新生儿期起病不伴先天畸形及晚发型三型。

2.临床表现

（1）新生儿期起病伴先天畸形：在出生后数小时至48小时发病，肌张力低下，肝大，严重低血糖症，代谢性酸中毒；患儿常有类似于异戊酸血症患者的特殊"汗脚"气味。部分患儿可触及肿大的肾，伴特殊面容及畸形，如高前额、鼻梁低平、耳畸形，外生殖器发育异常、脑、肺发育不良等，常在新生儿期死亡。

（2）新生儿期起病不伴先天畸形：除不伴畸形外，其他表现同上述症状，部分获得及时诊断和治疗的患儿可存活较长时间，但伴有严重心肌病者常在数月内死亡。

（3）晚发型：病情轻重不一，表现为反复呕吐，低血糖症、代谢性酸中毒、肝大、肌无力、肌痛等。

3.辅助检查

（1）常规检查：急性期可有严重代谢性酸中毒，伴阴离子间隙增高，轻至中度高氨血症；低酮性低血糖，乳酸高，血清肝酶、肌酶增高。

（2）尿有机酸分析：戊二酸盐、2-羟基戊二酸盐、乙基丙二酸盐、异戊酸、异戊酰甘氨酸明显增高。

（3）氨基酸分析：可见全氨基酸血症和全氨基酸尿症，新生儿期发病者血液脯氨酸和羟脯氨酸显著增高，而迟发型患者常有血清和尿肌氨酸增高。

（4）血尿肉碱谱：血清肉碱可为正常或降低，但尿酯酰肉碱显著升高，口服左卡尼汀后尿中排出大量酰基肉碱。

（5）基因分析：编码ETFA、ETFB和ETFDH的基因突变，具有确诊价值。

【治疗要点】

1.支持治疗 静脉注射葡萄糖尽快抑制脂肪分解及氧化；肌力弱者需呼吸支持；长链脂肪酸代谢障碍时主要提供中链脂肪酸；控制惊厥；预防感染等。

2. 药物治疗　无特效药。根据不同疾病给予大剂量维生素、ATP、辅酶Q_{10}等，如辅酶Q_{10}，30mg/d，用于各种线粒体病；晚发型戊二酸血症Ⅱ型可用大剂量维生素B_2（100～300mg/d）治疗。

3. 肉碱替代　肉碱水平低者，予左卡尼汀25～100mg/（kg·d），并监测血浆肉碱水平，病情稳定后改口服维持，维持血液游离肉碱浓度在20μmol/L及酰基肉碱谱在正常范围。

4. 长期治疗　低蛋白，低脂肪，保证热量，避免长时间饥饿和高强度体能训练等。防止意外事件。

七、Zellweger综合征

Zellweger综合征又称脑肝肾综合征，是Zellweger谱系障碍（Zellweger spectrum disorder，ZSD）中最严重的类型。ZSD是一组因过氧化物酶体功能障碍而出现的异常表型谱，分为婴儿型Refsum病、新生儿肾上腺脑白质病和Zellweger综合征3种，主要表现为神经系统异常、特殊面容、肝病、肾囊肿及髌骨或其他长骨斑点状软骨发育不良等，其中最严重的类型为Zellweger综合征，主要发生在新生儿期，为常染色体隐性遗传病，通常在出生后1年内死亡。

【诊断要点】

1. 临床表现

（1）特殊面容：前额突出，前囟大，外耳畸形，眼距宽，眼内眦赘皮，颈部皮肤松弛，出生后数小时即出现肌张力极低。

（2）严重神经异常：脑发育异常（巨脑回、神经元异位移行、胼胝体发育异常）、肌无力、抽搐等。

（3）肝肾异常：肝大、黄疸、肝囊肿、肝功能异常、蛋白尿、肾囊肿等。

（4）其他多脏器异常：角膜混浊、白内障、虹膜斑点；先天性心脏病、多发性骨骼畸形等。

2. 辅助检查

（1）影像学检查：腹部B超提示肝大、肾大、肝肾囊肿，头颅MRI或CT提示脑发育不良、皮质结构畸形及髓鞘化低下表现等。

（2）脑电图：示异常婴儿脑电图。

（3）血生化：肝功能异常、高胆红素血症、凝血异常等。

（4）极长链脂肪酸（VLCFA）测定：二十四碳烷酸（C24∶0）、二十六碳烷酸（C26∶0）、C24/C22、C26/C22水平增高。

（5）基因检测：*PEX*基因变异。

【治疗要点】

主要是对症支持治疗：提供足够的热量，补充维生素、胆酸；应用抗癫痫药物；避免牛奶制品；有听力障碍的儿童应使用助听器；在婴儿早期去除白内障以保持视力等。

八、糖原贮积病I型

本病由于葡萄糖-6-磷酸酶基因突变导致葡萄糖-6-磷酸酶缺乏致糖代谢紊乱，为常染色体隐性遗传病，发病率为1/100 000。

【诊断要点】

1. 临床表现

（1）新生儿及小婴儿可表现反复低血糖，并渐出现肝大和高乳酸代谢性酸中毒。

（2）新生儿低血糖症状可不典型，婴幼儿期生长缓慢，易饥饿，反复发生感染如中耳炎、肺炎、多发脓肿等。

（3）预后关键是肾脏受累程度及肝脏并发症。

2. 辅助检查

（1）腹部B超：肝、脾、肾肿大。

（2）血生化：低血糖，高脂血症，乳酸酸中毒，高尿酸，肝功能常轻度异常。

（3）肝脏活检：做葡萄糖-6-磷酸酶测定可确诊。

（4）基因检测：染色体17q21的葡萄糖-6-磷酸酶基因突变。

【治疗要点】

1.目前无根治方法，新生儿期首选频繁喂奶方法，监测下次喂奶前血糖水平，如低于正常，可在保证奶量的基础上，予鼻胃管持续滴入葡萄糖，维持血糖正常。

2.低血糖发作时，轻症立即予葡萄糖口服，重症静脉注射葡萄糖。

3.乳酸酸中毒时用碳酸氢钠纠正酸中毒。

4.出现高血脂时，改用无乳糖中链甘油为主的配方奶。

九、半乳糖代谢症

本病因半乳糖-1-磷酸-尿苷转移酶缺乏致前质1-磷酸半乳酸及半乳糖堆积而引起，为常染色体隐性遗传病。

【诊断要点】

1.临床表现

（1）新生儿出生时正常，开奶吃奶后出现呕吐、腹泻、反应差、拒乳、肌张力低下、黄疸、肝大、惊厥、体重不增、低血糖发作等。

（2）进行性肝病，在新生儿期即可出现肝硬化、腹水、脾大、出血等。

（3）出生后数日和数周出现白内障、范科尼综合征等。

（4）易合并大肠埃希菌感染，病情加重导致死亡。

2.辅助检查

（1）尿还原糖试验：阳性。

（2）气相色谱-质谱法检测：半乳糖及半乳糖醇水平明显增高。

（3）酶活性测定：干血片测定红细胞半乳糖-1-磷酸-尿苷转移酶降低，注意输血后3个月内可能出现假阴性。

（4）基因检测：半乳糖-1-磷酸-尿苷转移酶基因突变分析检查出2个致病突变可确诊。

【治疗要点】

1.停母乳，给予无乳糖配方奶，豆浆、豆基配方乳及无乳糖饮食。

2.对症处理，防止感染，防止低血糖、肝衰竭等危及生命的合并症。

十、GM1神经节苷脂贮积症

GM1神经节苷脂贮积症是由溶酶体中酸性β-半乳糖苷酶缺乏所致，呈常染色体隐性遗传。临床上按发病早晚可分为Ⅰ型、Ⅱ型、Ⅲ型，其中Ⅰ型最为常见，为常染色体隐性遗传性溶酶体病，国外报道的发病率为1/20万～1/10万活产婴儿。

【诊断要点】

1.临床表现

（1）可有胎儿期水肿，出生后6个月内出现快速的智力运动发育迟缓伴倒退，精神差，吸吮无力，体重不增，粗陋面容，牙龈增生，舌大，肝脾大，眼底樱桃红斑，多发性成骨不良等。

（2）症状为进行性，婴儿期生长发育及神经发育严重障碍，多于2岁左右死亡。

2.辅助检查

（1）头颅MRI可见髓鞘化落后、丘脑及基底核异常信号。

（2）β-半乳糖苷酶活性明显降低，*GLB1*基因突变。

【治疗要点】

无特效疗法，主要以对症治疗为主。

（任雪云）

参考文献

傅立军，陈浩，2019. 脂肪酸氧化代谢病与心肌病. 中国实用儿科杂志，34（1）：34-37.

高敏，金瑞峰，张开慧，等，2019. GM1神经节苷脂贮积症患儿的GLB1基因突变研究. 中华医学遗传学杂志，36（2）：128-131.

韩连书，胡宇慧，2008. 丙酸血症发病机制及诊治研究进展. 实用儿科临床杂志，23（20）：1561-1563.

郝虎，肖昕，2014. 尿素循环障碍及高氨血症的诊断与处理. 中国小儿急救医学，21（6）：357.

江载芳，申昆玲，沈颖，2015. 诸福棠实用儿科学. 8版. 北京：
　　人民卫生出版社：2295-2299.

陆妹，杨艳玲，2019. 线粒体脂肪酸氧化代谢病与猝死. 中国实
　　用儿科杂志，34（7）：551-555.

邵肖梅，叶鸿瑁，丘小汕，2019. 实用新生儿学. 5版. 北京：
　　人民卫生出版社；943-978.

叶畅，程国强，王来栓，等，2019. PEX1基因变异致新生儿
　　Zellweger综合征二例并文献复习. 中华新生儿科杂志，34（3）：
　　197-202.

余紫楠，张玉，黄新文，2019. 欧洲甲基丙二酸血症与丙酸血症
　　诊治指南. 中华急诊医学杂志，28（5）：560-562.

中华医学会儿科学分会内分泌遗传代谢学组，《中华儿科杂志》
　　编辑委员会，2015. 中国Prader-Willi综合征诊治专家共识
　　（2015）. 中华儿科杂志，53（6）：419-424.

中华医学会儿科学分会内分泌遗传代谢学组，中华预防医学会出
　　生缺陷预防与控制专业委员会新生儿筛查学组，2014. 高苯丙
　　氨酸血症的诊治共识. 中华儿科杂志，52（6）：420-425.

Keow G S，Judith H，Bridget W，2002. Strategies for the
　　diagnosis of mitochondrial fatty acid beta-oxidation disorders.
　　Clinica Chimica Acta，323（1-2）：37-58.

Schiffmann R，Hughes D A，Linthorst G E，et al，2016. Screening,
　　diagnosis，and management of patients with Fabry disease：
　　conclusions from a "Kidney Disease：Improving Global Outcomes"
　　（KDIGO）Controversies Conference. Kidney International，91（2）：
　　284-293.

第19章

早产儿常见免疫系统疾病

第一节　早产儿免疫特点

　　人类机体的免疫系统（immune system）具有免疫防御、免疫自稳和免疫监视三大功能。免疫系统中发挥防御功能的主要是：①B淋巴细胞（简称B细胞）及其产生的免疫球蛋白（immunoglobulin，Ig）（体液免疫）；②T淋巴细胞（简称T细胞）及其产生的淋巴因子（细胞免疫）；③单核-吞噬细胞系统；④多形核吞噬细胞系统；⑤补体系统；⑥其他免疫细胞和免疫分子。胎儿免疫系统的发育始于胎儿早期，新生儿免疫系统尚未发育成熟，早产儿的免疫功能较足月儿更为低下。

【早产儿免疫系统的特点】

1.特异性免疫系统

（1）细胞免疫：胎儿在孕周的最后3个月是细胞免疫功能成熟的关键时期，这一时期胎儿的胸腺发育增快，胸腺细胞迅速增加，T细胞总数和各亚群数量迅速增长，功能逐渐完善，而早产儿胸腺发育不成熟，胸腺内分泌功能不完善，导致T细胞总数和各亚群数量减少及功能低下；由于未曾接触特异性抗原，T细胞为初始T细胞，产生细胞因子的能力低下，不能有效辅助B细胞、巨噬细胞、自然杀伤细胞和其他细胞参与免疫反应；T辅助细胞功能在早产儿期也不成熟，故早产儿细胞免疫功能尚未成熟，免疫调节能力尚不健全。早产儿出生后数周胸腺继续快速增长，来自骨髓的前淋巴细胞在胸腺内分化发育为成熟T细胞的速度较足月儿相对快。早产儿在出生后1月龄时T细胞数量可赶上正常足月儿,而小于胎龄儿1周岁时T细胞数量仍低于同龄正常儿。

(2)体液免疫:血清IgG是唯一能够通过胎盘到达胎儿的抗体,胎龄8周时母体IgG开始通过胎盘到达胎儿,但浓度很低,大量IgG通过胎盘发生于妊娠32周以后,早产儿由于过早娩出,胎盘功能不成熟,而且有一定功能障碍,造成与IgG特异结合蛋白的数量不足或功能缺陷或其他方面运输障碍,从而造成血清IgG水平低于足月儿,胎龄越小,来自母亲胎盘转运的IgG越少。IgA合成在胎龄30周左右开始,IgM开始合成时间为10～12周,且量极少,母体内IgA、IgM不能通过胎盘,早产儿IgA、IgM亦较足月儿低,故出生后早期二者主要来源是母乳,早产儿3个月后IgA和IgM水平均较早期显著增高,但仍低于同龄足月儿。故早产儿也应尽早摄入母乳(尤其是初乳),以通过喂初乳向早产儿传递更多的免疫活性细胞,经激活后释放多种细胞因子而发挥抗感染、免疫调节作用等。

2. 非特异性免疫系统

(1)屏障功能差,皮肤角质层薄、黏膜柔嫩易损伤;脐残端未完全闭合,离血管近,细菌易进入血液;呼吸道纤毛运动差,胃液酸度低、胆酸少,杀菌力弱,肠黏膜通透性高,同时分泌型IgA缺乏,易发生呼吸道和消化道感染,有利于细菌侵入血液循环;血脑屏障功能不全,易患细菌性脑膜炎。

(2)早产儿外周血中性粒细胞的数量与足月儿及年长儿相似,但对细菌感染的反应与表现却不同,年长儿发生细菌感染时,贮存池中的大量中性粒细胞释放至循环池,并动员粒单系祖细胞进入细胞周期分裂增殖,补充贮存池中性粒细胞数量,故外周血结果为中性粒细胞增高,核左移;而早产儿及部分足月儿则表现为中性粒细胞减少或缺乏。

(3)补体成分、调理素、备解素、纤维结合蛋白、溶菌酶含量低,故吞噬和杀菌能力较足月儿差。

（4）单核细胞产生粒细胞-集落刺激因子、IL-8等细胞因子的能力不足。

（5）自然杀伤细胞（NK细胞）含量少，甚至缺失，对靶细胞的溶解及再循环的能力均较低，导致NK细胞的抗体依赖的细胞毒性作用差。

（6）淋巴结发育不全，缺乏吞噬细菌的过滤作用，不能将感染局限于淋巴结。

（任雪云　王　莉）

第二节　早产儿原发性免疫缺陷病

原发性免疫缺陷病（PID）是指先天性或遗传性因素所致的免疫器官、组织、细胞或分子缺陷，导致机体免疫功能不全的疾病。新生儿期原发性免疫缺陷病的表现与年长儿有所不同。由于免疫系统的发育特点，以抗体缺陷为主的免疫缺陷在新生儿期一般不易出现症状，临床诊断和常规实验室检查也很难发现，主要由于来自母亲的抗体起到保护作用。因此在新生儿期出现的免疫缺陷所导致的临床疾病主要以细胞和（或）联合免疫缺陷及固有免疫缺陷为主，下面介绍几种原发性免疫缺陷病。

一、X-连锁严重联合免疫缺陷病

X-连锁严重联合免疫缺陷病（XL-SCID）是最常见的T细胞、B细胞联合免疫缺陷病。XL-SCID是由IL-2、IL-4、IL-7、IL-9和IL-15共同拥有的受体链基因突变引起。

【诊断要点】

1. 临床表现

（1）多于出生后6个月内出现症状，甚至新生儿期即可发病。

（2）反复发生细菌、病毒或真菌，特别是条件致病菌引起的严重感染或在接种活疫苗后出现全身性疫苗病。以呼吸道感染、脑膜炎及慢性中耳炎、鼻窦炎、皮肤感染等局部化脓性感染常见。

（3）几乎所有患儿都有顽固不愈的慢性腹泻，严重时可引起营养不良，甚至死亡。

（4）皮肤黏膜损害表现为剥脱性皮炎或各种类型的皮疹以及舌、颊黏膜的深部溃疡。

（5）输注活淋巴细胞可出现移植物抗宿主反应（GVHR）。

（6）可合并自身免疫病、过敏性疾病、血液系统异常、淋巴系统肿瘤。

2.辅助检查

（1）细胞免疫功能：几乎全无，T细胞计数下降，CD3$^+$细胞低于10%，淋巴细胞计数常低于$1.2 \times 10^9/L$，淋巴细胞转化试验阴性，NK细胞消失。

（2）体液免疫功能：低下，B细胞数量正常，但免疫球蛋白产生能力严重受损，血清各类免疫球蛋白水平显著低下或缺如，接受抗原免疫后也不产生抗体。

（3）胸部X线检查：胸腺缺如。

（4）基因检测：IL-2、IL-4、IL-7、IL-9和IL-15共同拥有的受体链基因突变。

【治疗要点】

1.加强护理，根据细菌药敏试验选择有效抗生素，病毒或真菌感染时给予相应的抗病毒及抗真菌药物。严重感染患儿可定期输注丙种球蛋白。

2.治疗或预防各种感染，避免注射减毒活疫苗和卡介苗。

3.不宜输注新鲜全血、血浆或其他血液制品，以防GVHR，如需输注必须通过25Gy的辐射照射，且输注的血液制品应来源于巨细胞病毒抗体阴性的供者。

4.免疫重建：骨髓和造血干细胞移植、基因治疗。

二、腺苷脱氨酶缺乏症

腺苷脱氨酶缺乏症为常染色体隐性遗传病，位于20号染色体上编码腺苷脱氨酶（ADA）蛋白基因突变，导致ADA活性下降或功能障碍，使脱氧腺苷和脱氧三磷酸腺苷等中间代谢产物堆积，从而抑制DNA合成，对淋巴细胞呈毒性作用，使T细胞、B细胞功能受损伤，发病率小于1/20万。

【诊断要点】

1.临床表现

（1）早期表现为严重的感染，往往难于控制，多以呼吸道感染为首发症状。

（2）骨骼异常、骨软骨发育不良：短臂、肋骨喇叭状、骨盆畸形、扁平胸及腰椎异常等。

2.实验室及其他检查

（1）淋巴细胞计数：降低，但有时可正常。

（2）血清ADA活性：降低。

（3）体液免疫功能：低下，B细胞数量下降，免疫球蛋白普遍降低。

（4）细胞免疫功能：低下，T细胞计数下降。

（5）骨髓检查：缺少浆细胞、B细胞、活化淋巴母细胞。

（6）影像学检查：胸部缺乏胸腺影、骨骼异常、骨软骨发育不良。

（7）基因检测：可发现*ADA*突变基因。

【治疗要点】

1.酶替代治疗。每周使用聚乙二醇修饰的ADA，可减少严重感染次数。

2.治疗或预防各种感染，避免注射减毒活疫苗和卡介苗。

3.骨髓、造血干细胞移植。可延长存活时间。

4.基因治疗。是目前治疗ADA缺乏的重要手段。

三、伴有血小板减少和湿疹的免疫缺陷病

伴有血小板减少和湿疹的免疫缺陷病又称Wiskott-Aldrich综合征（WAS），属X连锁隐性遗传病，以免疫缺陷、湿疹和血小板减少三联征为主要临床表现。主要缺陷为位于X染色体上的*WASP*基因异常，使造血细胞细胞质

中的 WAS 蛋白合成异常。

【诊断要点】

1.临床表现

（1）本病属 X 连锁隐性遗传病，可有 WAS 相关疾病的阳性母系家族史，男性发病，女孩少见，发病较早甚至新生儿即可出现症状。

（2）反复感染。新生儿期或婴幼儿期反复发生皮肤、肠道感染，中耳炎，脑膜炎等细菌性感染，病毒性感染少见。

（3）血小板减少。出生时或出生后不久即出现出血症状，如皮肤瘀斑、鼻或牙龈出血、呕血、尿血或便血等。

（4）湿疹。一般于婴幼儿期出现湿疹，随年龄增长逐渐加重，多持久不愈并伴有出血感染。

（5）可合并血管炎、肾小球肾炎等自身免疫性疾病。

（6）感染或出血是主要死因，也有少数死于恶性肿瘤。

（7）对多糖疫苗（如肺炎疫苗）无或低抗体应答。

2.辅助检查

（1）淋巴细胞异常。T细胞亚群降低，特别是$CD8^+T$细胞比例和绝对计数降低。

（2）NK细胞功能下降。

（3）免疫球蛋白水平异常。IgM降低，IgG正常或降低，IgA、IgE升高。

（4）流式细胞仪或 Western blot 检测，WAS蛋白表达下降或缺失。

（5）基因检测，位于Xp11.22的WAS蛋白基因缺陷。

【治疗要点】

1.及时给予抗生素控制感染，定期静脉输注丙种球蛋白，2～3周1次，1次400mg/kg。积极对症处理：急性出血时输注经放射处理的血小板，顽固湿疹可用糖皮质激素软膏，但禁全身应用激素。

2.在发生严重感染、出血或自身免疫性疾病前，应尽早进行异基因造血干细胞移植。

四、DiGeorge异常

DiGeorge异常曾称DiGeorge综合征，由22q11微缺失或11号和22号染色体发生易位所致，胚胎发育6～8周时第3、4对咽囊上皮胚基发育障碍，导致胸腺及甲状腺发育不全或缺如，发病率约为2.5/10 000。

【诊断要点】

1.临床表现　根据胸腺发育异常及T细胞免疫缺陷程度，DiGeorge异常通常分为完全型和部分型两种。部分型患儿有不同程度的免疫缺陷，但一般不严重，而无免疫受损临床表现。完全型患儿是胸腺组织完全缺如致细胞免疫功能严重受损所致，不早期进行免疫重建治疗，多于出生后1年内死亡。

（1）甲状旁腺功能低下：表现为顽固性低钙血症和手足搐搦，是婴儿期死亡的原因之一。

（2）心血管畸形：多数是严重和复杂的畸形，主要包括主动脉弓断离、法洛四联症、共同动脉干、房间隔缺损或室间隔缺损、先天性血管环，是新生儿期夭折的主要原因。

（3）反复感染：程度轻重不一，大多发生在婴儿期，以呼吸道、消化道、泌尿系统及皮肤感染多见，常出现多种病原体混合感染。

（4）特殊面容：包括耳位低、耳郭畸形、眼距宽、鼻梁平、下颌小、腭裂、锥形指等，且会随着年龄的增长逐渐淡化。

（5）其他合并症：如自身免疫性疾病、过敏性疾病、恶性肿瘤等。

2.辅助检查

（1）X线和胸部CT：无胸腺影或胸腺明显偏小。

（2）血生化：低钙血症，血磷升高，血清碱性磷酸酶正常，甲状旁腺激素降低。

（3）免疫功能：外周血淋巴细胞减少，T细胞（尤其是$CD3^+$T细胞）数量减少或缺乏，细胞免疫功能低下，免疫球蛋白正常或增高。

（4）基因检测：仅50%患儿可明确检查出染色体22q11.2的缺失。

【治疗要点】

1.一般治疗　维持心功能正常、纠正甲状旁腺功能低下及低钙血症、控制抽搐，低钙惊厥者可用10%葡萄糖酸钙溶液静脉注射，但必须同时给予维生素D（5万～25万U/d）。日常给予钙制剂、维生素D和低磷饮食治疗。

2.手术　合并心血管畸形采用手术治疗。

3.血制品的应用　若输血或使用其他可能含有供者活淋巴细胞的血制品，应对血制品进行放射处理，以防发生GVHR。

4.感染的预防与治疗　针对不同病原选择合适的抗生素，也可输注丙种球蛋白。

5.免疫接种　应避免采用活疫苗或活菌苗，以免发生严重并发症。

6.胸腺或造血干细胞移植　完全型DiGeorge异常建议尽早行胸腺移植或造血干细胞移植，有望使免疫功能改善。

五、慢性肉芽肿病

慢性肉芽肿病（chronic granulomatous disease，CGD）是少见的原发性吞噬细胞免疫缺陷病。多数病例为X连锁隐性遗传，少数为常染色体隐性遗传。由于吞噬细胞还原型烟酰胺腺嘌呤二核苷磷酸（NADPH）氧化酶缺乏导致活性氧、过氧化氢产生减少，杀菌功能缺陷。临床上以反复发生严重感染以及在反复感染的部位形成色素沉着性肉芽肿为特征。

【诊断要点】

1.临床表现

（1）多在2岁以内发病，新生儿期发病者少见，早期有反复致命的细菌和真菌感染，尤其在出生后第1年内。

（2）肺炎、肝脓肿、骨髓炎和败血症等为常见感染，尤其在新生儿，一般以肺炎起病。婴幼儿皮肤暴露部位

（常见于耳周、面部）发生湿疹样改变，随之出现淋巴结肿大、化脓，常反复切排不愈。

（3）病程常迁延，缓解、发作交替出现，伴生长发育障碍。

（4）年长儿可有肉芽肿形成于消化道、泌尿系统等引起梗阻表现，也易合并泌尿系感染、自身免疫性疾病等。

2.辅助检查

（1）流式细胞仪测定中性粒细胞呼吸暴发试验能更快捷地诊断本病。

（2）体液免疫及细胞免疫功能正常，贫血、白细胞总数增高及高抗体血症。

（3）基因检测可发现 CYBB 基因突变。

【治疗要点】

1.抗生素 针对病原菌，足量足疗程治疗，预防性使用抗生素，经常进行感染部位细菌培养，应根据细菌的耐药情况合理调整抗生素。磺胺类用于预防本病的感染效果较好。

2.人重组γ-干扰素 剂量为 $50\mu g/m^2$，皮下注射，每周2次。

3.免疫重建 可行骨髓移植，造血干细胞移植、基因治疗有取得成功的报道。

六、选择性IgA缺乏症

【诊断要点】

1.临床表现

（1）发病年龄：出生后不久即可发病，但大多数能活至成年。

（2）感染：轻者可无症状，或有轻微呼吸道感染，重者感染严重。

（3）伴随疾病：可同时伴发自身免疫性疾病，如系统性红斑狼疮、甲状腺炎、特发性肾上腺皮质功能减低，个别可发生恶性肿瘤。常伴有支气管哮喘、肠吸收不良综合征。

（4）IgA低下：排除其他原因引起的血清IgA低下，诊断时应注意IgA系统发育与年龄密切相关，1岁内婴儿，尤其6个月婴儿血清IgA呈缺乏状态，且有自然恢复倾向。

2.辅助检查　血清IgA降低，分泌型IgA也减少，血清IgG、IgM水平正常或升高；细胞免疫功能正常或减低。

【治疗要点】

1.无特效疗法，适当抗感染为主要的治疗方法。

2.避免输入血丙种球蛋白或纯IgA，以免产生抗IgA抗体，而致过敏反应，如需输血或输血浆，应选用IgA缺乏者作为供血者。

3.严重腹泻者可试用初乳疗法以增加IgA。

（任雪云）

参 考 文 献

封志纯，钟梅，2010. 实用早产与早产儿学. 北京：军事医学科学出版社：211-215.

李淑娟，蒋利萍，刘玮，等，2011. X连锁慢性肉芽肿病12例临床分析. 临床儿科杂志，29（1）：46-50.

李燕，韦秋芬，潘新年，等，2014. 不同胎龄新生儿细胞和体液免疫功能检测. 中国当代儿科杂志，16（11）：1118-1121.

罗开菊，陈平洋，李雯，2014. 新生儿DiGeorge综合征1例报告. 中国当代儿科杂志，16（9）：949-951.

邵肖梅，叶鸿瑁，丘小汕，2019. 实用新生儿学. 5版. 北京：人民卫生出版社：979-984.

吴海兰，董世霄，刘靖媛，等，2014. 新生儿X-连锁慢性肉芽肿病4例分析暨文献复习. 中国新生儿科杂志，29（5）：302-305.

张志勇，赵晓东，2013. 儿童Wiskott-Aldrich综合征诊断与治疗. 中国实用儿科杂志，28（9）：40-43.

Gaspar H B，Aiuti A，Porta F，et al，2009. How I treat ADA deficiency. Blood，114（17）：3524-3532.

Shaw K L，Kohn D B，2011. A tale of two SCIDs. Science Translational Medicine，3（97）：97ps36.

第20章

早产儿常见产伤性疾病

第一节　早产儿软组织损伤

早产儿软组织损伤是最常见的产伤之一，以皮肤挫伤最为常见。

【诊断要点】

1.损伤部位见于先露部位，宫内因素也可导致软组织损伤如脐带绕颈，子宫内游离羊膜带造成缢痕。

2.最常见的头皮水肿即产瘤，顶枕部弥漫性头皮与皮下组织肿胀，边界不清，无波动感染，呈凹陷性水肿，范围超过中线与骨缝，局部可有瘀点、瘀斑。水肿数日消退，瘀斑数周后消退。

3.损伤严重时可产生皮下脂肪坏死，较少见，常发生于出生后数周内，表现为背部、臀部、大腿、前臂、面颊等部位皮下组织硬块或质地坚硬的红斑、青斑或肉色斑，6～8周可自愈，有继发高钙血症的可能。

【治疗要点】

1.保护局部软组织，局限性水肿、瘀点、瘀斑一般不需要特殊处理。

2.组织坏死时要保护创面，促进坏死组织脱落与创面愈合。

第二节　早产儿出血性疾病

产伤所致出血以头颅血肿、颅骨帽状腱膜下血肿最常见，它们共同表现为头先露部位肿块，发生的病因为分娩时局部组织受压、早产儿凝血机制不完善、使用产钳或胎头吸引器助产等，也有部分病例无明确诱因。

一、头颅血肿

头颅血肿多由于分娩时损伤引起骨膜下血管破裂导致血液积聚并局限于骨膜下，发生率为1%～2%，为常见的产伤之一。

【诊断要点】

1.常见于胎头吸引、产钳助产及臀位产。

2.多在顶骨、枕骨部位出现局限性边缘清晰的肿块，不跨越颅缝，有囊样感，局部头皮颜色正常。

3.很少伴有失血表现，3～4周自然吸收。

4.巨大头颅血肿可伴贫血及病理性黄疸，长时间不吸收时可出现机化或钙化。

5.可发生反复感染、出血、头皮脓肿。

【治疗要点】

1.头颅血肿数周后缓慢吸收，无并发症的头颅血肿无须治疗。

2.需除外颅内出血，颅骨骨折时需完善颅脑CT、MRI检查。

3.怀疑感染时，应穿刺培养，切开引流，并抗感染治疗。

二、帽状腱膜下血肿

帽状腱膜下血肿是分娩中机械因素所致的位于骨膜与头皮腱膜之间的血管破裂出血，死亡率为12%～14%。

【诊断要点】

1.病因　胎头吸引和产钳术、第二产程延长、胎儿窘迫及巨大儿等高危因素。

2.临床表现

（1）头颅肿胀、有波动感、界限不清，血肿较弥散，可随体位变化，头围增大，出生后4小时内出现，之后12～72小时可继续加重。

（2）重者难以止血，出血范围达前额和颈项部，前囟扪不清，眼睑水肿，面部皮肤颜色青紫。

（3）可伴贫血、失血性休克、感染，甚至死亡。

3.辅助检查　　可有血红蛋白、血细胞比容降低，凝血功能异常；颅脑影像学检查可有颅内出血。

【治疗要点】

1.轻症以对症治疗为主，如有明显失血则以积极抗休克为主，需输血时少量多次补充血容量。

2.重症需外科加压、包扎止血及手术清创。

第三节　早产儿神经性损伤

周围神经产伤以臂丛神经和面神经损伤较多见，可分别引起患侧上肢运动障碍和面部肌肉麻痹。膈神经损伤、喉返神经损伤、桡神经损伤（略）较少见。

一、臂丛神经麻痹

【诊断要点】

1.高危因素　　初产、高龄产妇及多胎，有肩难产、臀位分娩、第二产程延长、使用产钳史。

2.临床表现

（1）患儿常在出生后不久发现一侧上肢运动障碍。

（2）根据损伤部位及临床表现，共分5型。①Ⅰ型：$C_5 \sim C_6$损伤，上臂内收内旋，前臂外展，手和手腕活动保留。②Ⅱ型：$C_5 \sim C_7$损伤，上臂内收内旋，前臂伸展、旋前及手腕和手指屈曲，亦称"waiter tip"姿势。③Ⅲ型：$C_5 \sim T_1$损伤，手臂麻痹和手指屈曲功能部分保留。④Ⅳ型：$C_5 \sim T_1$所有神经根严重损伤，呈连枷臂和Horner综合征。⑤Ⅴ型：$C_8 \sim T_1$损伤，孤立的手麻痹和Horner综合征。

3.辅助检查

（1）X线片：对肩胛及上肢摄X线片以排除骨性损伤。

（2）神经肌电图检查：从电生理角度检测臂丛神经儿

个主要分支的功能状态，明确损害类型及严重程度，但新生儿检查时容易出现误差，需要仔细且重复检查。

（3）MRI：可表现为神经增粗、高信号、结构不清，由于新生儿臂丛结构过于细小，诊断较成人困难。

【治疗要点】

1.出生后1周内将前臂固定在上腹部制动。1周后对肩关节、肘关节及腕关节进行移动训练。

2.2～3个月不恢复者，转到专科中心进一步检查。

3.3～6个月仍未恢复者进行手术探查，修补损伤神经，手术作用评价未统一，C_5、C_6神经根损伤者预后好，完全性臂丛神经损伤及下部臂丛损伤预后差。

二、面神经麻痹

【诊断要点】

1.病因　先天发育缺陷及病毒感染多见，产伤少见。

2.临床表现

（1）安静时患侧眼持续张开及鼻唇沟变平。哭闹时，同侧前无额纹，眼不能闭合，口角歪向对侧，可伴头面部有裂伤、挫伤等。仅一支面神经受损时表现仅局限于前额、眼睑或口。

（2）发育缺陷引起的面神经麻痹常伴发畸形。

（3）外伤原因所致的神经受压损伤，预后良好，90%的患儿可完全恢复，其余的可部分恢复，多数病例在2周内恢复。

（4）注意鉴别歪嘴哭综合征。

3.辅助检查

（1）血清学或病原学检查：明显病毒感染所致面神经麻痹。

（2）神经肌电图、影像学检查：病变明显又无恢复证据，可完善此项检查协助评估预后。

【治疗要点】

人工泪液及眼罩保护眼睛，防止角膜受损，1年后仍未恢复考虑进行神经外科修复术。

三、膈神经麻痹

【诊断要点】

1.病因　多由产伤或心胸外科手术致C_5神经或神经根受损。

2.临床表现

（1）出生后24小时内出现症状，也可稍晚。

（2）常表现为呼吸窘迫，患侧呼吸音降低，还可出现呼吸急促，发绀，呼吸暂停，哭声弱。左侧膈神经受累者可出现频繁胃食管反流，部分患儿伴有臂丛神经麻痹。

3.辅助检查

（1）X线可见患侧膈肌升高，纵隔向对侧移位，机械通气时可无此征象。

（2）超声或荧光透视下发现膈肌矛盾运动。

【治疗要点】

1.大多可自行恢复，一般选用保守治疗。必要时氧疗、无创或有创呼吸支持，有喂养困难者予鼻饲喂养。

2.呼吸窘迫持续不消失可考虑使用膈肌折叠术做膈神经成形术。

四、喉返神经损伤

【诊断要点】

1.病因　喉返神经损伤导致声带麻痹，5%～26%的先天性声带麻痹是由产伤所致，产钳助产时其发生率增加。

2.症状　有喉喘鸣、呼吸窘迫、哭声嘶哑、吞咽困难。

3.辅助检查　直接喉镜检查可确诊。

【治疗要点】

1取决于症状的轻重，挫伤所致麻痹常可自动恢复。

2.重度呼吸窘迫则需要气管插管、机械通气。

第四节　早产儿骨折

在产程延长、难产，或胎儿窘迫需要快速娩出时，容易发生产伤性骨折。

一、颅骨骨折

【诊断要点】

1.病因　有难产、颅骨受压不均匀的高危因素。

2.临床表现

（1）线性骨折多见，其次是凹陷性骨折，偶见粉碎性骨折。

（2）常伴有头皮软组织损伤，除伴有颅内出血或颅骨腱膜下大量出血外，线性骨折多无症状。

（3）凹陷性骨折可见局部凹陷且有骨摩擦感，可伴有颅内出血。

（4）颅骨窝底骨折少见，但可并发脑脊液漏。

3.辅助检查

（1）颅骨X线：可确定骨折的部位与性质。

（2）头颅CT、MRI：可显示颅内出血或脑水肿。

【治疗要点】

1.一般处理

（1）卧床休息，头高位，15°～30°。

（2）脑脊液漏者勿堵塞耳道或鼻孔，一般不宜做腰椎穿刺。

（3）适当予抗生素治疗。

（4）脑神经麻痹者，可用维生素 B_1、维生素 B_6、维生素 B_{12} 等药物，早期针灸治疗。

（5）凹陷性骨折面积大、凹入深或损伤血管伴颅内血肿者，要争取早做复位手术，以根除压迫，防止癫痫。

（6）颅内出血处理：见新生儿颅内出血章节。

2.骨折处理

（1）颅骨骨折凹陷深度不超过0.5cm者，无临床症状，可自行复位，不需特殊处理。

（2）手术治疗指征：①X线摄片证实有碎骨在脑内者；②有颅内高压症状者；③有神经系统症状者；④有脑脊液漏者；⑤未能自行复位者。

二、锁骨骨折

【诊断要点】

1.异常产科史　如巨大儿、肩难产、胎位不正、牵引时用力不当等。

2.临床表现

（1）多为单侧，大部分患儿无明显症状，故易漏诊。

（2）患侧上臂活动减少或被动活动时哭闹。

（3）局部肿胀、压痛，患侧拥抱反射减弱或消失，可扪及骨擦感，甚至骨痂硬块。

（4）可伴有臂丛神经麻痹。

（5）锁骨骨折可完全自愈，不影响功能。

3.辅助检查　X线检查可证实骨折及移位情况。

【治疗要点】

保持患儿舒适体位，患侧上肢可屈肘90°，固定于胸前。2周后复查X线。

三、肱骨骨折

【诊断要点】

1.病因　有难产、臀位分娩、剖宫产、低出生体重或进行内倒转术操作等高危因素，剖宫产儿及低出生体重儿多有发生。

2.临床表现

（1）骨折多发生在肱骨中段或中上1/3处。

（2）患肢运动受限，拥抱反射减弱可不能引出。

（3）骨折部位缩短弯曲变形，局部肿胀，被动运动有骨擦感及显著疼痛、触痛。

（4）可并发桡神经受损，出现腕下垂及伸指障碍。

3.辅助检查　X线片常见骨折严重移位或成角畸形，严重病例骨膜大片剥离，周围形成大的血肿，且很快发生钙化。

【治疗要点】

1.绷带固定法　用于肱骨中上段骨折。

2.小夹板固定法　用于肱骨下段或尺桡骨骨折。

3.闭合复位及上筒形石膏　用于严重移位者。

四、股骨骨折

【诊断要点】

1.病因　多见臀位、横位产，可发生在剖宫产儿。

2.临床表现

（1）骨折多见于股骨上中段，呈斜形骨折。

（2）局部有剧烈疼痛及肿胀，出现假性瘫痪，两断端间出现骨摩擦感。

（3）患肢短缩，新生儿正常的屈膝屈髋姿势使骨折近端极度屈曲外展，远端严重向上移位，呈向前成角畸形。

3.辅助检查　X线检查可明确诊断。

【治疗要点】

Pavlik吊带、悬垂牵引法、绷带固定法等固定双侧股骨3～4周，至骨痂丰富，症状消失。

五、骨骺分离

【诊断要点】

1.股骨下端骨骺分离　多见。

（1）患肢不能活动、膝部肿胀、触痛。

（2）骨骺多向后方移位，伴骨膜下血肿。

（3）X线检查可见股骨下端骨骺分离并有多量新生骨痂。

2.股骨上端骨骺分离　较少见。

（1）患肢缩短、活动受限，处于屈曲、外展和外旋位。

（2）出生后髋内翻，髋关节肿胀、触痛，有骨擦感和骨膜下血肿。

（3）出生后2～3天X线检查不易诊断，出生后1周则可见显著骨膜和骨骺反应，在骨周围有稠密的钙化阴影。

3.肱骨下端骨骺分离　较少见。

（1）肱骨下端骨骺中心多在出生后6个月出现，故多在出生时很难诊断。

（2）出生后患肢不能活动，触动、移位时啼哭，肘部肿胀、瘀斑、触痛、关节活动受限。

（3）出生后2周才有骨骺分离的X线表现，在肱骨下端有骨膜下骨化、尺桡骨距离较健侧变短，侧位片尺桡骨向肘后方移位。

【治疗要点】

1.股骨下端骨骺分离应先牵引使膝伸直，将骨骺推向前方予以整复，然后夹板固定2～3周，可自行愈合。

2.股骨上端骨骺分离的治疗宜髋外展位牵引2～3周，或用髋人字石膏将髋取外展、半屈曲和内旋位固定，固定时间不应少于5周。

3.肱骨下端骨骺分离应轻柔地向下牵引前臂，逐渐屈曲肘关节至60°，用腕颈吊带维持该姿势2～3周。

（任雪云　孙婷婷）

第五节　早产儿内脏损伤

内脏损伤是指在分娩过程中因多种原因所致的新生儿内脏或其附件受损，内脏损伤的发生率虽然不高，但死亡率较高。较常见的为腹腔内脏器的破裂及脏器包膜下出血，如肝破裂、脾破裂和肾上腺出血等。

【诊断要点】

1.病因　产科并发症、急产、早产、肝脾大、凝血障碍及窒息缺氧等；肾上腺出血可能与产伤、缺氧、休克、严重感染有关，特别是臀位产儿和糖尿病母亲婴儿与上述因素关系密切。

2.临床表现

（1）肝脾破裂：①起病急，多突然出现皮肤苍白、失血性休克、腹胀及腹壁变色，脐周可出现暗蓝色，可伴阴囊肿胀，变色。②部分病例出生后24～48小时病情尚稳定，以后突然出现休克。表现为上腹膨隆，与肝脾相邻处可扪及包块，腹部叩诊有移动性浊音。

（2）肾上腺出血：①产伤所致肾上腺出血常见于臀位产和出生体重较大者。②大量出血时患儿突然出现休克、青紫、松软、黄疸、呼吸不规则或暂停、体温增高或低体温、肢端冷、苍白，可有不安、尖叫和抽搐等，查体可触及腰部或腹部包块。③窒息缺氧可引起肾上腺外层点状出血，多无明显的临床症状，数日后可有较重的黄疸。缺氧可加重产伤所致的出血。④肾上腺功能不全是双侧肾上腺出血的并发症，但很少见。

3.辅助检查

（1）腹部超声：显示内脏实质脏器增大，边缘模糊，腹腔内可有游离液体；肾上腺出血时超声图像变化较大，典型声像图呈多种回声的椭圆形或三角形实质性包块，多种回声可表现为低回声或偏高回声，也可是无回声区域内出现高回声或低回声，边缘清晰，病灶内不能测及血流信号。

（2）腹部X线或CT、MRI：可显示腹腔内有特异性积液、肝脾大等。

（3）腹腔穿刺：可抽出血性液体。

【治疗要点】

1.积极扩容、补充循环血量、纠正凝血障碍。

2.如患儿血流动力学稳定和存在包膜下血肿，可采用保守疗法。

3.如内脏实质器官破裂和血流动力学不稳定，则需剖腹行缝合修补止血术或部分脏器切除术以控制出血。多次输血，立即手术修复撕裂处可挽救生命。

4.如患儿存在肾上腺功能不全，积极抗休克和纠正贫血，同时需激素替代治疗，氢化可的松5mg/（kg·d）静脉滴注，病情稳定后逐渐调整剂量，部分需用醋酸脱氧皮质酮和（或）氟氢可的松口服激素替代治疗。

（任雪云）

参 考 文 献

胡小华，王维琼，霍山，等，1999. 新生儿肝脾破裂13例临床分析. 中国当代儿科杂志，1（3）：174.

邵肖梅，叶鸿瑁，丘小汕，2019. 实用新生儿学. 5版. 北京：人民卫生出版社：997-1002.

石权，潘晓丽，2017. 肌电图联合磁共振诊断新生儿臂丛神经损伤的应用. 中国小儿急救医学，24（10）：746-749.

谢鑑辉，赫荣国，2009. 新生儿分娩性股骨骨折发生机制与治疗研究进展. 实用儿科临床杂志，24（23）：1852-1853.

张韩珉，胡波，付庆明，等，2013. 新生儿肾上腺出血30例临床分析. 中国新生儿科杂志，28（4）：249-251.

Abid A, 2016. Brachial plexus birth palsy: management during the first year of life. Orthopaedics & Traumatology Surgery & Research, 102（1S）：125-132.

Coroneos C J, Maizlin Z V, Dematteo C, et al, 2015. "Popeye muscle" morphology in OBPI elbow flexion contracture. Scandinavian Journal of Plastic & Reconstructive Surgery, 49（6）：327-332.

第21章

早产儿常见皮肤疾病

第一节　早产儿脓疱疮

早产儿脓疱疮由金黄色葡萄球菌感染所致，发病急骤，传染性强，常可造成婴儿室流行。

【诊断要点】

1.传染途径　常通过与有皮肤感染或带菌的医护人员和产妇的接触传播。

2.临床表现

（1）多于出生后4～10天发病，开始无全身症状，以后可有发热和腹泻。

（2）皮疹特点：①病变发展迅速，面、躯干和四肢突然发生大疱，大小不等，疱液初呈淡黄色而清澈，数小时或1～2天即波及大部分皮面、黏膜。②可在受损1～2天后，部分疱液变浑浊，疱底先有半月形积脓现象，以后脓疱逐渐增多，但整个大疱不全化脓。③疱疹周围红晕不显著，壁较薄，易于破裂。破后露出鲜红色湿润的糜烂面，上附薄的黄痂，痂皮脱落后遗留暂时性的棕色斑疹，消退后不留痕迹。

（3）严重者有的并发败血症、肺炎或脑膜炎等。

3.辅助检查　查血常规、C反应蛋白、降钙素原了解感染程度，疱液培养可见金黄色葡萄球菌生长。

【治疗要点】

1.凡患有化脓性皮肤病的医护人员或家属，均不能与新生儿接触，并隔离患儿。

2.注意患儿清洁卫生，尿布应勤洗勤换。

3.抗感染，及早给予有效抗生素，如青霉素、氨苄西林。

4.局部无菌消毒后可刺破脓疱，用0.05%的依沙吖啶溶液或0.1%呋喃西林溶液湿敷或清洗创面；皮损无脓液时可用莫匹罗星软膏、夫西地酸软膏涂抹，也可使用金霉素软膏。

第二节 早产儿剥脱性皮炎

新生儿剥脱性皮炎又称为葡萄球菌性烫伤样皮肤综合征（staphylococcal scalded skin syndrome，SSSS），是新生儿常见皮肤感染性疾病，早产儿、极低和超低出生体重儿极易发生感染，且可为宫内感染，常起病急，病情发展快，如未及时诊治，死亡率高。其主要特征为全身泛发性暗红色红斑，其上表皮起皱，伴大片表皮脱落，因其疱液含致病菌，易引起新生儿重症监护室流行感染。

【诊断要点】

1.病因 致病菌是凝固酶阳性第 II 嗜菌体组 71 型和 55 型金黄色葡萄球菌。

2.临床表现

（1）多发生在出生后 1～5 周，发病突然，病程为 7～14 天。

（2）皮疹特点：①最先见于面部，尤其是口周和颈部，后迅速蔓延到腋、腹股沟、躯干和四肢近端，甚至泛发到全身。②皮疹呈局限性充血性潮红，随后向周围扩散，在弥漫性红斑上出现松弛大疱，其上表皮起皱，稍用力摩擦，表皮即大片脱落，状如烫伤。1～2 天后可见痂皮脱屑，口周呈特征性放射状皲裂，手足呈手套或袜套样脱皮，以后不再剥脱，而出现糠秕状脱屑。有时在暗红色斑上出现松弛大疱、瘀点、瘀斑。③皮肤触痛明显，黏膜可受累，可伴结膜炎、鼻炎、口腔。④伴有发热、纳差、呕吐、腹泻，部分可合并有蜂窝织炎、肺炎和败血症等。

3.辅助检查　查血常规、C反应蛋白、降钙素原了解感染程度，疱液培养可见病原体生长。

【治疗要点】

1.预防同新生儿脓疱疮。

2.加强护理和给予支持疗法，注意水电解质平衡。

3.抗感染，及时应用抗生素，宜先用氯唑西林等耐青霉素酶的药物，根据药敏结果调整抗生素。

4.局部用药，外用2%莫匹罗星软膏，1日2次；应用碱性纤维细胞生长因子促进皮肤生长。

5.严重感染患儿可给予静脉丙种球蛋白。

6.部分重症可用激素，但存在争议。

第三节　早产儿尿布性皮炎

尿布性皮炎发生在婴儿肛门周围及臀部等尿布遮盖部位，属于接触性皮炎。

【诊断要点】

1.病因　被大小便浸湿的尿布未及时更换，大小便中分解的产物刺激皮肤所致。

2.临床表现

（1）皮损部位：臀部隆突、外阴、下腹及腹股沟等尿布接触部位。

（2）皮损特点：开始轻度潮红、肿胀，渐出现丘疹、水疱、糜烂，边界清。

（3）可继发细菌感染，可产生脓疱和溃疡。

【治疗要点】

1.预防尿布皮炎，要选用细软的旧布做尿布，以减少机械性刺激，不要用塑料布和橡皮垫。

2.要勤换尿布，每天清洗臀部、外阴及周围皮肤，保持皮肤干燥、清洁，大便后用清水冲洗臀部及周围皮肤。

3.尿布用清水漂洗干净，不用塑料布包扎于尿布外部。

4.如出现细菌或真菌感染，应外用抗生素。

5.轻度红斑可保持皮肤干燥，炎症明显、糜烂可用氧化锌软膏。

6.当皮肤出现红斑时，可外用炉甘石洗剂。

第四节　大疱性表皮松解症

大疱性表皮松解症（epidermolysis bullosa，EB）是一组少见的多基因遗传性疾病，以皮肤轻微摩擦损伤导致水疱形成为特征。本病分为4型，即单纯型、营养不良型、交界型、混合型。

【诊断要点】

1.临床表现

（1）四肢末端和关节伸侧甚至全身机械损伤后出现水疱、大疱，愈后可留有瘢痕、粟丘疹和指（趾）甲损害是共同特征，严重者水疱不仅局限于体表皮肤，黏膜也受累，包括口腔、食管、胃、肠、肺、膀胱和尿道。

（2）单纯型多在儿童早期发病，偶尔于出生时发病，痊愈后局部留有淡白色或棕色斑疹，但无瘢痕，少数患儿继发感染，但很少危及生命，一般至青春期症状可减轻。

（3）营养不良型的临床表现因遗传方式不同有差异。

1）显性营养不良型：多在出生时发病，愈后留有萎缩性瘢痕、白斑和棕色斑，常伴有粟粒疹。有时伴有鱼鳞病、毛细血管周围角化症、多汗和厚甲。

2）隐性营养不良型：多在出生后或婴儿早期发病。除松弛大疱外，可有血疱，黏膜易受累，可有失音、吞咽困难、唇龈沟消失等，愈后留有萎缩性瘢痕、白斑和棕色斑；患儿生长发育不良，毛发稀少，指（趾）甲和牙有畸形；皮肤瘢痕于30岁后常发生鳞状细胞癌。

3）新生儿暂时性大疱性表皮松解症：出生后数月自行恢复，不留瘢痕。

4）Bart综合征：主要特征为先天皮肤缺损、机械性水疱、甲畸形，预后较好。

（4）交界型临床表现复杂，出生时或出生后不久发病，皮损愈合缓慢，部分患儿死于呼吸道梗阻、败血症、MODS、营养不良等。

2.辅助检查

（1）透射电镜：技术要求高，只有少数专业机构可以开展此项检查。

（2）免疫荧光标记分层：使用荧光标记皮肤结构相关蛋白进行荧光显色，通过判断水疱位置或荧光强弱及是否缺失对疾病进行分型判断。

（3）免疫组化定位标记：应用石蜡包埋过的标本标记，给定位诊断提供了一种可能，但其敏感性及特异性较透射电镜及免疫荧光稍差。

（4）致病基因检测：该病受累基因较多，若行全部相关基因测序，筛查耗费巨大。因此，通过上述检查可初步判断患儿可能受累基因，从而有针对性地进行基因定位诊断；若患儿高度怀疑为严重泛发常染色体隐性营养不良型大疱性表皮松解症时，直接进行基因测序。

【治疗要点】

1.单纯型和营养不良型用大剂量维生素E（每日50mg，肌内注射）可减轻症状。

2.交界型可短期应用肾上腺皮质激素以缓解症状。

3.局部外用碱性成纤维细胞生长因子。

4.精心护理，避免使用鼻胃管、止血带、黏附性集尿袋、身份识别牌、安慰奶嘴等。

5.使用抗生素乳膏和非黏附性敷料进行伤口护理，避免外伤、摩擦，防止继发感染，给予营养支持等。

第五节　血管异常发育

血管瘤属于血管发育异常的一种，属于错构瘤性质，可发生在全身任何部位，其发生发展可始于新生儿期，但贯穿整个儿童期，延至成年。国际上血管发育异常分为血管性肿瘤和血管畸形。

一、血管性肿瘤

【诊断要点】

1.血管瘤　又称婴儿型血管瘤，分为单纯性和复杂性。

（1）单纯性血管瘤：①早产儿、女婴多见，常分布于头、颈部、躯干或四肢，可累及皮内，也可累及皮下。②出生后2周左右发病，经历4～6个月增殖期，6～12个月静止期，5～6年消退期。③表现为皮肤红色皮疹，初发时为针尖或虫咬斑大小，短期内迅速增殖成为鲜红色的高出皮面的压之可褪色的斑片状的皮损。④大多数可自然消退，没有并发症，但受累皮肤留有淡红色印迹。

（2）复杂性血管瘤：①新生儿可发现或发病。②头颈面部血管瘤会造成容貌毁损，听、视力障碍或气道阻塞。③肝脏血管瘤在临床上最多见，可造成心功能不全，甲状腺功能减退或腹腔室间隔综合征，伴皮肤多发、散在分布的皮肤血管瘤。④骶尾部血管瘤常合并肛门、直肠和生殖系统畸形等。

2.先天血管瘤

（1）发现时间早于婴儿型血管瘤，多见于肢体。

（2）出生后即发现较大瘤体，颜色为紫罗兰色而非鲜红色，伴粗糙的血管扩张，中央略凹陷伴周围苍白的晕轮。

（3）本病分三种类型，即快速消退型、部分消退型、不消退型，快速消退型在出生后很快消退，很少留有明显残迹。

3.卡波西样血管内皮瘤（kaposiform hemagioendothelioma，KHE）

（1）出生后即发现病变，血管瘤呈暗紫色，表面皮肤发亮，水肿明显，张力增大，木样质地，类似蜂窝织炎样的改变，伴疼痛。受累部位包括头、颈部、躯干或四肢、内脏，KHE病程难以预测，死亡率高。

（2）50%患儿表现为迅速增大的血管瘤合并血小板减少、溶血性贫血，急性或慢性弥散性血管内凝血，称为卡梅现象（Kasabach-Merritt phenomenon，KMP）。

（3）组织病理学检查可见病灶中大量形状各异、边界模糊的结节向周围浸润，边缘伴随着恶性肿瘤中常见的间质反应，结缔组织呈致密的玻璃样变。

【治疗要点】

1.单纯性血管瘤及先天血管瘤处理　一般不需处理，只需观察。

2.复杂性血管瘤处理

（1）需多学科评估，除血管瘤本身外，还要对脏器功能和外观实施挽救和矫治。

（2）如有气道梗阻者要采用气管插管，视力、听力受损者要接受监测和训练，心力衰竭者要纠正心力衰竭等。

3.药物治疗

（1）普萘洛尔：可有效控制瘤体生长，剂量为每次1mg/kg，每日2次，注意监测血压、心率、血糖等。

（2）0.5%马来酸噻吗洛尔滴眼液：用于表浅型局限性婴幼儿血管瘤，每日3次，间隔6～8小时1次，将药液滴在脱脂棉或1～2层纱布上，使之均匀浸湿，敷于瘤体表面，保持湿润状态5～15分钟。

4.KHE治疗　包括手术切除、介入栓塞，以及全身用药和应用血制品，治疗原则如下：

（1）无临床症状，也无增大趋势的体表病灶可密切随访。

（2）有临床症状或增大趋势的体表病灶，以及所有内脏病灶，均需积极治疗。由于可完整切除且不遗留功能毁损的病灶极少见，因此全身用药应是第一选择。

（3）伴有KMP的HHE：①糖皮质激素：泼尼松或泼尼松龙4mg/（kg·d），持续6周后根据情况再开始第2个疗程，随后小剂量口服维持治疗，但停药易复发。②长春新碱：0.05mg/kg，每周1次，静脉推注，连用4次后改为每月1次，连用6次。③西罗莫司或依维莫司：对以上药物无效者，可采用西罗莫司或依维莫司治疗。

二、血管畸形

【诊断要点】

1. 毛细血管畸形　也被称为葡萄酒色斑、鲜红斑痣。

（1）可在新生儿期发现，身体任何部位均可发生，常呈孤立性，范围大小不一。

（2）初发时不高出皮面，淡红，压之褪色，随着个体增长而逐渐增大变厚。

2. 静脉畸形

（1）瘤体呈蓝色、柔软和可压缩性，有时可触及静脉石。

（2）范围大小不一，可呈局限性，也可呈弥漫性，累及多个组织和脏器。

（3）先天性毛细血管扩张大理石样皮肤病变即为累及皮肤和皮下的毛细血管和静脉畸形，出生后即可发现，皮肤呈大理石样的网格状花纹，伴皮温轻度升高，压之褪色，可伴畸形。

3. 动静脉畸形

（1）常见颅外动静脉畸形，其次是肢体和内脏。出生后即存在，但进展缓慢，直至儿童期才变得明显。

（2）家族性的动静脉畸形常有 *ALK-1*、*RASA1* 基因突变。

【治疗要点】

治疗方法包括激光、介入栓塞、手术等。

（任雪云　陈传喆）

参 考 文 献

黄轲，杨李转，贾土妹，等，2005. 葡萄球菌性烫伤样皮肤综合征52例临床分析. 临床皮肤科杂志，34（4）：225.

邵肖梅，叶鸿瑁，丘小汕，2019. 实用新生儿学. 5版. 北京：人民卫生出版社：1005-1008，1009-1010，1013-1014.

肖现民，2007. 临床小儿外科学——新理论、新进展、新技术. 上海：复旦大学出版社：42-457.

于灵, 冯素英, 2016. 先天性大疱性表皮松解症诊断及治疗进展. 中华皮肤科杂志, 49 (7): 516-519.

郑家伟, 王绪凯, 江成鸿, 2016. 外用马来酸噻吗洛尔治疗婴幼儿血管瘤中国专家共识. 上海口腔医学, 25 (6): 744-747.

中华医学会整形外科分会血管瘤和脉管畸形学组. 血管瘤和脉管畸形的诊断及治疗指南 (2019版). 组织工程与重建外科杂志, 15 (5): 277-306.

Fine J D, 2016. Epidemiology of inherited epidermolysis bullosa based on incidence and prevalence estimates from the National Epidermolysis Bullosa Registry. JAMA Dermatology, 152 (11): 1231-1238.

第22章

早产儿常见眼耳鼻喉科疾病

第一节 早产儿眼科疾病

一、先天性白内障

先天性白内障指影响视力的晶状体混浊，出生时即已存在，或晶状体的混浊随年龄增长而加重，因形觉剥夺而逐渐影响视力。先天性白内障的发病率约为4‰，约占新生儿盲症的30%，是新生儿期发病率最高，但可以避免的儿童盲症。

【诊断要点】

1.病因　本病可为遗传缺陷所致，常有家族史；母孕期有风疹等病毒感染、营养不良、糖尿病、甲状腺功能亢进、贫血、低钙、低维生素A等使晶状体发育异常的高危因素。

2.临床表现

（1）新生儿出生后瞳孔区有白色反射，晶状体呈各种形态的混浊，但具备光照反应。

（2）根据晶状体混浊部位和形态分为囊性白内障、极性白内障、绕核性白内障、花冠状白内障、全白内障。

（3）可并发眼部其他先天异常，如小眼球、小角膜、无虹膜、永存增生原始玻璃体、视网膜脉络膜病变等。

【治疗要点】

1.对不影响或轻微影响视力者，不需要手术。

2.严重影响视力者，原则上应争取早期手术，以免形成斜视。

3.先天白内障早期发现，早期治疗，可取得良好的效果，应对新生儿先天性白内障进行筛查。筛查时机：出生后48小时内；出生后42天；早产儿在预产期前随早产儿眼底筛查一起进行，预产期后按校正胎龄计算按时复诊筛查。

二、早产儿视网膜病

早产儿视网膜病（retinopathy of prematurity，ROP）是发生在早产儿和低体重儿的眼部视网膜血管增生性疾病。出生体重越低，胎龄越小，ROP的发病率越高。

【诊断要点】

1.病史　早产儿和低体重儿，有氧疗（非必需）、感染、代谢性酸中毒、呼吸性碱中毒、贫血、输血等高危因素。

2.临床表现　病变早期在视网膜的有血管区和无血管区之间出现分界线是早期典型ROP的临床特征。还有分界处增生性嵴形病变，视网膜血管走行异常，以及不同程度的牵拉性视网膜脱离和晚期晶状体后纤维增殖改变。

3.分区　根据发生部位分为3个区。

（1）1区是以视盘为中心，视盘中心到黄斑中心凹距离的2倍为半径画圆的区域。

（2）2区是以视盘为中心，视盘中心到鼻侧锯齿缘为半径画圆的区域除去1区外的区域。

（3）2区以外剩余的部位为3区。

4.病变范围　将视网膜按时钟钟点分为12个区域计算病变范围。

5.病变分期　病变按严重程度分为5期。

（1）1期：约发生在校正胎龄34周，在眼底视网膜颞侧周边有血管区与无血管区之间出现分界线。

（2）2期：平均发生于校正胎龄35周（32～40周），眼底分界线隆起呈嵴样改变。

（3）3期：平均发生于校正胎龄36周（32～43周），眼底分界线的嵴样病变上出现视网膜血管扩张增殖，伴随纤维组织增殖；阈值前病变平均发生于校正胎龄36周，阈值病变平均发生于校正胎龄37周。

（4）4期：由于纤维血管增殖发生牵拉性视网膜脱离，先起于周边，逐渐向后极部发展；此期根据黄斑有无脱离又分为A和B期，4A期无黄斑脱离，4B期黄斑脱离。

（5）5期：视网膜发生全脱离（大约在出生后10周）。病变晚期前房变浅或消失，可继发青光眼、角膜变性、眼球萎缩等。

6.特殊病变

（1）附加病变：指后极部至少2个象限出现视网膜血管扩张、迂曲，严重的附加病变还包括虹膜血管充血或扩张、瞳孔散大困难（瞳孔强直），玻璃体可有混浊。存在附加病变时用"＋"表示，在病变分期的期数旁加写"＋"，如3期＋。附加病变提示活动期病变的严重性，分为阈值前病变及阈值病变。

1）阈值前病变：包括1区的任何病变，2区的2期＋病变，3期的3期＋病变，阈值前病变表示病变将迅速进展，需缩短复查间隔；阈值前病变分为Ⅰ型和Ⅱ型。Ⅰ型包括1区的任何期病变伴附加病变，1区的3期病变不伴附加病变，2区的2期或3期病变伴附加病变；Ⅱ型包括1区的1期或2期病变不伴附加病变，2区的3期病变不伴附加病变。

2）阈值病变：包括1区和2区的3期＋病变，相邻病变连续达5个钟点或累积达8个钟点是必须治疗的病变。

（2）前附加病变：介于正常眼底血管形态和附加病变眼底血管形态之间的一种病变状态，血管迂曲、扩张程度未达到附加病变程度，但较正常血管迂曲、扩张，可视为附加病变的早期表现，进一步发展即成为附加病变。

（3）急进性后极部ROP（AP-ROP）：多在后极部1区，少数也见于后极部2区，4个象限均可见病变，动静脉难以辨别，附加病变明显，但1～3期分期界限常不明显。为一种少见但进展迅速的严重ROP病变，常见于胎龄小、体重较低的极不成熟儿，预后较差，如治疗不及时，可很快进展至5期，应高度重视，并早期治疗。

【治疗要点】

1.对3区的1期、2期病变定期随诊。

2.对阈值前病变Ⅱ型应密切观察眼底情况，如有进展及时治疗。

3.对阈值前病变Ⅰ型及阈值病变，行间接眼底镜下光凝或冷凝治疗。

4.对4、5期病变可以进行巩膜环扎或玻璃体切除等手术治疗。

5.注意早发现，本病的筛查标准如下：

（1）对出生胎龄≤34周或出生体重＜2000g的早产儿，应进行眼底病变筛查，随诊直至周边视网膜血管化。

（2）对于患有严重疾病，或有吸氧史的早产儿筛查范围可适当扩大。

（3）首次眼底检查时间应按出生胎龄不同而有所区别，见表22-1-1。

（4）如果患儿病情危重且存在长期高体积分数氧吸入，初次检查时间还可适当提前。

（5）筛查间隔时间应根据第1次检查结果而定。

1）如双眼无病变，可隔周复查1次，直到校正胎龄44周，视网膜血管长至锯齿缘为止。

2）如有1期、2期病变，应每周复查1次，随访过程中若ROP程度下降，可每2周检查1次，直至病变完全消退。

3）若出现3期或阈值前病变Ⅱ型，应每周复查一二次，如达到阈值前病变Ⅰ型或阈值病变，应尽快进行激光或冷凝治疗。

4）对考虑为AP-ROP者复查间隔时间不能超过3天，如有进展尽早手术。

5）如持续观察病变一直未消退，至少应筛查至校正胎龄50周，且确认无阈值前病变、无进展趋势，并除外2区、3区存在可能异常收缩或进展的异常血管组织，方可停止筛查。

6）无论ROP治疗与否，后期均应注意其还可能出现弱视、斜视、屈光不正、白内障等，并建议眼科随访。

表22-1-1 首次眼底检查时间 单位：周

出生胎龄	初次检查胎龄	出生胎龄	初次检查胎龄
22 ~ 27	31	31	35
28	32	32	36
29	33	33	36
30	34	34	36

（任雪云）

第二节 早产儿先天性耳疾病

一、耳先天畸形

【诊断要点】

1.小耳畸形 为第一和第二鳃弓发育异常所致。根据耳郭发育程度不同分为三级。

（1）Ⅰ级：耳外形小，但耳郭特征性标志存在，可伴有外耳道闭锁。

（2）Ⅱ级：可见垂直向外的软骨及覆有皮肤的残迹，外耳道完全闭锁。

（3）Ⅲ级：耳郭几乎完全缺失。

2.外耳道闭锁 外耳道未发育，常有颌面骨发育不全。

（1）轻度：外耳道发育不良，但其一部分仍可出现，鼓膜小，鼓室腔正常或发育不良。

（2）中度：外耳道完全缺如，鼓室腔小，其内容物有畸形，闭锁板部分或完全骨化。

（3）重度：外耳道缺如，鼓室腔明显发育畸形或缺失。

3.耳前瘘管 耳郭由胚胎第一、第二鳃弓外胚层6个小丘融合而成，若融合时遗有上皮残余，即形成盲管，多位于耳轮脚耳屏前方，瘘口可有脂性或酪状分泌物。如遇感染，应将瘘管全部切除。

4. **鳃裂囊肿**　来源于胚胎第一对鳃裂残余组织，多发生于耳后沟，位于耳垂与乳突之间，如有瘘口多位于外耳道后下壁骨与软骨交界处。

5. **中耳畸形**　如鼓膜未发育，中耳畸形较重，听骨发育不全。如有鼓膜，常见锤骨在上骨室固定。

6. **内耳畸形**　内耳未发育较少见，见于先天性耳聋、聋哑。

【治疗要点】

新生儿期多无特殊治疗，大多在年长时手术治疗，常需耳鼻喉科协助诊治。

二、先天性耳聋

先天性耳聋系胎儿期受到各种因素的影响，导致听觉器官发育受损，即在出生时就存在听力障碍的疾病。先天性耳聋是人类最常见的出生缺陷之一，每1000个新生儿中就有1个耳聋患儿。

【诊断要点】

1. 本病被认为50%与遗传因素有关，其他病因还有母孕期有风疹病毒、梅毒等感染史，应用耳毒性药物，中毒，肾炎、糖尿病等影响胎儿内耳发育的因素，围生期有产伤、缺氧、新生儿高胆红素血症等。

2. 遗传性耳聋有许多种类型，可在出生时发病，也可在出生后某个时期发病，通常显性遗传是进行性的，而隐性遗传是非进行性的。

3. 遗传性耳聋又分为无综合征遗传性耳聋和伴有综合征的遗传性耳聋，综合征性耳聋指除了听力障碍外还伴有其他的临床症状，如头颅、视觉器官、皮肤等的先天畸形。非综合征性耳聋，除听力下降外无其他临床症状。

【防治要点】

1. 先天性耳聋一般为感觉神经性聋，首先应以预防为主，普及耳毒性药物知识，加强遗传咨询，禁止近亲结婚，大力提倡优生优育。

2. 应对所有早产儿进行听力筛查，早期发现听力障碍能使患儿聋而不哑，提高其生活质量。

（1）耳声发射：能快速简便检出听力损失，但假阳性率较高，只能反映耳蜗功能，不能用来诊断听神经或中枢听觉通路病损。

（2）听性脑干反应：测试反映了耳蜗、听神经和脑干听觉径路，可与耳声发射相互结合，相互补充。

（3）遗传性耳聋基因变异筛查：对孕妇进行产前诊断可避免聋儿的出生；对新生儿进行遗传性耳聋基因变异筛查，早诊断、早治疗可有效干预聋哑的发生，最重要的是通过基因变异筛查可发现常规物理听力筛查无法检出的药物性致聋基因携带者和迟发性耳聋基因携带者，通过健康指导避免药物性耳聋或减缓迟发性耳聋的发生。我国人群中耳聋基因变异携自于 *GJB2*、*SLC26A4*、线粒体DNA *12SrRNA* 及 *GJB3* 等4个热点基因。

3.根据患儿听力损失程度不同，采用不同的方法干预，可行声放大助听器选配以及人工耳蜗植入，对听力矫正的患儿行言语和语言训练。

第三节　早产儿鼻先天发育异常

一、先天性后鼻孔闭锁

本病为严重的鼻部畸形，具有家族遗传性，因胚胎6周时颊鼻腔内的间质组织较厚，不能吸收穿透与口腔相通，构成原始后鼻孔而成为闭锁的间隔，此间隔可能为膜性、骨性或混合性。新生儿发病率为1/50 000。

【诊断要点】

1.患儿出现周期性呼吸困难、发绀和哺乳困难。

2.用细橡胶导尿管自前鼻孔试通入鼻咽部，若进入口咽部不到32mm即遇到阻隔，检查口咽后壁看不到该导尿管，即可诊断后鼻孔闭锁。

3.将亚甲蓝或1%甲紫溶液滴入鼻腔，1～2分钟后观察口咽部是否着色，若无着色可诊断为本病。

4.将碘油慢慢滴入鼻腔，行X线造影，可显示有无后鼻孔闭锁及其闭锁深度。

5.鼻内镜检查，用0度纤维光导鼻内镜，放入前鼻孔，边吸引分泌物，边观察后鼻孔情况。此法不但可以诊断本病，而且可以排除先天性鼻内型脑膜-脑膨出、先天性鼻腔和鼻咽部肿瘤等造成的鼻阻塞。

【治疗要点】

1.出生时紧急措施　患儿出生后，若确诊为双侧先天性后鼻孔闭锁，应按急诊处理，保持呼吸通畅，防止窒息，维持营养。取一橡皮奶头，剪去其顶端，插入口中，用布条系于头部固定，以利经口呼吸，并可通过橡皮奶头滴入少量乳汁，待患儿已习惯口呼吸时方可取出口中奶头。

2.手术治疗　尽可能早期手术，去除闭锁间隔，但应根据患儿年龄、症状程度、间隔性质与厚度以及全身情况而决定。

二、先天性鼻脑膜-脑膨出

本病为胚胎期间，脑组织生长过度，突入尚未融合的骨缝之外，或在产程中因胎儿颅压增高导致脑膜膨出至鼻部。

【诊断要点】

1.临床表现　本病分为鼻外型、鼻内型两类。

（1）鼻外型：患儿外鼻正中线处或稍偏一侧有一圆形柔软包块，表面光滑，皮肤菲薄或有皱褶和色素沉着，透光试验阳性，随年龄增长而增大。啼哭或压迫颈内静脉时，包块因张力增加而增大，但若骨缺损较小时，则此种表现不明显。水样鼻分泌物是重要体征。

（2）鼻内型：新生儿鼻腔不通气，哺乳困难，鼻腔或鼻咽部可见表面光滑的肿物，有时可见搏动，肿物根蒂位于鼻顶部，若肿物破溃则有脑脊液鼻漏。

2.辅助检查　头颅部CT扫描可以显示骨质缺损的轮廓。

【治疗要点】

1.鼻根部包块切忌穿刺抽液，以免因张力增高不易愈合而并发感染。

2.手术治疗。

（1）一般以尽早手术为好，但过早手术则因小儿耐受力差而有危险性，一般认为除患处皮肤有破裂倾向者应急行手术外，手术在2～3岁时进行为宜；若时间过晚，膨出物增大。

（2）手术禁忌证：膨出部皮肤破溃并发感染者，鼻内型脑膜－脑膨出伴有鼻炎及鼻窦炎者以及特大脑膜－脑膨出、脑畸形、脑积水同时存在者。

（3）手术并发症：①脑水肿：及早静脉滴注高渗降颅压药和肾上腺皮质类固醇。②脑积水：以脑室外引流为主，即在颅骨钻孔插入塑料管于脑室内做持续引流，待颅压不再升高以后，可根据情况每1～2天行脑室穿刺抽液1次，若脑积水转为慢性，可考虑手术治疗。③脑膜炎：根据病原给予足量易透过血脑屏障的抗生素。

第四节　早产儿喉先天发育异常

一、喉蹼

在胚胎第10周左右，长30mm时，原声门杓间的封闭上皮吸收不全，致两侧声带的前部未能分开，则形成喉蹼。

【诊断要点】

1.临床表现　症状亦随喉蹼的大小而异。范围较大者，出生后无哭声，有呼吸困难或窒息，有呼噜样之喉鸣音，吸气时有喉阻塞现象，常伴口唇发绀及不能吮乳的症状；喉蹼中度大者，喉腔尚可通气，但声音嘶哑，伴吸气性呼吸困难；喉蹼较小者，则哭声低哑，无明显呼吸困难。

2.辅助检查

（1）电子咽喉镜检查：可见喉腔有膜样蹼或隔，呈白色或淡红色，其后缘整齐，多呈弧形，少数呈三角形。吸气时蹼扯平，但哭或发音声门关闭时，蹼向下隐或向上突起如声门肿物。

（2）CT和MRI：可进一步明确喉蹼范围。

【治疗要点】

1.新生儿喉蹼若发生窒息时，应立即在直接喉镜下以硬式气管镜插入气管，吸出分泌物，给氧，建立畅通的呼吸道。

2.对有呼吸困难或声嘶的患儿可在支撑喉镜下去除蹼膜，也可采用激光手术治疗喉蹼。

二、先天性喉软骨畸形

先天性喉软骨畸形一般分为4种类型：会厌畸形、杓状软骨移位及黏膜肥厚、甲状软骨异常、环状软骨异常。

【诊断要点】

1.会厌畸形　常见的畸形为会厌分叉和会厌两裂、会厌过大或过小等。会厌分叉多无症状，多在喉部检查时发现；会厌裂者会厌很柔软，吸气时易被推向喉入口，引起呼吸困难；会厌过大者，因会厌柔软而向后倾，吸气时被吸至喉入口，引起呼吸困难；会厌过小者，一般无症状。

2.杓状软骨移位及黏膜肥厚

（1）移位多为向前移位，单侧性或双侧性。

（2）症状以声嘶为主，严重者可发生呼吸困难。

（3）电子喉镜检查时可见杓状软骨向前移位及其后上缘突起。声带松弛无力，随呼吸而上下摆动。发音时杓状软骨不动或微动，两声带不能闭合。

（4）如为两侧移位，喉后部为异位的杓状软骨所占据，声门甚小。

（5）杓状软骨黏膜肥厚可引起喉鸣，甚至呼吸困难。

3.甲状软骨异常

（1）呈先天性甲状软骨裂，部分缺如或软骨软化。

（2）吸气时软骨塌陷，引起喉鸣和阻塞性呼吸困难。

4.环状软骨异常　环状软骨接合不良，留有裂隙，形成先天性喉裂；亦有因环状软骨先天性增生，形成先天性喉狭窄、喉闭锁者，出生后可表现为呼吸困难或窒息。

【治疗要点】

1.会厌畸形 一般无症状，不需治疗；会厌两裂者易发生呼吸困难，可在直接喉镜下切除会厌的游离部分；会厌过大的患儿如引起呼吸困难，可在直接喉镜下行会厌部分切除术；会厌过小者，一般无症状，不需治疗，但饮食不宜过急，以防呛咳。

2.杓状软骨移位及黏膜肥厚 有呼吸困难者，先行气管切开术，必要时手术。

3.甲状软骨异常 引起喉鸣和阻塞性呼吸困难时，可行气管切开术。

4.环状软骨异常 出生后引起呼吸困难或窒息时，需行紧急气管切开术。

三、喉气囊肿

喉气囊肿又名喉膨出、喉憩室或喉气性疝，为喉室小囊的异常扩张，含气体。按气囊肿的位置分喉内、喉外和喉内外混合三型。

【诊断要点】

1.临床表现

（1）开始多无症状，待生长到相当大时出现症状，部分出生时就出现呼吸困难。

（2）喉内型最常见的症状为发声改变，发音不清，声嘶或无声，常伴有咳嗽，年长儿在说话前先呃气；气囊肿大者可有喉鸣、呼吸困难，合并感染时伴疼痛，喉部压痛，呼吸有臭味，剧烈咳嗽等。

（3）喉外型症状主要为颈部有一圆形突起的肿物，时大时小，触之甚软，用手挤压可渐缩小并可闻及泄气声，皮肤颜色正常，无粘连或压痛，合并感染时局部红肿、压痛。

（4）混合型具有以上两型的症状。

2.辅助检查

（1）喉外型和混合型穿刺抽吸有气体，诊断即可明确。

（2）直接及电子喉镜用于诊断喉内型，可见肿物的体积随呼吸改变，吸气时缩小，用力鼓气时增大，如以直接喉镜或探针等器械压迫，肿物渐缩小，诊断可确立。

（3）颈部CT或X线摄片可见肿物处有一圆形透亮区。X线侧位片检查喉内型较清楚，正位片检查喉外型较好。

【治疗要点】

1.手术切除为主要方法。

2.对有呼吸困难者应立即刺破囊肿或行气管切开术。

3.并发感染者，不论有无喉阻塞症状，除给予抗生素治疗外，须密切观察，必要时行气管切开术。

（任雪云　陈传喆）

参 考 文 献

李瑾，许政敏，陶峥，2004. 耳声发射和听性脑干反应在高危新生儿听力筛查中的应用. 听力学及言语疾病杂志，12（1）：5-7.

邵肖梅，叶鸿瑁，丘小汕，2019. 实用新生儿学. 5版. 北京：人民卫生出版社：1022-1029，1032-1038.

项道满，郑德慧，2018. 关于新生儿先天性白内障筛查的专家共识. 中国斜视与小儿眼科杂志，26（3）：6-8.

《遗传性耳聋基因变异筛查技术专家共识》专家组，国家卫生健康委员会临床检验中心产前筛查与诊断实验室室间质评专家委员会，国家卫生健康委员会临床检验中心新生儿遗传代谢病筛查实验室室间质评专家委员会，2019. 遗传性耳聋基因变异筛查技术专家共识. 中华医学遗传学杂志，36（3）：195-198.

中国医师协会新生儿科医师分会，2013. 早产儿治疗用氧和视网膜病变防治指南（修订版）. 中华实用儿科临床杂志，28（23）：1835-1836.

中华医学会眼科学分会眼底病学组，2014. 中国早产儿视网膜病变筛查指南（2014年）. 中华眼科杂志，50（12）：933-935.

第23章

早产儿其他疾病

第一节 早产儿撤药综合征

早产儿撤药综合征指孕期妇女因疾病需要或某种嗜好而长期或大量服用镇静、麻醉、止痛剂或致幻剂，以致对该药物产生依赖时，药物通过胎盘，使胎儿也产生对该药物一定程度的依赖，新生儿出生后，由于其血中药物浓度逐渐下降，从而出现一系列神经系统、呼吸系统和消化系统的症状和体征。目前滥用的药物主要有三大类：①麻醉药品，包括阿片类、海洛因、大麻等；②精神药物，主要是一些镇静催眠药、中枢神经兴奋剂、致幻剂等；③其他，包括酒精、烟、挥发性有机溶媒等。通常所说的吸毒主要指的是第①类药物。

【诊断要点】

1.病史 母亲有使用成瘾药物史。

2.临床表现

（1）多为早产儿或SGA，病情分为轻中重三度，轻度稍有异常，中度刺激时出现症状，重度安静时也有症状。

（2）中枢神经系统兴奋症状：颤抖、易激惹、警醒度增强、听觉过敏、睡眠困难、高音调哭声、惊厥、啃手指、肌张力增强、深腱反射亢进、角弓反张、拥抱反射增强；由于活动过度，可致膝、肘、足跟部皮肤磨损。

（3）胃肠功能失常：吃奶差或食欲亢进、不协调的反复不间断的吸吮和吞咽动作、呕吐、腹胀、腹泻、脱水、体重不增。

（4）呼吸系统表现：呼吸加快但无其他呼吸困难表现，呼吸暂停。

（5）循环系统表现：心动过速或过缓、血压升高。

（6）自主神经方面体征：多汗、鼻塞、频繁打哈欠和喷嚏、流涎、皮肤发花或肤色潮红、发热、体温不稳定。

（7）可合并畸形，如大脑、心脏畸形。

（8）除外低血糖、低钙、低镁、败血症、颅内出血、HIE、肺部疾病等。

3.辅助检查　高效液（气）相色谱仪检查母亲及早产儿血、尿中的药物及代谢产物呈阳性。

【治疗要点】

1.一般治疗和护理　停母乳，减少外界刺激、供给足够的热量，输液维持水、电解质、酸碱平衡等对症支持治疗。

2.药物治疗　一般症状出现前及轻、中度病情不需药物治疗，重度需用药物治疗。

（1）吗啡：为首选药，0.05～0.2mg/kg，口服或静脉注射，每3～4小时一次，无效时可每次增加0.05mg/kg，最大剂量为1.3mg/（kg·d），勿用于非阿片类撤药综合征。

（2）美沙酮：为用于治疗阿片类撤药综合征的药物之一，首次剂量为0.1mg/kg，每6小时用药一次，4次，口服或静脉注射；之后减至0.07mg/kg，每12小时一次，2次；0.03mg/kg，每12小时一次，2次；0.02mg/kg，每12小时一次，2次；0.01mg/kg，每12小时一次，2次；0.01mg/kg，每24小时一次，1次，再逐渐减量停药；注意根据临床表现调整剂量。

（3）可乐定：治疗阿片类撤药综合征的药物之一。首次剂量为0.5～1.0μg/kg，口服，以后的维持量为3～5μg/（kg·d），分4～6剂，每4～6小时服用一次。通常可有效地控制症状，其血药浓度为0.1～0.3ng/ml，疗程平均为13天。

（4）苯巴比妥：用于镇静、催眠、安定剂撤药综合征，也用作吗啡、美沙酮治疗过程中的辅助用药，通常首剂负荷为15～20mg/kg，静脉注射后改为维持量5mg/（kg·d）口服，疗程为10～14天。

（5）地西泮：不推荐。若应用苯巴比妥控制不理想，初始用量为0.1～0.3mg/kg口服或静脉推注（稀释），每8小时一次。症状控制后逐渐减量，剂量减半，改为每12小时一次，再逐渐减量。

第二节　早产儿猝死综合征

新生儿猝死综合征（sudden death in newborn，SDN）指健康或病情稳定或"轻微"的新生儿突然发生面色苍白、意识丧失、呼吸停止、肌张力低下、发绀等明显威胁生命的事件（apparent life threatening event，ALTE），经复苏抢救无效，短期内死亡。SDN和ALTE可发生于产科、新生儿科婴儿室及新生儿家中，二者在临床表现方面有一定相似性，前者强调结局（死亡），后者强调事件的过程。SDN的发生率为1.2‰～1.5‰，国内文献报道SDN占新生儿死亡的17.5%。SDN的相关资料较少见。SDN在新生儿早期多见，常可找到死因，密切监护可避免猝死。

【诊断要点】

1.危险因素

（1）母亲因素包括吸烟、吸毒、低龄妊娠、缺乏产前检查及保健、受教育程度低、产科感染、胎盘异常、妊娠蛋白尿和第二产程持续时间较短等。

（2）新生儿因素包括感染、俯卧体位、早产或低出生体重、小于胎龄、双胎、多胎、脑部病变、心脏疾病、代谢紊乱和胃食管反流性窒息、先天畸形、对环境反应差或体温调节障碍、喉和喉以上发音管道的异常或脑干功能异常等。

（3）家庭中曾发生过婴儿猝死综合征，多胎分娩时头颅明显变形，Apgar评分≤6分和经济水平较低。

（4）冬春季节和午夜至清晨睡眠期内发生多见。新生儿可出现异常啼哭声，异常的拥抱反射等，死亡呈意外性与非暴力性，发病突然、死亡迅速。

2.辅助检查　可行胸部X线、心电图、电解质、动脉血气、血氨、颅脑影像学检查、肝功能、组织学、微生物学、毒理学、生物化学等检查及代谢性疾病筛查和遗传学检查等，对病因进行评估。

【防治要点】

1.避免早产儿俯卧位和侧卧位睡眠；在早产儿婴儿床上放置柔软的床上用品；避免孕期吸烟和婴儿被动吸烟；避免早产儿过热；推荐早产儿与母亲在同一房间内，但非同床睡眠，使用安慰奶头等。

2.早产儿体温过低或过高、精神差、吃奶差、呼吸暂停、面色发绀或苍灰、黄疸突然加重等，必须进行呼吸、心率、血压、血氧饱和度等生命体征的监测，并及时做出相应的诊断与治疗。

3.出现SDN时，心肺复苏及其后的抢救按常规进行。

（王　莉　任雪云）

参 考 文 献

封志纯，钟梅，2010. 实用早产与早产儿学. 北京：军事医学科学出版社：400-402.

刘敬，陈自励，2007. 婴儿猝死综合征. 中国当代儿科杂志，9（1）：85-89.

邵肖梅，叶鸿瑁，丘小汕，2019. 实用新生儿学. 5版. 北京：人民卫生出版社：1043-1053.

唐良菖，2003. 婴儿猝死综合征. 中国实用妇科与产科杂志，19（5）：267-269.

Arane K，Claudius I，Goldman R D，2017. Brief resolved unexplained event new diagnosis in infants. Canadian Family Physician，63（1）：39.

Hall E S，Meinzen D J，Wexelblatt S L，2015. Cohort analysis of a pharmacokinetic-modeled methadone weaning optimization for neonatal abstinence syndrome. Journal of Pediatrics，167（6）：1221-1225.

Tieder J S，2018. Mortality risk and hospital admission after a brief resolved unexplained event. Journal of Pediatrics，197：63-67.

第24章

早产儿常用的诊疗操作

第一节 早产儿血样采集及外周血管插管术

一、早产儿头皮静脉穿刺术

【适应证】

用于早产儿输液、输血和静脉给药。

【方法】

1.早产儿头皮静脉表浅,皮下脂肪少,易于穿刺、固定及观察,一般选择额上静脉、颞浅静脉、耳后静脉和眶上静脉。

2.选择合适静脉后,剃净局部毛发,常规消毒,以穿刺点为中心,避开受损、感染、囟门和骨隆突处皮肤。

3.消毒液晾干后,以左手示指按于穿刺静脉的前方,拇指按于穿刺点后方静脉旁,两指略绷紧以固定局部皮肤,右手稳妥执针,拇指和示指执5号头皮针针柄的前、后端,指尖顶到针柄的根部(手不可触及针梗),沿静脉走向与皮面成10°~15°角进针,进入皮下后平行于皮面进入头皮静脉,穿刺入血管后可见回血进入连接针头的延长管。

4.松开输液管夹,确定滴注通畅后,再用胶布固定。如有局部肿胀(提示渗漏)或皮肤变白(提示可能穿刺进入头皮动脉),均应更换穿刺部位。

【注意事项】

剃除毛发时注意绷紧皮肤,以免损伤皮肤或破坏毛囊。

二、足跟采血术

【适应证】

1.早产儿需少量血标本化验。

2.早产儿需取毛细血管血标本。

3.新生儿遗传代谢性疾病筛查。

【方法】

1.用温热毛巾将患儿足部保暖5分钟，血管扩张后方便采血，注意毛巾不能过热，避免烫伤。

2.取足跟两侧面为穿刺点。

3.用酒精棉签消毒穿刺部后，用穿刺针快速刺入，深度小于2.5mm，取干棉签擦去第一滴血后轻轻挤压足跟，将采血管或血糖试纸、代谢病检查试纸放置在穿刺点并反复挤压，直至采取足够血标本。

4.用干棉球轻压并包裹穿刺部位止血。

【注意事项】

1.严格执行无菌操作，并注意不要在足跟中央部位穿刺，除该部位采血量少外，还可有增加骨髓炎的风险。

2.注意穿刺不要过深。

3.避免在同一部位多次穿刺，必要时改用其他采血方法。

三、股静脉穿刺术

【适应证】

早产儿需采静脉血标本，但外周血管较细，抽取血量不能满足检验需要。

【方法】

1.早产儿取仰卧位，小腿弯曲，大腿外展，尿布包裹好会阴部，以免排尿时污染穿刺部位。

2.操作者以示指触摸定位，股动脉位于腹股沟韧带下方，股静脉位于股动脉内侧，并与之平行，定位后常规局部皮肤消毒。

3.取5ml注射器，将针头接上注射器，垂直刺入皮肤向股静脉缓慢进针，持续轻轻抽吸，同时观察有无回血，一旦抽吸到血液，立即停止进针，并继续抽吸适量标本送检。

4.拔针后按压约5分钟直至止血，重新消毒1次。

【注意事项】

1.股静脉穿刺有引起局部血肿、股动脉痉挛致下肢坏死的可能，操作结束按压止血时注意按压的力度及时间，要注意观察末梢循环情况。

2.严格执行无菌操作，操作不当有引起髋关节感染的可能。

3.首次穿刺失败需要重复穿刺时，应更换针头及针管并重新消毒。

4.有出血倾向或凝血功能障碍者禁用此法，以免引起出血。

5.若穿刺失败，不宜在同侧进行反复多次穿刺。

四、桡动脉穿刺术

【适应证】

1.早产儿需进行动脉血气分析监测。

2.早产儿需有创血压监测。

【方法】

1.早产儿取仰卧位，操作者站在患儿一侧，使患儿手掌心向上，腕部下方垫一棉垫，使腕部伸仰约45°，绷紧皮肤，充分暴露桡动脉，右手触摸桡动脉搏动最明显处，即为穿刺点。

2.如进行桡动脉插管，应先做Allen试验，以判断尺动脉是否可提供足够的血液灌注整个手掌。方法如下：①抬高患儿手臂，向腕部轻轻挤压手掌，驱出部分血液，同时压迫桡动脉和尺动脉，阻断其血流，此时手掌变白。②解除对手掌的挤压，放松尺动脉，继续按压桡动脉，如整个手掌变红，提示尺动脉能够充分供应手掌，可进行桡动脉插管。

3.以穿刺点为中心，常规消毒皮肤，右手持穿刺针，于腕横纹线上针头对向桡动脉方向，针头斜面向上并与皮肤成30°角进入皮肤，缓慢平行向前推进，见回血后固定针头即可轻拉针管活塞采血。

4.收集标本后，拔出针头，用无菌干棉球按压5～10分钟止血，注意按压止血的压力要既能保证止血充分又不能使血管闭塞，并立即将血标本中的气泡排出，将针头刺入软木塞，以隔绝空气，并轻轻搓动注射器使血液与肝素混匀，立即将标本送检。

【注意事项】

1.本操作不得作为给药、输液方式。

2.进针后常引起桡动脉收缩，往往看不到回血，可稍等片刻，不要急于进退针。如无回血，可退针，但一定要缓慢，因桡动脉较细，如针头退得多一点，退出桡动脉，易造成穿刺失败，若仍无回血，可能未碰到桡动脉，需触摸桡动脉搏动后调整进针深度。

3.严格执行无菌操作。

五、颞动脉穿刺术

【适应证】

早产儿需进行动脉血气分析，脐动脉或桡动脉采血不成功时，可作为替代方法。

【方法】

1.早产儿取仰卧位，头偏向一侧，用手指触摸颞动脉搏动以定位，颞动脉及其在颅侧面的分支均可用于穿刺。

2.剃去局部毛发，常规消毒。

3.将头皮针接上肝素化的注射器，左手拇、示两指固定穿刺部位皮肤，右手持头皮针取与血管平行的方向进针，水平刺入血管。

4.待动脉血进入延长管后，用注射器缓慢回抽，取适量标本送检。

5.拔出头皮针，用无菌干棉球按压约5分钟无出血后，进行局部消毒。

【注意事项】

1.本操作不得作为给药、输液方式。

2.严格执行无菌操作。

六、外周动脉插管术

【适应证】

1.早产儿需频繁或多次采集动脉血标本。

2.早产儿需进行外周动静脉同步换血术。

3.早产儿进行有创动脉血压监测。

【方法】

1.一般首选桡动脉,也可选用颞动脉、足背动脉、胫后动脉,仅在紧急情况下最后考虑肱动脉(本节仅以桡动脉为例作介绍)。

2.操作前先做Allen试验判断尺动脉的侧支循环是否良好(具体方法见桡动脉穿刺术)。

3.将早产儿手腕置于过伸位并固定,操作者戴无菌手套,常规消毒皮肤,铺无菌洞巾。

4.用留置针为穿刺针,穿刺针与皮肤成15°～30°角穿入桡动脉后稍退针芯,见到鲜红色血液,放平送入2mm,固定针芯,送入外套器,拔出针芯,接上充满肝素盐水的注射器,冲洗管腔并确定套管在动脉内,固定套管针。

【注意事项】

1 严格执行无菌操作。

2.需妥善固定套管,以防脱出后引起出血,有出血倾向或凝血功能障碍者慎用该方法。

3.选用细的穿刺针、减少穿刺次数,尽量避免垂直穿透动脉壁。

4.保持套管针充满肝素盐水溶液,避免进入空气。

5.操作完毕必须按压至完全无出血。

6.穿刺结束后需检查动脉远端血供情况(包括皮肤颜色、动脉搏动、毛细血管充盈时间等)。

七、外周静脉插管术

【适应证】

1.早产儿采集静脉血标本。

2.早产儿输液、给药。

3.早产儿外周动静脉同步换血术。

【方法】

1.选择适合的外周静脉及穿刺点，并常规消毒穿刺部位皮肤。

2.用留置套管针为穿刺针，操作者左手拇、示两指绷紧穿刺部位皮肤，右手持套管针与皮肤成15°～30°角进针，进入静脉血管后稍退针芯，如见有暗红色血液回血，放平送入2mm，固定针芯，送入外套器，拔出针芯，用透明贴膜固定留置套管针。

3.接上充满生理盐水的注射器。

【注意事项】

1.严格执行无菌操作防止感染。

2.操作时如回血为鲜红色，提示穿刺入动脉，应立即拔针，按压穿刺部位约5分钟，直至无出血为止。

第二节　早产儿外周中心静脉置管

【适应证】

1.早产儿需要长时间维持静脉通路。

2.早产儿在短期内不能达到足量肠内营养，需补液或输注静脉营养液。

3.早产儿需注射高渗透性或刺激性药物。

【方法】

1.准备工作　选择层流洁净病房或已消毒的房间，准备好置管用物品，烦躁患儿适当镇静、监测生命体征，做好病情评估，根据病情准备好吸氧吸引设施、复苏气囊等，核对患儿身份、知情同意书，评估患儿血管情况，选择2条或2条以上的血管备用，测量预置长度以及上肢臂围或下肢腿围。

2.无菌区域准备　穿手术衣、戴无菌手套，按无菌技术准备所需物品，注意用物的先后顺序，摆放整齐，便于取用物品，准备小纱布（1cm×1cm）数个，遵循最大化无菌屏障原则。

3.修剪导管　使用专用剪刀修剪导管，比测量长度多预留1～2cm，手套禁止接触要进入血管的导管。

4.预冲导管　抽吸生理盐水推入修剪好的导管并湿润圆盘以下的导管，并冲洗导管，观察导管有无堵塞、断裂，再抽吸生理盐水将肝素帽/正压接头内充满液体备用。

5.患儿消毒准备　助手充分暴露穿刺范围上下，大小约15cm×15cm（上肢消毒从手腕至肩部锁骨中点前后范围，下肢消毒从足踝至腹股沟前后范围），注意手提拉肢端，碘伏上下摩擦式消毒3次，待干。

6.操作者消毒　操作者消毒肢端3遍，待干。

7.暴露穿刺区域　助手穿隔离衣、戴无菌手套后铺治疗巾及洞巾。

8.穿刺　扎压脉带，再消毒穿刺点，助手协助固定肢体，穿刺者以15°～30°角进针，进入皮肤后缩小角度进针，见回血后再进0.1～0.2cm，送入导入鞘。

9.退出针芯　左手示指固定导入鞘避免移位，中指轻压导入鞘尖端处的血管上端，减少血液流出，退出针芯。

10.送入导管　双人核对导管总长度，用镊子轻夹导管缓缓送至预留长度。

11.抽吸回血，确认长度　使用20ml注射器抽吸见回血，冲管，再次确认外露长度。

12.退出导入鞘　用小纱布指压导入鞘上端静脉以固定导管，从静脉内退出导入鞘，撕裂导入鞘。

13.封管　再次确认导管长度及外露长度，抽吸回血后正压封管。

14.固定　碘伏清洁、消毒穿刺点及周围皮肤，固定导管，覆盖无菌小方纱于穿刺点止血，待局部干燥后以透明敷贴固定，导管外露部分呈S形，敷贴固定于圆盘下缘，再次胶布固定，一条胶布固定圆盘，另一条交叉固定于圆盘外侧，注明置管时间及长度贴于敷料上。

15.记录　做好穿刺记录。

16.X线定位　经上肢或头部外周中心静脉导管的尖端位于上腔静脉中下段，为第4～6胸椎水平；经下肢外周中心静脉导管尖端位于下腔静脉内，过膈肌0.5～1cm，注意观察导管走向。

17.使用期间的维护

（1）更换敷贴：穿刺后第一个24小时更换透明敷贴，去除穿刺口的小纱布块，之后每周更换，有渗血、卷边、浸湿、可疑污染时及时更换。

（2）更换肝素帽：一般每周更换1次。如有沉积物、污染或其他原因取下肝素帽时均应及时更换。

（3）冲管：一般每6～8小时冲管一次，呈脉冲式，不可以暴力冲管，避免引起导管断裂。

（4）封管：输液完毕或两次输液间隔之间需要用生理盐水冲管，再进行正压封管。

18.拔管

（1）撕开敷贴，消毒穿刺点及周围皮肤。

（2）用无菌镊子轻轻拔除导管，平行静脉走向，注意不要用力过大。

（3）检查导管完整性，核对长度与置入长度是否一致，根据需要用无菌剪刀剪取导管尖端2～4cm送培养＋药敏。

（4）拔管后加压止血，拔管后24小时用无菌敷料覆盖伤口，观察有无血栓形成。

【注意事项】

1.严格执行无菌操作。

2.操作时使用无粉无菌手套，手套禁止接触进入血管内的导管。

3.不要使用止血钳或有齿的镊子送导管以免损伤导管。

4.早产儿选用无导丝的硅胶导管，直径为1.9F，不能用于输血、采血。

5.避免空气进入导管，以防空气栓塞。

6.严禁使用小于10ml的注射器冲管或封管，冲管时避免压力过大造成导管破裂。

7.避免早产儿肢体弯曲或导管扭曲，以免导管阻塞，如果冲洗导管时遇到阻力，不要继续用力冲洗，否则有导管破裂的可能，可引起栓塞。

8.如早产儿穿刺手臂肿胀、疼痛、有硬结、沿静脉走行出现红色索状线、肢体远端水肿等，提示静脉炎的可能，应积极处理，必要时拔管。

第三节　早产儿脐血管插管

一、脐动脉插管术

【适应证】

1.早产儿需要频繁监测动脉血气分析者。

2.早产儿需持续监测动脉血压者。

3.早产儿需要同步交换输血者。

【方法】

1.先进行准备工作，在层流净化病房或已消毒的房间，核对患儿身份无误后，将患儿置于辐射抢救台上，仰卧，手脚适当约束，术者严格遵守无菌操作，按外科手术要求洗手，着手术衣、帽、口罩、手套，并备好所需器械。

2.选择适当大小的导管，出生体重≥1500g者选用5F的导管，出生体重<1500g者选用3.5F的导管，推荐使用顶端开口的导管，不建议使用侧面开口的导管（凝血的可能性大）。

3.置管分为：①低位置管：导管顶端置于降主动脉分叉下方，在第3～4腰椎水平。②高位置管：导管顶端置于降主动脉，在肠系膜动脉和肾动脉开口以上部位，约在膈肌上方1cm，即第8～10胸椎水平，最佳位置在第9胸椎水平。常优先选择高位置管，可减少以上血管灌注的影响和血栓形成，且高位不满意时可改为低位置管。

4.估算导管深度。测量早产儿肩峰至脐的距离，将测得长度再加0.5～1cm，以免插管太浅。高位置管的估算公式：导管深度＝体重×3＋9cm＋脐带残端的长度（cm）。

5.严格消毒脐部及其周围（消毒范围上界平剑突，下界平耻骨联合，左右为腋中线）。铺无菌洞巾。

6.用线将脐根部皮肤上缘打一活结或用手指掐住脐带根部以防出血，用剪刀或手术刀片在距脐根部约1cm处切断脐带，注意断面整齐，可见两条脐动脉（管腔较脐静脉细，圆形，壁厚，处于收缩状态）。位于切面的4点和7点处。

7.将导管尾端接上钝头针，再与三通开关、盛有肝素生理盐水的注射器相连。将肝素生理盐水充满导管系统，不能有气泡。

8.术者用无齿弯头细镊子扩张脐动脉，先插入镊子的一个臂尖约0.5cm，扩开后再将镊子的两臂尖合起插入1.0cm，镊子可以一直撑开着脐动脉，缓慢插入导管，进入腹壁后将导管与水平面成45°角向脚侧旋转推进。在插入1～2cm后可能会感觉遇到阻力，助手将脐带向头侧牵拉以拉直脐动脉，插入2～3cm后回抽，看是否有回血，有血说明在血管内，继续推进导管，插入5～6cm后可能感到较大的阻力，将导管退出1～2cm再旋转推进，直至预定深度，用预充盐水的注射器抽血以确认。

9.将导管插入到预测的深度后，立即进行床边X线摄片定位，如果太深，可将导管小心外移到恰当位置。如果太浅，则应将导管拔除，重复以上步骤重新放置。

10.在脐带切面进行荷包缝合，并将线绕导管数周系牢后用胶布粘成桥状以固定导管。

11.连接输液装置。关闭三通开关侧端，另一端与输液管相连，以每小时1～2ml的速度用输液泵持续泵入1U/ml的肝素0.9%的生理盐水维持液以保持导管畅通。

12.拔管。导管留置最佳时间为5～7天，一般不超过7天，早产儿不需频繁监测血气及血压。出现并发症如血栓、栓塞、坏死性小肠结肠炎、腹膜炎或脐周发生感染时，应拔除脐动脉导管。

13.拔管方法为先去除缝线及固定胶布，开放三通开关同时逐渐拔除插管，当拔至插管剩3cm时，若无血液流出亦不见血液搏动，则等待3～5分钟后（特别是动脉痉挛收缩后）拔除插管，全过程需5～10分钟。

【注意事项】

1.早产儿下肢或臀部有局部血供障碍、腹膜炎、坏死性小肠结肠炎、脐炎、脐膨出时，禁忌进行该项穿刺。

2.禁止通过脐动脉（包括其他动脉通道）输入血管收缩类药物，如多巴胺、多巴酚丁胺、肾上腺素等。

3.经常仔细检查早产儿双下肢循环灌注情况，包括皮肤颜色、温度、毛细血管再充盈时间，足背动脉搏动，及时发现股动脉或其分支痉挛。一旦发生，应立即拔管。

4.导管内的血凝块引起的栓塞可致肾、肠和下肢缺血，可持续输注肝素化生理盐水以保持导管通畅，如果发生栓塞，则立即拔管。

5.输入红细胞或血液制品或有回血，有血液残留的三通接头或肝素帽需要立即更换，以防血栓形成或增加感染概率。

6.操作中应密切监测生命体征，如果生命体征不稳定，应立即中止操作。

二、脐静脉插管术

【适应证】

1.产房内早产儿需建立紧急血管通路。

2.早产儿需反复采集血液标本做相关检查。

3.早产儿需中心静脉压监测。

4.早产儿交换输血。

5.极低或超低出生体重儿需输入高渗液体或长期静脉营养。

【方法】

1.准备工作同脐动脉插管术。

2.选择适当大小的导管，原则用5F为宜，极低出生体重儿选用3.5F。

3.预测置管长度。测肩、脐距离确定导管插入深度后再加上0.5～1cm（腹壁及脐端长度）。

4.常规消毒脐周皮肤，铺巾（同脐动脉插管术）。

5.将导管的尾端连接三通开关，再连5ml注射器，将5U/ml肝素生理盐水液充满导管及三通开关，检查无气泡后关闭三通开关。

6.识别脐静脉（脐静脉是单一、大腔隙、壁薄的卵圆形管道，位于脐带切面12点位置）。

7.用小镊子及小止血钳固定并扩张血管，插管前应去净管腔内凝血块。将充满肝素盐水的导管插入脐静脉，一进入腹壁，与水平面成60°角，向头侧推进。当导管进入门静脉系统或嵌在肝静脉时常有阻力，这时可拔出导管2cm轻轻旋转重新缓慢插入，直至预定深度，用预充盐水的注射器回抽，见血液后接静脉输液。

8.将导管插入到预测的深度后，立即进行床边X线摄片定位。正确位置为导管前端应在膈肌上0.5～1cm。

9.固定脐静脉导管（同脐动脉插管术）。

10.拔管。导管留置超过14天或出现并发症如血栓形成及栓塞、周围组织坏死、坏死性小肠结肠炎、感染、败血症等，应拔除导管。拔管方法同脐动脉插管术。

【注意事项】

1.禁忌证同脐动脉插管术，下肢或臀部有局部血供障碍、腹膜炎、坏死性小肠结肠炎、脐炎、脐膨出时，禁忌穿刺。

2.脐动脉插管术的并发症均有可能在脐静脉插管术时发生。

3.应保持导管密闭，腹壁静脉是负压状态，由于深呼吸可能造成空气进入导管引起空气栓塞。

4.脐静脉导管前端不能置于肝脏血管、门静脉及卵圆孔处，位置在静脉导管或下腔静脉处，膈上1cm。否则可能造成肝损伤，导致肝细胞坏死及门静脉高压等。

5.交换输血时，导管仅需插到顺利抽到血液即可（一般为5～6cm处），交换输血前最好用X线检查导管位置，如导管前端位于门静脉或肝静脉分支处时不能换血。

6.交换输血过程中如遇抽血不畅不能再次推送导管。

7.如导管前端不在下腔静脉，不能输注高渗液体。

8.为避免空气进入血管，导管内应充满液体，导管尾端应连好三通开关及输液装置。

9.当经脐静脉输注营养液时不能同时测中心静脉压。

10.操作过程中和操作完成后，应密切观察可能发生的并发症：误插在门静脉系统处、穿破肝实质、门静脉高压、肝细胞坏死（多由注入药物引起）、呼吸暂停、心室纤颤、心脏停搏（此二并发症多由于插管过深进入心腔所致）、食管充血、血栓形成及栓塞、空气栓塞、感染、败血症等。

第四节 早产儿骨髓穿刺

【适应证】

1.早产儿血液系统疾病的诊断。

2.早产儿骨髓细菌培养。

【方法】

1.常用胫骨穿刺法，穿刺前了解患儿病情，核对患儿身份，监测生命体征，与患儿家长进行有效沟通，取得其理解配合并签署知情同意书。

2.患儿取仰卧位，助手立于患儿头侧，用两臂夹住患儿上肢及躯干，双手固定下肢，穿刺侧小腿稍向外展。

3.术者立于穿刺肢体对侧，以胫骨粗隆为中心，常规消毒皮肤，戴无菌手套，铺无菌孔巾，用2%利多卡因局部麻醉至骨膜。

4.取5ml一次性干燥注射器为穿刺针，抽吸1～2ml空气，由胫骨粗隆下1cm前内侧方向垂直进针，达骨膜后轻轻旋转进针，直至有落空感，穿刺针固定，提示已进入骨髓腔，抽吸0.2～0.5ml骨髓液，涂片送检。

5.操作完毕后将针头及注射器一同拔出，再次消毒后用无菌纱布加压包扎。

【注意事项】

1. 有严重出血征象或穿刺部位皮肤软组织感染的早产儿禁忌行骨髓穿刺。

2. 外展小腿时不要因患儿哭闹固定患儿用力过猛，以免损伤髋关节及膝关节。

3. 针管、针头一起拔，将骨髓液推注在备好的干净脱脂玻片上，千万不要继续再负压抽吸，以免进入空气将骨髓液贴在针管壁上。

4. 载玻片的骨髓液由受过训练的技术人员快速推成数张涂片，不断摇动，使涂片尽快干燥，保持细胞形态，好的骨髓涂片应有薄有厚，有头有尾，上下有边，可见骨髓小粒。

第五节　早产儿胸腔穿刺术及引流

【胸腔穿刺术适应证】

1. 明确早产儿胸腔积液的性质，病因诊断可行常规、生化、培养及病理细胞学检查。

2. 早产儿大量胸腔积液或气胸，临床上出现呼吸困难、心脏及纵隔移位等压迫症状时，则必须进行胸腔穿刺来缓解症状。

【胸腔闭式引流适应证】

1. 早产儿大量胸腔积液经反复抽液治疗不吸收者。

2. 早产儿张力性气胸伴呼吸困难，纵隔移位，出现持续性肺不张者。

3. 早产儿包裹性脓胸或局限性脓胸不易穿刺排脓者。

4. 早产儿胸腔脓液黏稠或有脓气胸者，治疗不顺利，需要反复进行胸腔部冲洗或注射药物者。

【方法】

1. 患儿取仰卧位或半卧位，由助手帮助患儿双上臂枕于头下。

2. 术者站立于患侧，选取穿刺点，气胸时，穿刺点选择在锁骨中线外侧第2肋间或腋前线第4肋间，胸腔积液时穿刺点选择在腋前线第4、5、6肋间，摸好下一肋骨的上缘（此处无血管、神经走行），局限性或包裹性积液时须由B超定位，在B超引导下穿刺。用甲紫棉棒在皮肤上标记穿刺点。

3.常规消毒皮肤，铺无菌孔巾，局部碘酒、乙醇消毒，戴无菌手套，铺无菌孔巾，2%利多卡因局部麻醉至皮内、皮下、肋间，边进针边注射，逐层浸润直至回抽有积液或积气为止，其深度可作为穿刺时的参考。

4.左手示指、中指将穿刺点周围皮肤绷紧，右手持头皮针（针尾部连接一个三通管，密闭管腔）或18号"Y"型套管针，在穿刺点沿肋骨上缘垂直进入，参照注射麻醉药时的深度，阻力感消失提示已进入胸膜腔。

5.术者固定穿刺针，如选用头皮针，助手取注射器与三通管连接，并与头皮针尾连接，打开三通管，保持管腔通畅，抽吸液体或气体，停止抽吸时，关闭三通管，保持管腔密闭，取下注射器，推出气体或液体，如此反复抽吸，并记录抽出液（气）体总量。选用18G号Y型套管针，抽气或抽液时打开止血夹，停止抽吸时关闭止血夹。

6.穿刺结束后，取碘伏消毒穿刺点及周围皮肤，迅速拔针，无菌纱布紧压穿刺孔，用手掌，待无出血时用胶布固定。

7.如需持续胸腔引流，可用以下两种方法：

（1）静脉导管法：用14号直型套管针为穿刺针，穿刺成功后，拔出针芯，沿针尾置入导丝，拔出穿刺针后，用扩皮针扩大穿刺点皮肤，拔出扩皮针，再沿导丝置入单腔或双腔中心静脉导管3～4cm，拔出导丝，用透明无菌贴膜将中心静脉导管固定，导管口接胸腔闭式引流装置。

（2）外科法：局部麻醉后在穿刺点上缘做一切口，切开皮肤和皮下组织，钝性分离，以蚊式钳夹持带管心的透明导管（10F），距离前端1～2cm，按上述方法进针，待进入胸腔后，取出针芯，取出一半时夹紧导管，再全部拔出，将导管紧贴胸前壁向胸骨方向或向气胸的部位推进3～4cm，导管末端接胸腔闭式引流管，引流管插入水封瓶液面的深度一般以液面下1cm为宜。切口处用3号丝线做荷包缝合，将丝线交叉缠绕于导管壁固定，局部消毒，用纱布覆盖、胶布固定导管。

8.拔管指征：呼吸窘迫症状消失，负压引流瓶内无气泡，胸部X线片气胸消失24～48小时，夹闭导管，如6～12小时后仍无气漏征象可拔管；胸腔积液时，肺部已完全张开，无明显胸腔积液，可考虑拔管。

9.如采用静脉导管置管，拔管后消毒，用纱布覆盖，透明敷料粘贴固定；如采用外科法拔管后收紧荷包缝合，局部消毒，用纱布块覆盖，透明敷料粘贴固定。

【注意事项】

1.穿刺时必须再次胸部叩诊，并与胸部X线核对，明确健侧与患侧，并注意避开乳芽区域，以防乳房发育畸形。

2.抽液（气）过程中应固定好患儿及穿刺针，进针勿过深，以免损伤肺组织。

3.操作过程中应注意观察患儿病情变化，如出现面色苍白、剧烈咳嗽、咳泡沫样痰、大汗、呼吸困难、抽出鲜血，必须立即终止操作，积极查找原因，采取相应措施。

4.穿刺抽气时尽量抽空气体，如越抽气体量越多，疑为张力性气胸或开放性气胸，需要持续气体引流，应采取胸腔闭式引流。抽液不能过快、过多，以防发生纵隔摆动等意外。

5.整个操作过程应保证与胸膜腔相通的各接头不脱落，三通管方向不能接错，注意连接部位的紧密性，同时注意无菌操作。

6.引流管伸入胸腔深度不宜超过5cm，并始终保持直立。无菌引流瓶约有1/3瓶生理盐水，应每日更换引流瓶及无菌生理盐水。

7.定期行胸部X线检查了解病情变化及引流管的位置。

第六节　早产儿腹腔穿刺术及引流

【适应证】

1.需抽取腹水，取标本做常规、生化、细菌学或细胞学检查，用于诊断。

2.需气腹造影。

3.需抽腹水或腹膜积气，缓解腹胀。

4.需腹膜透析。

【方法】

1.患儿排尿后，取其仰卧位，由助手固定患儿。

2.穿刺点一般选择左下腹部，脐与髂前上棘连线的中外1/3交界处，也可选择脐与耻骨联合连线上中上1/3交界处。

3.常规消毒皮肤，戴无菌手套，铺无菌孔巾，右手持22号套管针，垂直进针至皮下，再向腹正中方向平行进针0.5cm后穿刺过腹壁进入腹腔，与注射器连接。

4.边进针边回抽注射器，直至注射器中出现腹水或气体，抽出足够的腹水或气体后可拔出套管针。

5.无菌纱布覆盖穿刺点皮肤直至无液体漏出，重新消毒，无菌纱布覆盖穿刺部位。用胶布粘贴。

【注意事项】

1.一次放液、抽气不要过快、过多。

2.操作动作要缓慢轻柔，严格执行无菌操作。

3.操作过程中应注意观察患儿病情变化，及时采取措施，必要时终止穿刺。

第七节 早产儿胃肠道置管

一、胃管置管

【适应证】

1.早产儿洗胃、胃肠减压。

2.早产儿服用药物。

3.早产儿胃肠道喂养。

4.早产儿胃内容物检查。

【方法】

1.患儿取仰卧位，调整辐射台坡度，使患儿上半身抬高15°～30°。

2.根据体重选择消毒胃管（体重＜1000g者选用6号胃

管，体重≥1000g者选用8号胃管)，戴无菌手套，置管前需检查胃管是否通畅，测量从耳垂至鼻尖＋鼻尖至剑突的距离或前额发际至剑突的距离，此距离为胃管插入的深度，标记插入胃管的深度，用石蜡油润滑胃管前端。

3.放置胃管有两种方法

(1)经鼻置管：清洁鼻孔，左手持纱布托住胃管，右手持胃管前端，沿一侧鼻孔缓慢插入，直至预期深度。

(2)经口置管：使早产儿张口，从口腔缓慢插入胃管通过咽部直至预期深度。

4.确认胃管位置。将注射器接上胃管，应先观察有无胃液抽出，并将0.5～1ml空气注入胃中，同时听诊上腹部，当听到气过水声，提示位置正确。

5.用胶布将胃管固定于患儿面部，如需胃肠减压，将留置在胃肠内的胃管外端与密闭的胃肠减压装置相连。如进行胃肠喂养，反折胃管末端，用纱布包裹。

【注意事项】

1.插管过程可刺激迷走神经引起心动过缓和呼吸暂停，通常无须特殊处理症状可自行消失，如胃管置入困难，出现上述症状，可暂停操作，给予吸氧、轻弹足底等处理。

2.插管时避免粗暴动作，回抽胃管时，要缓慢回抽，注射负压不要过大，可用2ml或5ml注射器抽取胃容物，避免发生食管、咽后壁损伤，胃及十二指肠穿孔等。

3.早产儿需鼻饲喂养时，在每次鼻饲奶前，需先回抽胃管，注意观察胃潴留情况。如胃潴留大于前次喂养量的1/4，应减量或暂停鼻饲喂养。

4.胃肠减压时，记录引流量及性状，根据胃肠引流的液量，适当补充液体，以维持水、电解质平衡。

5.胃管每周更换1次，如污染或脱落随时更换。拔胃管时紧捏管腔，严防奶汁进入气管。

二、幽门/十二指肠置管

【适应证】

1.早产儿不能耐受胃内喂养。

2.早产儿频繁呕吐或反流。

3.早产儿喂养后发生频繁呼吸暂停。

【方法】

1.患儿取仰卧位，双下肢伸展。

2.戴无菌手套，取5F鼻空肠导管，检查是否通畅，测量从鼻尖至踝部的距离，此距离为导管插入的深度，并进行标记，用石蜡油润滑导管的前端，方法同经鼻留置胃管，插入胃内后，将患儿转至右侧卧位，用手指轻柔腹部，同时缓慢送管，每10分钟推送1cm，直至导管标记处达鼻孔，用胶布将导管固定于患儿面颊部。

3.确认位置。用注射器从导管中取出消化液，用试纸测定pH，pH＞5证明导管在十二指肠内，如果导管内未抽出液体，可向导管内注入1～2ml温开水，再回抽，也可通过腹部X线片来确定是否留置成功，导管的位置应在第1腰椎至第3腰椎之间，通过幽门2cm左右。

4.置管成功后，可用持续输注法进行喂养，每4～6小时回抽1次导管内液体复测pH。如残留液较多或者pH＜5，提示导管已退出十二指肠，需要停止鼻饲或重新置管，导管不需常规更换。

【注意事项】

1.导管可发生移位，注意检查导管位置。

2.幽门/十二指肠喂养，偶可发生肠穿孔、坏死性小肠结肠炎、十二指肠或空肠局部坏死、脂肪泻等并发症，所以避免使用硬质导管和输入过量过快，并注意观察腹部症状、体征，定期检查大便隐血。

三、肛门直肠置管

【适应证】

1.早产儿肛管排气。

2.早产儿清洁灌肠。

【方法】

1.患儿取仰卧位，助手帮助患儿双腿向腹侧屈曲，充分暴露肛门，肛管选取12F聚乙烯管或软橡皮管（顶端侧面有多个小孔）。

　　2.导管前端用石蜡油润滑，用镊子夹住导管前端，从肛门轻轻旋转插入，将导管另一端插入床下水瓶，可见气泡冒出。如气泡少或不见气泡，轻轻旋转导管并略向前后移动，变换患儿体位或用手轻轻按摩腹部，直至有较多气泡排出。

　　3.如为清洁灌肠，用注射器抽取温盐水20～30ml，接上导管，边插边注入，因水流使导管头部离开了肠壁，以防止肠穿孔，插入深度为3～4cm，每次温盐水20～30ml注入和回抽，反复进行，直至回抽液中无粪质为止，回抽的液体丢弃至医疗垃圾筒内。

　　4.操作完毕拔管，清洁臀部。

【注意事项】

　　清洁灌肠时，生理盐水注意预热至38℃，一定要边插边注入，因水流使导管头部离开了肠壁，以防止肠穿孔。

第八节　早产儿气管插管

一、经口气管插管

【适应证】

　　1.早产儿窒息复苏。

　　2.早产儿上气道梗阻。

　　3.早产儿气道吸引。

　　4.早产儿机械通气。

　　5.早产儿需气管内注入药物。

【方法】

　　1.将患儿放置在抢救辐射台上，取仰卧位，清理气道，必要时留置胃管，抽空胃液。

　　2.观察患儿心率、呼吸、肤色、血氧饱和度，必要时用复苏囊面罩加压给氧，改善患儿全身缺氧状态（有吸入者除外）。

　　3.将患儿头部置于正中位，颈后垫一纱布卷，使头轻后仰，呈鼻吸气位。

4.根据早产儿体重或胎龄，选择不同镜片及气管导管，体重<3kg者选择0号镜片，体重>3kg者选择1号镜片，不同出生体重、胎龄的新生儿气管导管内径参考标准见表24-8-1。

5.操作者立于早产儿头侧，左手持喉镜，喉镜柄夹在拇指与中间3个手指间，镜片朝向前方，小指固定于下颌部，喉镜镜片应沿着舌面向右侧滑入，将舌推至口腔左侧，推进镜片直至其顶端达会厌软骨，轻抬镜片，上抬时需将整个镜片平行于镜柄方向移动，抬起会厌软骨，即可暴露声门和声带。

6.插入气管导管。早产儿气管插管可不用导丝，右手持气管导管从喉镜右侧，等待声带打开，经声门插入气管，插入深度的判断有以下方法：①导管前端2cm有一条黑色声带线，在喉镜直视下将导管插入声门至声带线处。②导管外面标有刻度，不同出生体重新生儿气管导管插入深度见表24-8-2。

表24-8-1　不同出生体重、胎龄的新生儿气管导管内径参考标准

出生体重/g	GA/周	导管内径/mm
<1000	<28	2.5
1000～2000	28～34	3.0
>2000～3000	>34～38	3.5
>3000	>38	3.5～4.0

表24-8-2　不同出生体重新生儿气管导管插入深度

出生体重/g	气管导管插入深度/cm[※]
<750	6
1000	6～7
2000	7～8
3000	8～9
4000	9～10

注：※气管导管插入深度指上唇至气管导管末端的距离。

7.气管导管进入声门后，右手固定气管导管于上腭，撤出喉镜，接复苏气囊，给予正压通气并确认气管导管位置。确认导管位置正确的方法：①双侧胸廓起伏对称；②双肺听诊呼吸音一致；③无胃部扩张；④呼气时导管内有雾气；⑤心率、SpO_2 和肌张力好转；⑥有条件的单位可使用呼出气 CO_2 检测器，可快速确定气管导管位置是否正确。

8.确认位置正确后，固定导管。可用以下两种方法：①将气管导管固定于口角一侧，用"Y"字形胶布固定，即选用外科高黏防水胶布，取长约15cm，宽约4cm的胶布，自一侧宽边中点向中间剪至距离另一端3cm处呈"Y"字形分开，未剪开端粘贴于一侧面颊部，两分支端一条围绕插管核准的刻度顺时针缠绕1周，另一条将气管插管逆时针缠绕1周，粘贴于面颊部上方及下唇下方皮肤处。②将气管导管固定于口唇中央，用"工"字形胶布的一端包绕气管导管后粘贴于鼻翼，另一端贴在患儿上唇固定。

9.完善床边胸部X线检查，确认气管导管位置，气管导管顶端应在气管隆嵴上1～2cm或平第3胸椎水平。

【注意事项】

1.早产儿使用胶布固定时，可使用水胶体敷料保护皮肤，再粘贴胶布。

2.整个操作应轻柔、迅速，避免机械损伤，要求在20秒内完成。操作过程中，患儿若出现发绀、心率减慢，应暂停操作，先用复苏囊面罩加压给氧至面色转红、心率回升后再行插管。

3.气管插管操作成功与否关键在于声门暴露是否良好，如声门暴露不佳，操作者用小指或助手用示指向下稍用力压环状软骨使气管下移有助于看到声门。如有分泌物遮挡了声门，可用棉签抹去或负压吸引器吸出。

4.如在复苏囊通气时无胸廓起伏，双肺听诊呼吸音微弱，心率无回升，肤色无好转，提示可能插入过浅、误插入食管，需调整深度或重新插管，双肺呼吸音不对称，右侧强于左侧，提示插管位置过深，缓缓拔气管至双侧呼吸音对称。

5.插管时若使用金属导丝，导丝前端不可超过导管末端。

6.选择合适的气管导管，避免导管过粗压迫声带引起喉头水肿。

7.避免多次气管插管，应由经验丰富的医师操作或在其指导下进行，插入导管至声门时，要待声门开放，强行插入可导致声门痉挛，使插管困难，局部损伤，还可造成声带麻痹。

8.严格执行无菌操作。

二、经鼻气管插管

【适应证】

同经口气管插管。此法易于固定。

【方法】

1.同经口气管插管方法1～3。

2.选择合适气管导管，将其从鼻腔插入，如有阻力，可轻轻转动推进，将导管前端送至咽喉部。

3.将喉镜推送入口腔，暴露出声门，在喉镜直视下用插管钳夹住导管前端送入声门，插入深度可按经口法的深度判断方法①或按方法②加1cm。

4.右手固定气管导管于上腭正中，撤出喉镜，接复苏气囊正压通气，确认气管导管位置方法同经口气管插管方法。

5.固定导管。用"工"字形胶布的一端包绕气管导管后粘贴于鼻翼，另一端贴在患儿上唇固定。

【注意事项】

经鼻气管插管时选择气管导管的内径要比经口气管导管内径小0.5cm，余同经口气管插管。

第九节　早产儿心包穿刺术

【适应证】

1.明确早产儿心包积液的性质，行常规、生化、培养及病理细胞学检查。

2.早产儿大量积液或积气有心脏压塞症状，需心包穿刺减轻心脏压塞症状者。

【方法】

1.早产儿如烦躁、哭闹，给予5%水合氯醛溶液灌肠镇静，最好在心脏超声引导下操作，有助于指导进针深度，以减少并发症的发生。

2.患儿取仰卧位，接好肢体导联心电图，调整抢救辐射台坡度，使患儿上半身抬高15°～30°。

3.常规消毒心前区、剑突下、上腹部皮肤，打开穿刺包，戴无菌手套，铺孔巾。

4.选取22号套管针为穿刺针，套管针连接三通开关，再连接盛有少量生理盐水的注射器。

5.在剑突与左肋弓交界处进针，与正中线和水平面各成45°角向左肩方向推进，边进针边抽吸，进入1～2cm时达心包腔，可见注射器中有少量气泡或积液抽出，拔出针芯，将注射器、三通开关与套管连接，分次将积气或积液抽出，抽出液体根据需要分别做常规、生化及病原学检查。

6.抽液完毕，拔出穿刺针，重新消毒穿刺部位周围皮肤，局部盖以纱布，用胶布固定。

【注意事项】

1.需严格掌握适应证，由经验丰富的医师操作或在其指导下进行，穿刺过程中应有心电监护，确保安全。心包穿刺术有一定危险性，告知家长，取得其理解及配合，签署知情同意书。

2.术前须进行心脏超声检查，确定心包积液量及部位，以心脏扩大为主而积液少者不宜进行心包穿刺。在超声指导下进行穿刺更为准确、安全。

3.进针时要缓慢，一旦采集到气体或液体立即停止进针，可避免进针过深而损伤心脏，如抽出浓鲜血，应立即拔出针头，停止抽吸，并严密观察有无心脏压塞征。

4.术中、术后需密切观察呼吸、血压、脉搏及面色等的变化，注意疼痛刺激或神经反射引起的休克或大量抽液引起的急性肺水肿，随时准备抢救。

第十节　早产儿腰椎穿刺术

【适应证】

1.明确有无中枢神经系统疾病包括脑和脊髓炎症性、变性及脱髓鞘病的诊断。

2.早产儿脑脊液放液、引流。

3.早产儿鞘内注射药物。

4.评估早产儿中枢神经系统感染治疗的疗效。

【方法】

1.患儿取左侧卧位，背部与操作台垂直，助手固定患儿肩部或臀部，使腰椎段尽量弯曲，颈部不必过度屈曲，以保持呼吸道通畅。

2.确定穿刺点，术者位于患儿背后，左手在头侧，用示指、中指摸好两侧髂后上棘连线与后正中线的交会点，此处相当于第3、4腰椎间隙，早产儿选择下一腰椎间隙，即第4、5腰椎间隙为穿刺点。

3.常规局部消毒，戴无菌手套，铺无菌洞巾。

4.用5号头皮针为穿刺针，术者左手拇指固定穿刺部位，右手持穿刺针，针尖斜面向上，垂直皮肤表面缓慢进针，早产儿进针深度为$0.5 \sim 0.7cm$，看头皮针管中有无脑脊液流出，测定压力，无菌试管留取标本送检，每管分别留取脑脊液$0.5 \sim 1mm$（一般第1管送脑脊液培养加药敏，第2管送生化检查，第3管送细胞计数及分类，第4管送其他检查）。

5.拔出穿刺针，重新消毒穿刺点皮肤，盖以消毒纱布，并用胶布固定。

6.术后让患儿去枕平卧6小时，并观察患儿生命体征。

【注意事项】

1.操作过程严格执行无菌操作。

2.如穿刺点处存在皮肤及软组织感染、骨骼及神经系统畸形、血管病变，禁忌做穿刺。

　　3.有颅压明显增高征时，禁忌做腰椎穿刺，以防脑疝发生，宜先注射脱水剂后再进行穿刺。

　　4.穿刺时易误穿刺入周围血管而发生出血，需要重新定位。

　　5.如患儿病情危重，有呼吸、循环衰竭时，应待病情稍平稳后再进行腰椎穿刺。

　　6.操作过程发现患儿呼吸、脉搏、面色突然异常，应停止操作并进行抢救。

（任雪云）

参 考 文 献

Gomella TL，Cunningham MD，Eyal FG，et al，2006. 新生儿学手册. 魏克伦，杨于嘉，主译. 5版. 长沙：湖南科学技术出版社：179-230.

Kattwinkel J，2012. 新生儿复苏教程. 叶鸿瑁，虞人杰，译. 6版. 北京：人民卫生出版社：124-126.

邵肖梅，叶鸿瑁，丘小汕，2019. 实用新生儿学. 5版. 北京：人民卫生出版社：1054-1065.

苏绍玉，胡艳玲，2017. 新生儿临床护理精粹. 北京：人民卫生出版社：388-400.

魏克伦，2012. 新生儿急救手册. 北京：人民卫生出版社：333-349.

许晓静，2015. 脐静脉置管术在极低出生体重儿抢救中的临床应用. 广州医科大学学报，43（3）：129-130.

郑珊，2013. 实用新生儿外科学. 北京：人民卫生出版社：304.

中国新生儿复苏项目专家组，2016. 中国新生儿复苏指南（2016年北京修订）. 中华围产医学杂志，19（7）：481-486.

附录一

早产儿常用生化检查正常范围

附表1-1 低出生体重儿血液化学值（第一天）

项 目	出生体重			
	<1000g	1001~1500g	1501~2000g	2001~2500g
钠/（mmol·L⁻¹）	138	133	135	134
钾/（mmol·L⁻¹）	6.4	6.0	5.4	5.6
氯/（mmol·L⁻¹）	100	101	105	104
总二氧化碳/（mmol·L⁻¹）	19	20	20	20
尿素氮/（mmol·L⁻¹）（mg·dl⁻¹）	7.9（22）	7.5（21）	5.7（16）	5.7（16）

附表1-2 血清酶值

项 目	出 生	参考值
乳酸脱氢酶（LDH）/（μmol·s⁻¹·L⁻¹）（U·L⁻¹）	出生	4.84~8.37（290~501）
	1天~1个月	3.09~6.75（185~407）
谷草转氨酶（AST）/（U·L⁻¹）	出生~7天	男30~100；女24~95
谷丙转氨酶（ALT）/（U·L⁻¹）	出生~7天	6~40
亮氨酸氨肽酶（LAP）/（nmol·s⁻¹·L⁻¹）（U·L⁻¹）	出生~1个月	0~901.8（0~54）
	>1个月	484.3~985.3（29~59）
碱性磷酸酶（ALP）/（μmol·s⁻¹·L⁻¹）（U·L⁻¹）	出生~1个月	0.57~1.90（34~114）（4.8~16.5金氏单位）
酸性磷酸酶（ACP）/（μmol·s⁻¹·L⁻¹）（U·L⁻¹）	出生~1个月	0.12~0.32（7.4~19.4）

续表

项　目	出　生	参考值
磷酸酯酶（Phosphoesterase）/（μmol·s⁻¹·L⁻¹）（U·L⁻¹）	出生～2周	$0.08 \sim 0.27$（$5.0 \sim 16.0$）（$2.7 \sim 8.9$ 金氏单位）
醛缩酶（Aldolase）/(nmol·s⁻¹·L⁻¹)（U·L⁻¹）		$33.34 \sim 315.06$（$2.0 \sim 18.9$）（$2.7 \sim 25.5$ Brun 单位）
α_1-抗胰蛋白酶（α_1-AT)/(g·L⁻¹)（mg·dl⁻¹）	出生～5天	$1.43 \sim 4.40$（$143 \sim 440$）
α-谷氨酸转肽酶（GGT，GGTP）/（U·L⁻¹）	脐血	$37 \sim 193$
	出生～1个月	$13 \sim 147$

附表1-3　其他血液化学值

项　目	出　生	参考值
氨氮（血浆）μmol氮/L（μg氮/dl）	新生儿	$64 \sim 107$（$90 \sim 150$）
	0～2周	$56 \sim 92$（$79 \sim 129$）
	>1个月	$21 \sim 50$（$29 \sim 70$）
α-甲胎蛋白（血浆、血清）/（mg·dl⁻¹）	出生	$0 \sim 10$
胡萝卜素/（μmol·L⁻¹）（μg·dl⁻¹）	出生	10.99，$0 \sim 62.8$（70，$0 \sim 400$）
胆固醇（血浆、血清）/（mmol·L⁻¹）（mg·dl⁻¹）	早产儿　　脐血	1.74，$1.2 \sim 2.5$（67，$47 \sim 98$）
铜（血浆、血清）/（μmol·L⁻¹）（μg·dl⁻¹）	0～6个月	10.99（70）
肌酐（血浆、血清）/（μmol·L⁻¹）（mg·dl⁻¹）	脐血	$53 \sim 106$（$0.6 \sim 1.2$）
	新生儿	$70.72 \sim 123.76$（$0.8 \sim 1.4$）
游离脂肪酸（血浆）/（μmol·L⁻¹）	新生儿	0.91 ± 0.47
（血清）/(mmol·L⁻¹)	早产儿，10～55天	$0.15 \sim 0.7$

项　　目	出　　生		参考值
镁（血浆、血清）/ （mmol · L^{-1}） （mg · dl^{-1}）	0～6天		0.48～1.05（1.2～2.6）
	7天～2岁		0.65～1.05（1.6～2.6）
磷（无机的，血浆、 血清）/（mmol · L^{-1}） （mg · dl^{-1}）	早产儿	出生时	1.81～2.58（5.6～8.0）
		6～10天	1.97～3.78（6.1～11.7）
		20～25天	2.13～3.04（6.6～9.4）
渗透压/（mOsm · kg^{-1}）			270～290
锌/（μmol · L^{-1}） （μg · dl^{-1}）			11.78～20.96（77～113）
苯丙氨酸/（mmol · L^{-1}） （mg · dl^{-1}）	新生儿		0.07～0.21（1.2～3.5）
维生素A（血浆、血清） /（mg · dl^{-1}）	出生		20
叶酸盐（血清）/ （mmol · L^{-1}） （ng · ml^{-1}）	新生儿		15.9～72.4（7.0～32）
半乳糖（血清）/ （mmol · L^{-1}） （mg · dl^{-1}）	新生儿		0～1.11（0～20）
铁（血清）/ （μmol · L^{-1}） （mg · dl^{-1}）	新生儿		17.90～44.75（100～250）
铁蛋白（血清）/ （μg · L^{-1}） （ng · ml^{-1}）	新生儿		25～200（25～200）
血浆铜蓝蛋白/ （mg · L^{-1}） （mg · dl^{-1}）	新生儿		50～260（5～26）
视黄醇结合蛋白 （血清）/（mg · L^{-1}） （mg · dl^{-1}）	0～5天		8～45（0.8～4.5）
次黄嘌呤/（μmol · L^{-1}）	12～36小时		2.7～11.2
	3天		1.3～7.9
	5天		0.6～5.7

续表

项　目	出　生	参考值
胃　泌　素（脑　脊液　）/（ng·L⁻¹）（pg·ml⁻¹）	0～1个月	1.8～5.5
	新生儿	200～300（200～300）

（孙婷婷）

参 考 文 献

邵肖梅，叶鸿瑁，丘小汕，2019．实用新生儿学．5版．北京：人民卫生出版社：1074-1081.

附录二

早产儿生命体征正常 范围

附表2-1 新生儿脉搏、呼吸、血压值

| 年龄 | 脉搏/ (次·分⁻¹) | 呼吸/ (次·分⁻¹) | 血压/kPa（mmHg） | | | 血容量/ (ml·kg⁻¹) | 心输出量/ [ml·(min· m²)⁻¹] |
			收缩压	舒张压	平均压		
胎儿 （足月）	130～ 140	—	—	—	—		
出生	180	—	9.33, 6.67 ～12.0 （70, 50 ～90）	6.00 （45）	7.07 （53）	76 （61～92）	
1天	125	20～60	8.80（66）	—	6.67 （50）	83	35～51
1周	125	30～70	9.73（73）	—		83 （67～100）	
2周	135	35～55	10.0（75）	—		87	
2个月	130		11.2（84）	8.0 （60）		86	

附表2-2 出生6天内健康足月儿血压、心率值（Dinamap监护仪） 均值±SD

测定项目	第1天	第2天	第3天
收缩压/kPa（mmHg）			
觉醒	9.38±1.21 （70.54±9.13）	9.53±1.44 （71.65±10.80）	10.48±1.68 （77.08±12.34）

续表

测定项目	第1天	第2天	第3天
睡眠	9.36±1.28 （70.41±9.59）	9.38±1.19 （70.50±8.96）	9.90±1.50 （74.47±11.28）
舒张压/kPa（mmHg）			
觉醒	4.83±1.30 （42.73±9.81）	5.95±1.48 （44.76±11.15）	6.56±1.30 （49.33±9.74）
睡眠	5.62±1.59 （42.28±11.97）	5.81±1.25 （43.69±9.43）	6.32±1.37 （47.52±10.29）
平均压/kPa（mmHg）			
觉醒	7.36±1.15 （55.32±8.63）	7.35±1.38 （56.58±10.28）	8.44±1.71 （63.44±12.87）
睡眠	7.37±1.15 （55.45±11.35）	7.41±1.20 （55.69±9.02）	7.82±1.23 （58.77±9.25）
心率/（次·分$^{-1}$）			
觉醒	130.78±14.79	131.78±22.08	131.64±18.47
睡眠	129.30±13.84	128.03±13.96	123.32±16.15

测定项目	第4天	第5天	第6天
收缩压/kPa（mmHg）			
觉醒	10.72±1.37 （78.85±10.31）	10.73±1.43 （80.70±10.72）	10.07±1.43 （75.75±10.10）
睡眠	10.14±1.36 （76.22±10.26）	10.26±1.81 （77.13±13.61）	9.70±1.49 （72.95±11.18）
舒张压/kPa（mmHg）			
觉醒	6.90±1.60 （51.87±12.03）	6.80±1.58 （51.12±11.85）	6.48±1.47 （48.55±11.02）
睡眠	6.18±1.37 （46.45±10.27）	6.33±1.49 （47.60±11.22）	6.04±1.64 （45.45±12.30）
平均压/kPa（mmHg）			
觉醒	8.44±1.48 （63.37±11.11）	8.54±1.62 （64.54±12.17）	8.25±1.57 （62.05±11.82）
睡眠	7.77±1.247.97 （58.45±9.3659.90）	7.97±1.57 （59.90±11.79）	7.65±1.59 （57.50±11.95）
心率/（次·分$^{-1}$）			
觉醒	142.81±13.86	148.12±20.31	141.0±18.28
睡眠	132.45±17.20	137.0±15.85	135.15±19.62

附表2-3 早产儿血压测定

体重/g	平均压/mmHg	收缩压/mmHg	舒张压/mmHg
501～750	38.0～49.0	50～62	26～36
751～1000	35.5～47.5	48～59	23～36
1001～1250	37.5～48.0	49～61	26～35
1251～1500	34.5～44.5	46～56	23～33
1501～1750	34.5～45.5	46～58	23～33
1751～2000	36.0～48.0	48～61	24～35

附表2-4 早产儿和足月儿血压测定（1～7天和30天）

日龄/天	项目	胎龄			
		≤28周	29～32周	33～36周	37周
1	收缩压/mmHg	38～46	42～52	51～61	57～69
	舒张压/mmHg	23～29	26～38	32～40	35～45
	平均压/mmHg	29～35	33～43	39～47	44～52
2	收缩压/mmHg	38～46	46～56	54～62	58～70
	舒张压/mmHg	24～32	29～39	34～42	36～46
	平均压/mmHg	29～37	35～45	42～48	46～54
3	收缩压/mmHg	40～48	47～59	54～64	58～71
	舒张压/mmHg	25～33	30～35	35～43	37～47
	平均压/mmHg	30～38	37～47	42～50	46～54
4	收缩压/mmHg	41～49	50～62	56～66	61～73
	舒张压/mmHg	26～36	32～42	36～44	38～48
	平均压/mmHg	31～41	39～49	44～50	46～56
5	收缩压/mmHg	42～50	51～65	57～67	62～74
	舒张压/mmHg	27～37	33～43	37～45	39～49
	平均压/mmHg	32～42	40～50	44～52	47～57
6	收缩压/mmHg	44～52	52～66	59～69	64～76
	舒张压/mmHg	30～38	35～45	37～45	40～50
	平均压/mmHg	35～43	41～51	45～53	48～58

续表

日龄/天	项目	胎龄			
		≤28周	29～32周	33～36周	37周
7	收缩压/mmHg	47～53	53～67	60～70	66～76
	舒张压/mmHg	31～39	36～44	37～45	40～50
	平均压/mmHg	37～45	43～51	45～53	50～58
30	收缩压/mmHg	59～65	67～75	68～76	72～82
	舒张压/mmHg	35～49	43～53	45～55	46～54
	平均压/mmHg	42～56	52～60	53～60	55～63

（许　婧　李　冬）

参 考 文 献

邵肖梅，叶鸿瑁，丘小汕，2019. 实用新生儿学. 5版. 北京：人民卫生出版社：1074-1081.

附录三

早产儿体格发育测量值

附表3-1　不同胎龄早产儿出生体重值　　　单位：g

胎龄/周	平均值	标准差	第3百分位数	第5百分位数	第10百分位数	第50百分位数	第90百分位数	第95百分位数	第97百分位数
28	1389	302	923	931	972	1325	1799	1957	2071
29	1475	331	963	989	1057	1453	2034	2198	2329
30	1715	400	1044	1086	1175	1605	2255	2423	2563
31	1943	512	1158	1215	1321	1775	2464	2632	2775
32	1970	438	1299	1369	1488	1957	2660	2825	2968
33	2133	434	1461	1541	1670	2147	2843	3004	3142
34	2363	449	1635	1724	1860	2340	3013	3168	3299
35	2560	414	1815	1911	2051	2530	3169	3319	3442
36	2708	401	1995	2095	2238	2712	3312	3458	3572
37	2922	368	2166	2269	2413	2882	3442	3584	3690
38	3086	376	2322	2427	2569	3034	3558	3699	3798
39	3197	371	2457	2560	2701	3162	3660	3803	3899
40	3277	392	2562	2663	2802	3263	3749	3897	3993

附表3-2　不同胎龄早产儿身长值　　单位：cm

胎龄/周	平均值	标准差	第3百分位数	第5百分位数	第10百分位数	第50百分位数	第90百分位数	第95百分位数	第97百分位数
28	40.0	2.4	34.7	35.7	36.5	40.2	43.8	44.5	44.7
29	40.9	2.6	35.6	36.5	37.3	41.0	44.9	45.8	46.1
30	41.9	3.1	36.7	37.3	38.3	41.8	45.9	46.9	47.4
31	43.5	3.3	37.8	38.3	39.3	42.7	46.9	47.9	48.4
32	43.5	2.6	38.9	39.4	40.4	43.7	47.7	48.8	49.3
33	44.5	2.6	40.1	40.5	41.5	44.7	48.5	49.5	50.1
34	45.6	2.5	41.2	41.7	42.6	45.7	49.2	50.2	50.7
35	46.6	2.2	42.4	42.8	43.8	46.6	49.8	50.7	51.3
36	47.5	2.2	43.4	43.9	44.8	47.6	50.4	51.2	51.8
37	48.5	1.9	44.5	45.0	45.8	48.4	50.9	51.7	52.2
38	49.3	1.8	45.3	46.0	46.7	49.1	51.4	52.0	52.5
39	49.8	1.7	46.1	46.7	47.4	49.8	51.8	52.4	52.9
40	50.2	1.8	46.7	47.3	48.0	50.2	52.1	52.7	53.2

附表3-3　不同胎龄早产儿头围值　　单位：cm

胎龄/周	平均值	标准差	第3百分位数	第5百分位数	第10百分位数	第50百分位数	第90百分位数	第95百分位数	第97百分位数
28	27.3	1.8	24.6	24.6	24.9	27.4	29.6	30.6	31.4
29	28.3	1.7	24.9	25.1	25.6	28.0	30.4	31.4	32.0
30	28.5	1.9	25.3	25.7	26.3	28.7	31.1	32.1	32.6
31	29.5	2.0	25.9	26.4	27.1	29.3	31.8	32.7	33.1
32	29.9	1.8	26.5	27.1	27.8	30.0	32.4	33.2	33.6
33	30.6	1.7	27.2	27.9	28.6	30.7	33.0	33.7	34.0
34	31.3	1.8	28.0	28.6	29.3	31.3	33.5	34.1	34.4
35	32.0	1.5	28.8	29.3	30.1	31.9	34.0	34.5	34.8
36	32.5	1.4	29.5	30.1	30.7	32.5	34.4	34.8	35.1
37	33.1	1.3	30.2	30.7	31.3	33.0	34.7	35.1	35.4

续表

胎龄/周	平均值	标准差	第3百分位数	第5百分位数	第10百分位数	第50百分位数	第90百分位数	第95百分位数	第97百分位数
38	33.5	1.2	30.9	31.3	31.8	33.4	35.0	35.4	35.7
39	33.8	1.2	31.4	31.8	32.2	33.8	35.3	35.6	35.9
40	34.0	1.2	31.8	32.1	32.5	34.1	35.5	35.8	36.1

附表3-4　不同胎龄早产儿胸围值　　　单位：cm

胎龄/周	平均值	标准差	第3百分位数	第5百分位数	第10百分位数	第50百分位数	第90百分位数	第95百分位数	第97百分位数
28	24.1	2.0	19.9	20.1	21.2	24.2	26.9	27.5	27.8
29	25.1	2.2	20.6	21.0	22.0	25.0	28.0	28.8	29.2
30	26.1	2.7	21.5	21.9	22.8	25.8	29.0	30.0	30.4
31	27.1	2.6	22.4	22.9	23.7	26.7	29.8	31.0	31.4
32	27.7	2.5	23.4	23.9	24.7	27.5	30.6	31.9	32.3
33	28.1	2.2	24.4	24.9	25.6	28.4	31.3	32.5	33.0
34	29.1	2.2	25.3	25.8	26.6	29.2	32.0	33.1	33.5
35	29.8	1.9	26.3	26.8	27.5	29.9	32.5	33.5	34.0
36	30.6	1.7	27.2	27.6	28.4	30.7	33.0	33.9	34.3
37	31.4	1.6	28.0	28.4	29.2	31.3	33.5	34.2	34.6
38	32.0	1.5	28.7	29.1	29.9	31.9	33.8	34.4	34.8
39	32.4	1.5	29.3	29.7	30.5	32.4	34.2	34.6	35.0
40	32.7	1.5	29.8	30.2	30.9	32.7	34.4	34.8	35.2

（陈传喆　李　冬）

附录四

早产儿常用药物剂量表

附表 4-1　早产儿常用药物剂量表

药品名称	途径	剂量及用法	孕周	日龄（天）	频次
青霉素类					
青霉素 G	i.v. i.m. iv.gtt	一般感染： 每次 2.5 万～ 5 万 U/kg 化脓性脑膜炎 7.5 万～ 10 万 U/kg	≤29	0 ～ 28	q12h
				>28	q8h
			30 ～ 36	0 ～ 14	q12h
				>14	q8h

续表

药品名称	途径	剂量及用法				
			孕周	日龄（天）	频次	
氨苄西林	i.v. i.m. iv.gtt	一般感染：每次25～50mg/kg 化脓性脑膜炎：每次75mg/kg，最大量每次400mg/kg 尿路感染预防用药：50mg/（kg·d），q12h	≤29	0～28 ＞28	q12h q8h	
			30～36	0～14 ＞14	q12h q8h	
氨苄西林＋舒巴坦 （优立新）	i.v. i.m. iv.gtt	一般感染：每次25～50mg/kg 化脓性脑膜炎：每次50～75mg/kg，最大量400mg/ （kg·d）	孕周	日龄（天）	频次	
			≤29	0～28 ＞28	q12h q8h	
			30～36	0～14 ＞14	q12h q8h	
阿莫西林＋克拉维 甲酸（安美汀， 力百汀）	p.o.，i.v. iv.gtt	一般感染：每次20～25mg/kg 严重感染：每次40～45mg/kg	孕周	日龄（天）	频次	
			≤29	0～28 ＞28	q12h q8h	
			30～36	0～14 ＞14	q12h q8h	

药品名称	途径	剂量及用法	孕周	日龄（天）	频次
苯唑西林（新青霉素Ⅱ）	i.v. i.m. iv.gtt	一般感染：每次25mg/kg 脑膜炎：每次50mg/kg	≤29	0～28	q12h
				>28	q8h
			30～36	0～14	q12h
				>14	q8h
哌拉西林（氧哌嗪青霉素）、哌拉西林+克拉维酸	i.v. i.m. iv.gtt	每次50～100mg/kg	≤29	0～28	q12h
				>28	q8h
			30～36	0～14	q12h
				>14	q8h
甲氧西林（新青霉素Ⅰ）	i.v. iv.gtt	一般感染：每次25mg/kg 脑膜炎：每次50mg/kg	≤29	0～28	q12h
				>28	q8h
			30～36	0～14	q12h
				>14	q8h

续表

药品名称	途径	剂量及用法			
氟唑西林	i.v. i.m. iv.gtt	一般感染：每次25mg/kg 脑膜炎：每次50mg/kg	体重	日龄（天）	频次
			≤2kg	0～14	q12h
				>14	q8h
			>2kg	0～14	q8h
				>14	q6h
替卡西林 特美汀 （替卡西林＋克拉维酸）	i.v. iv.gtt	每次75～100mg/kg	孕周	日龄（天）	频次
			≤29	0～28	q12h
				>28	q8h
			30～36	0～14	q12h
				>14	q8h
羧苄西林	i.v. iv.gtt	0～7天：每次75mg/kg >7天：每次100mg/kg	体重≤2kg		体重＞2kg
			q12h		q8h
			q6h		q6h

头孢类

续表

药品名称	途径	剂量及用法			
头孢唑林（先锋 V 号）	i.v. i.m. iv.gtt	每次25mg/kg	孕周	日龄（天）	频次
			≤29	0～28	q12h
				>28	q8h
			30～36	0～14	q12h
				>14	q8h
头孢克洛（希刻劳）	P.O.	20～40mg/（kg·d） 分3次空腹服			
头孢呋辛（西力欣）	i.v. i.m. iv.gtt	30～50mg/（kg·d） ≤7天，分2次 50～100mg/（kg·d） >7天，分2次			
头孢噻肟（凯福隆）（头孢氨噻肟）	i.v. i.m. iv.gtt	每次50mg/kg	孕周	日龄（天）	频次
			≤29	0～28	q12h
				>28	q8h
			30～36	0～14	q12h
				>14	q8h
		特殊感染： 淋球菌结膜炎：每次25mg/kg，q12h，共7天 淋球菌脑膜炎：每次50mg/kg，i.v.，q6h，14～21天			

续表

药品名称	途径	剂量及用法		
头孢哌酮（先锋必）	i.v.	50mg/（kg·d）	≤7天，分2~3次	
	i.m.	50~100mg/（kg·d）	>7天，分2~3次	
	iv.gtt	100~150mg/（kg·d）	严重感染，分2~3次	
头孢他啶（复达欣）	i.v.	每次50mg/kg	孕周　日龄（天）　频次	
	i.m.		≤29　　0~28　　q12h	
	iv.gtt		>28　　q8h	
			30~36　0~14　　q12h	
			>14　　q8h	
头孢曲松（头孢三嗪）	i.v.	50mg/（kg·d）	BW≤2kg，任何日龄，qd	
	i.m.	75mg/（kg·d）	BW>2kg，出生后日龄0~7天，qd	
	iv.gtt	25~50mg/kg	BW>2kg，出生后日龄>7天，qd	
		100mg/（kg·d）	早产儿淋病眼炎，肌注1次	
			脑膜炎，q12h	

续表

药品名称	途径	剂量及用法		
头孢吡肟	i.v. iv.gtt	日龄>28天：每次50mg/kg, q12h 日龄≤28天：每次30mg/kg, q12h 脑膜炎：每次50mg/kg, q12h		
氨曲南	iv.gtt	每次30mg/kg		
		孕周	日龄（天）	频次
		≤29	0～28	q12h
			>28	q8h
		30～36	0～14	q12h
			>14	q8h
碳青霉烯类				
亚胺培南/西司他丁（泰能）	i.m. iv.gtt	每次20mg/kg		
		孕周	日龄（天）	频次
		≤29	0～28	q24h
			>28	q12h
		30～36	0～14	q12h
			>14	q8h

续表

药品名称	途径	剂量及用法			
			孕周	日龄（天）	频次
帕尼培南 - 倍他米隆（克倍宁）	i.m. iv.gtt	每次 20mg/kg 脑膜炎：每次 40mg/kg	≤29	0～28	q24h
				＞28	q12h
			30～36	0～14	q12h
				＞14	q8h
			孕周	日龄（天）	频次
美罗培南（美平）	i.m. iv.gtt	每次 20mg/kg 脑膜炎：每次 40mg/kg	≤29	0～28	q24h
				＞28	q12h
			30～36	0～14	q12h
				＞14	q8h
大环内酯类					
红霉素	p.o. iv.gtt	每次 10mg/kg 每次 5～10mg/kg	q6～8h ≤7天，q12h ＞7天，q8h		

药品名称	途径	剂量及用法			
阿奇霉素	p.o.	每次10mg/kg	qd, 共5天		
	i.v.	每次5mg/kg	qd（仅用于不能口服者）		
克林霉素（氯洁霉素）	iv.gtt	每次5~7.5mg/kg	孕周	日龄（天）	频次
			≤29	0~28	q12h
				>28	q8h
			30~36	0~14	q12h
				>14	q8h
螺旋霉素	p.o.	20~30mg/（kg·d）	分2次		
氨基糖苷类					
阿米卡星（丁胺卡那霉素）	iv.gtt	每次7.5mg/kg	孕周	日龄（天）	频次
			≤29	0~7	q24h
				>7	q18h
			30~36	0~7	q18h
				>7	q12h

续表

药品名称	途径	剂量及用法			
			孕周	日龄（天）	频次
庆大霉素	iv.gtt	每次2.5mg/kg	≤29	0～7	q24h
				>7	q18h
			30～36	0～7	q18h
				>7	q12h
妥布霉素	iv.gtt	每次2.5mg/kg	≤29	0～7	q24h
				>7	q18h
			30～36	0～7	q18h
				>7	q12h
其他					
万古霉素	iv.gtt	一般感染：每次10mg/kg 脑膜炎：每次15mg/kg	≤29	0～14	q24h
				>14	q12h
			30～36	0～14	q12h
				>14	q8h

续表

药品名称	途径	剂量及用法
利奈唑胺	i.v. p.o.	每次10mg/kg q8h 小于1周的早产儿，q12h 孕周 日龄（天） 频次 ≤29 0～28 q48h 　 >28 q24h 30～36 0～14 q24h 　 >14 q12h
甲硝唑（灭滴灵）	iv.gtt	首剂：15mg/kg 维持：7.5mg/kg，在首剂后1个间隔时间开始
乙胺嘧啶	p.o.	1mg/kg，q12h，2～4天后减半 疗程4～6周，用3～4个疗程，每个疗程间隔1个月
莫匹罗星星软膏（百多邦）	外用	
抗结核菌类		
利福平	p.o.	10mg/（kg·d） ≤7天，晨顿服 15mg/（kg·d） >7天，晨顿服 奈瑟菌脑膜炎预防： 年龄<1个月，10mg/（kg·d），q12h，连用2天； 年龄>1个月，20mg/（kg·d），q12h，连用2天

续表

药品名称	途径	剂量及用法	
异烟肼	p.o.	预防量：10～15mg/（kg·d）	晨顿服
	i.v.	治疗量：15～20mg/（kg·d）	晨顿服或每日2～3次
抗病毒药			
阿昔洛韦（无环鸟苷）	iv.gtt	每次20mg/kg	早产儿q12h，疗程21天 中枢感染q8h，疗程21天
	局部	q4～6h，疗程7天	
更昔洛韦	iv.gtt	10mg/（kg·d）	q12h，CMV感染疗程为6周
齐多夫定	p.o.	每次2mg/kg	
	i.v.	每次1.5mg/kg，超过1小时	孕周　日龄（天）　频次 ≤29　0～28　q12h 　　　>28　q8h 30～34　0～14　q12h 　　　　>14　q8h ≥35　　　　　q6h
抗真菌类			

续表

药品名称	途径	剂量及用法	孕周	日龄（天）	频次
氟康唑（大扶康）	p.o.	治疗量：每次6～12mg/kg	≤29	0～14	q72h
		预防量：每次3mg/kg		>14	q48h
	iv.gtt	<1000g的早产儿中心静脉置管期间，每次3mg/kg，每周2次	30～36	0～14	q48h
				>14	q24h
制霉菌素	p.o.	10万U/ml，早产儿L0.5ml，q6h			
	局部	10万U，甘油10ml，加蒸馏水至100ml，q6h			
两性霉素B	iv.gtt	试用剂量：0.1mg/kg，蒸馏水稀释0.25mg/ml，静滴3～4小时 起始剂量：0.25～0.5mg/kg，10%GS稀释0.1mg/10ml，静滴2～6小时，q24h 维持剂量：每日增加0.125～0.25mg/kg，至最大剂量0.5～1mg/（kg·d），静滴2～6小时，q24～48h			
两性霉素B脂质复合物	i.v.	5mg/kg，qd，至少输注2小时			
两性霉素B脂质体	i.v.	5～7mg/kg，qd，至少输注2小时			
氟胞嘧啶	p.o.	12.5～37.5mg/kg，q6h			

续表

药品名称	途径	剂量及用法
米卡芬净	i.v.	7~10mg/kg, 胎龄<27周, 日龄<14天以及存在脑膜炎的患儿可用最大剂量, qd, 至少输注1小时
卡泊芬净	i.v.	25mg/m² (约2mg/kg), qd, 至少输注1小时
心血管药物		
肾上腺素	i.v.	1:10000, 每次0.1~0.3ml/kg, 每3~5分钟重复一次
	气管内	1:10000, 每次0.3~1ml/kg, 每3~5分钟重复一次, 至静脉通路建立
	iv.gtt	0.1μg/(kg·min), 至有效量, 最大10μg/(kg·min)
异丙肾上腺素	iv.gtt	0.05~0.5μg/(kg·min), 以0.05μg/(kg·min)开始, 每5~10分钟增加0.05μg/(kg·min), 至有效量, 最大2μg/(kg·min)
	雾化	0.1~0.25ml(1:200), 加生理盐水2ml, q4h~q6h
地高辛		负荷量(μg/kg) 　　　　≤29周　30~36周 i.v.　　15　　　20 p.o.　　20　　　25 维持量 洋地黄化量的1/4~1/5, q12h
去乙酰毛花苷(西地兰)	i.v.	每次10~15μg/kg, 2~3小时后可重复, 1~2次后改为地高辛洋地黄化

药品名称	途径	剂量及用法
卡托普利（巯甲丙脯酸）(开博通)	p.o.	早产儿：每次0.01～0.05mg/kg，q8h～q12h
多巴酚丁胺	iv.gtt	2～10μg/(kg·min)，连续静脉滴注，从小剂量开始，最大40μg/(kg·min)
多巴胺	iv.gtt	小剂量：<5μg/(kg·min) 中剂量：5～10μg/(kg·min) 大剂量：10～20μg/(kg·min)
酚妥拉明	i.v. iv.gtt	每剂0.3～0.5mg/kg或2.5～15μg/(kg·min)，持续静滴
妥拉唑林	i.v. iv.gtt	试用量：1～2mg/kg，10分钟以上，30分钟内有效 维持量：0.2～2mg/(kg·h)
吲哚美辛（消炎痛）	p.o. i.v.	

	第一剂	第二剂	第三剂
<2天	0.2mg/kg	0.1mg/kg	0.1mg/kg
2～7天	0.2mg/kg	0.2mg/kg	0.2mg/kg
>7天	0.2mg/kg	0.25mg/kg	0.25mg/kg

续表

药品名称	途径	剂量及用法
布洛芬	p.o.	每次10mg/kg
	i.v.	第一次10mg/kg, 其余两次5mg/kg, 每次间隔24小时 PDA: q24h, 连用3天 镇痛: q6h~q8h 预防接种前预防用药: 同酚麻美敏
前列腺素E$_1$	iv.gtt	起始剂量: 0.05~0.1μg/(kg·min), 需要时增加到0.4μg/(kg·min), 起作用后渐减量至最低起作用量0.01~0.025μg/(kg·min) 剂量范围: 0.01~0.4μg/(kg·min)
肼屈嗪	p.o.	每次0.25~1mg/kg, q6h~q8h, 喂奶前1小时给予, 根据治疗效果调节剂量和间隔
	i.v.	开始剂量每次0.1~0.5mg/kg, q6h~q8h, 最大量每次2mg/kg, q6h
二氮嗪	i.v.	高血压危象: 每次1~3mg/kg, 可每15~20分钟重复1次, 随后q4h~q24h; 或8~15mg/(kg·d), p.o., q8h~q12h
	p.o.	高胰岛素低血糖: 8~15mg/(kg·d), q8h~12h
依那普利	i.v.	每次5~10μg/kg, q8h~q24h
	p.o.	每次0.04mg/kg, 最大量每次0.15mg/kg, qd

续表

药品名称	途径	剂量及用法
氨力农	i.v. iv.gtt	负荷量: 5mg/kg, 30～60分钟缓慢注射; 维持量: 7～15μg/(kg·min), q12h
	p.o.	每次5～10mg/kg, q12h
米力农	i.v. iv.gtt	负荷量: 50μg/kg, 大于30分钟; 维持量: 0.3～0.75μg/(kg·min)
西地那非	i.v.	首剂: 0.4mg/kg, 输注3小时以上; 维持量: 0.067mg/(kg·h)
	p.o.	每次0.5～2mg/kg, q6h～q12h, 最大量每次3mg/kg
抗心律失常药		
阿托品	p.o.	每次0.02～0.09mg/kg
	i.v.	每次0.01～0.03mg/kg　q4h～q6h, 生理盐水稀释到0.08mg/ml
	气管内	每次0.01～0.03mg/kg　每10～15分钟重复, 2～3次, 最大剂量0.04mg/kg
	插管前	10～20μg/kg　随后给予生理盐水1ml
	雾化吸入	治疗BPD　0.05～0.08mg+2.5ml生理盐水, q4h～q6h, 最小剂量0.25mg, 最大1mg
	i.v.	麻醉前用药　每次0.04mg/kg, 手术前30～60分钟

续表

药品名称	途径	剂量及用法
利多卡因	i.v.	首剂：0.5～1mg/kg，缓慢推注5分钟以上，可10分钟重复一次。3剂总量小于5mg/kg；维持：10～50μg/（kg·min），早产儿应给予最低剂量
普萘洛尔	p.o.	心律失常：每次0.5～1mg/kg，q6h～q8h；高血压：每次0.25mg/kg，最大量每次3.5mg/kg，q6h～q8h；甲状腺功能亢进：2mg/（kg·d），q6h；法洛四联症：每次1～2mg/kg，q6h
	i.v.	心律失常：每次0.01～0.1mg/kg，最大剂量每次1mg/kg（小于1mg/min），q6h～q8h；高血压：每次0.01～0.15mg/kg，q6h～q8h；法洛四联症：每次0.15～0.25mg/kg，必要时可15分钟重复
普罗帕酮（心律平）	p.o.	首剂：5～7mg/kg，以后15～20mg/（kg·d），q6h～q8h；维持量：每次3～5mg/kg，q8h
	i.v.	1～2mg/kg，缓推，1～2小时可重复应用
艾司洛尔	iv.gtt	室上速：0.1mg/（kg·min），每5分钟增加0.05～0.1mg/（kg·min），直到心律稳定。最大剂量0.3mg/（kg·min）；术后高血压：0.05mg/（kg·min），每5分钟增加0.025～0.05mg/（kg·min），直到血压控制。最大剂量0.3mg/（kg·min）
腺苷	i.v.	每次50μg/kg，快速静推，每2分钟追加50μg/kg，直到恢复窦性心律。最大单次剂量250μg/kg
中枢神经系统药物		

药品名称	途径	剂量及用法
地西泮（安定）		惊厥：每次0.1～0.3mg/kg，需要时30分钟后可重复，不超过3次。静注时间不少于3分钟，不能控制的惊厥可0.3mg/（kg·h），iv.gtt
	镇静：i.v.：每次0.04～0.3mg/kg，q2h～q4h，最大量8小时内0.6mg/kg p.o.：每次0.12～0.8mg/（kg·d），q6h～q8h	
	癫痫持续状态：i.v.每次0.1～0.3mg/kg，每15～30分钟一次，最大量2～5mg	
	撤药综合征：每次0.1～0.8mg/kg，q6h～q8h	
	高甘氨酸血症：1.5～3mg/（kg·d），q6h～q8h，与苯甲酸钠125～200mg/（kg·d）同用	
氯硝西泮	i.v.	每次0.01～0.05mg/kg，根据惊厥控制情况可以重复应用
劳拉西泮	i.v.	每次0.05～0.1mg/kg，根据临床效果可以重复应用
苯妥英钠	i.v. p.o.	镇静：首剂：20mg/kg；维持：4～8mg/（kg·d）。首剂i.v.一次。24小时后维持，可i.v.或P.O. q12h，偶尔需要可q8h 抗心律失常：负荷量：10mg/kg；维持量：5～10mg/（kg·d）。负荷量i.v.，30～60分钟，负荷量 q12h，p.o.或i.v. 后24小时给维持量

续表

药品名称	途径	剂量及用法
苯巴比妥（鲁米那）	i.v. i.m.	抗惊厥：负荷量：20mg/kg，最大量30mg/kg；维持量：3～5mg/（kg·d）。维持量在首剂后12～24小时给予，每日一次或q12h 镇静：每次5mg/kg
	p.o. i.v.	胆汁淤积：每次4～5mg/kg，qd，连用4～5天 撤药综合征：

评分/分	每次剂量/（mg·kg⁻¹）	频次
8～10	6	q8h
11～13	8	q8h
14～16	10	q8h
>17	12	q8h

药品名称	途径	剂量及用法
咪达唑仑	i.v. iv.gtt	镇静：每次0.05～0.15mg/kg，按需q2h～q4h；或1～6μg/（kg·h），持续静滴 抗惊厥：负荷量0.15mg/kg，静推5分钟以上 维持量：0.06～0.4μg/（kg·h）[1～7μg/（kg·min）]
左乙西拉坦	i.v. p.o.	每次10mg/kg，最大量每次30mg/kg，新生儿期：qd；新生儿期后，q12h；每1～2周根据疗效调整剂量

续表

药品名称	途径	剂量及用法
水合氯醛	p.o. p.r.	每次25～50mg/kg，必要时q8h
吗啡	i.v.	每次0.05～0.2mg/kg，需要重复应用时必须间隔4小时
	iv.gtt	0.025～0.05mg/(kg·h)，从小剂量开始
	p.o.	0.08～0.2mg/(kg·d)，q3h～q4h，稀释成0.4mg/ml，用于治疗撤药综合征，根据评分每2～3天减量10%～20%
洋库溴铵（潘龙）	i.v.	每次0.04～0.15mg/kg，必要时q1h～q2h
芬太尼	i.v. iv.gtt	镇静：1～4μg/kg，0.5～1μg/(kg·h)，i.v.，必要时q2h～q4h重复，有效后逐渐减量 镇痛：2μg/kg，1～5μg/(kg·h)，i.v.，必要时q2h～q4h重复
对乙酰氨基酚	p.o.	首剂：20～25mg/kg； 维持：每次12～15mg/kg GA≥32周，q8h
	p.r.	首剂：30mg/kg； 维持：每次12～18mg/kg GA<32周，q12h 早产儿PDA：每次15mg/kg，q6h
甘露醇	iv.gtt	利尿：0.2g/kg 降颅压：0.25～1g/kg，2～6小时滴注
呼吸系统用药		

药品名称	途径	剂量及用法
氨茶碱	i.v. iv.gtt	首剂：4～6mg/kg；维持：1.5～3mg/（kg·d），首剂后8～12小时维持，q8h～q12h 首剂：6mg/kg，静滴超过30min，维持量：0.2mg/（kg·h）
咖啡因	p.o. iv.gtt	首剂：10～20mg/kg；维持：2.5～4mg/（kg·d），首剂后12小时维持，q24h
纳洛酮	i.v. i.m.	0.1～0.2mg/kg，3～5分钟无效可重复
猪肺磷脂注射液（固尔苏）	气管内	每次100～200mg/kg，必要时可间隔12小时重复应用
注射用牛肺表面活性剂（珂立苏）	气管内	每次70～100mg/kg，必要时可间隔12小时重复应用
沙丁胺醇	雾化 p.o.	每次0.1～0.5mg/kg，q2h～q6h 每次0.1～0.3mg/kg，q6h～q8h
异丙托溴铵	雾化	每次75～150μg，q6h～q8h
一氧化氮	吸入	开始剂量：10ppm，根据氧分压和吸入氧浓度调整剂量
利尿剂		
呋塞米（速尿）	p.o. i.v. i.m.	每次1～2mg/kg，早产儿q24h

药品名称	途径	剂量及用法
氢氯噻嗪（双氢克尿塞）	p.o. i.v.	2～5mg/（kg·d），q12h，与牛奶同服效果更好
螺内酯（安体舒通）	p.o.	1～3mg/（kg·d），qd或q12h 氢氯噻嗪每次2mg/kg，p.o.，q12h×8周，加用安体舒通每次1.5mg/kg，p.o.，q12h×8周，治疗BPD
布美他尼	p.o. i.v. i.m.	每次0.005～0.1mg/kg，肾功能正常的肺部疾病，开始　GA<34周　出生2个月内q24h 　　　　　　　　　　　　　　　　　　　　　　　　　　　　出生2个月后12h 给予小剂量；心力衰竭或肾功能异常能早常开始给予高剂量 　　　　　　　　　　　　　　　　　　GA≥34周　出生1个月内q24h 　　　　　　　　　　　　　　　　　　　　　　　　出生1个月后12h

内分泌制剂

| 氢化可的松 | iv.gtt | 急性肾上腺功能不全：1～2mg/kg，i.v.，然后25～50mg/（kg·d）维持，q4h～q6h
肾上腺皮质增生症：治疗剂量：0.5～0.7mg/（kg·d），维持剂量：0.3～0.4mg/（kg·d）。分3次给予，早晨和中午各给1/4，余晚上给予。也可以口服，剂量相同
抗炎症介质和免疫抑制：0.8～4mg/（kg·d），q6h
G⁻杆菌休克治疗：每次1～2mg/kg，q12h×48～72小时
低血糖：10mg/（kg·d），q12h |

续表

药品名称	途径	剂量及用法
地塞米松	i.v.	气管插管拔管：每次0.25～1mg/kg，q6h。拔管前24小时开始给予，拔管后给予3～4次 低血糖：每次0.25mg/kg，q12h 支气管肺发育不良：0.15mg/(kg·d)，q12h×3天～0.1mg/(kg·d)，q12h×3天～0.05mg/(kg·d)，q12h×2天，0.02mg/(kg·d)必要时此剂量维持，总疗程约10天
氟氢可的松	p.o.	0.05～0.2mg/d，qd
胰岛素	i.v. iv.gtt皮下	高血糖：首剂：每次0.1U/kg。维持量：0.02～0.1U/(kg·h)，S.C.，0.1～0.2U/kg，q6h～q12h 极低体重儿高血糖：0.02～0.4U/(kg·h)，滴注速度0.1ml/h 高血钾：葡萄糖每次0.3～0.6g/kg加胰岛素每次0.2U/kg
胰高血糖素	i.v. iv.gtt皮下	每次0.025～0.3mg/kg 10～20μg/(kg·h) 必要时可每20分钟一次，最大剂量1mg
左甲状腺素（优甲乐）	p.o.	10～14μg/(kg·d).qd，调整剂量每两周增加12.5μg，渐增至37.5～50μg/d，维持T4 10～15μg/dl，TSH低于15μU/ml
	i.v.	5～10μg/(kg·d)，q24h，每两周增加5～10μg
精氨酸	iv.gtt	100～200mg/(kg·d)，最大量600mg/(kg·d)，24小时静滴（1ml/kg+5%葡萄糖溶液5ml/kg）
左卡尼汀	iv.gtt	100～300mg/(kg·d)，qd

续表

药品名称	途径	剂量及用法
苯基乙酸钠	i.v.	250～400mg/kg，首剂90～120分钟输注，维持量24小时给予
苯甲酸钠	i.v.	250～400mg/kg，首剂90～120分钟输注，维持量24小时给予
奥曲肽	i.v.或皮下	起始剂量：每次1μg/kg，根据疗效调整，最大量每次10μg/kg，q6h
	iv.gtt	治疗乳糜胸：1μg/（kg·h），最大量7μg/（kg·h）
维生素		
维生素A	p.o.	预防量：1000～1500U，qd
	i.m.	治疗量：2.5万～5万U，qd
维生素B$_6$	i.v.	生理需要量：早产儿400μg/d
	i.m.	维生素B$_6$缺乏：2～5mg/d，q6h
	p.o.	维生素B$_6$依赖性惊厥：首剂：50～100mg，i.v.；维持量：50～100mg/d，qd
		铁幼粒细胞贫血：200～600mg/d，应用1～2个月
维生素K$_1$	i.m.	预防量：体重<1500g，0.5～1mg/d×1次；体重>1500g，1～2mg/d×1次
	i.v.	治疗量：2.5～5mg/d，qd×3天

续表

药品名称	途径	剂量及用法
维生素 D_3（胆骨化醇）	p.o. i.m.	早产儿：500～1000IU/d
维生素 E（生育酚）	p.o.	治疗量：25～50mg/（kg·d），qd，共2周 预防量：20～25mg/d，qd，共2～3个月
	i.m.	体重<1500g，20～30mg/kg，qd，共6次
骨化三醇（1α,25-二羟胆骨化醇）（罗盖全）	p.o.	0.05μg/kg，qd，至血钙值正常
消化系统药物		
多潘立酮（吗丁啉）	p.o.	每次0.3mg/kg，q6～8h，餐前15～30分钟服用
10%葡萄糖酸钙	i.v.（缓推）	低钙血症：首剂每次1～2ml/kg，维持量2～8ml/（kg·d）可分数次 交换输血：1ml/100ml 高血钾：每次0.5ml/kg
西咪替丁（甲氰咪胍）	p.o. i.v.	每次2.5～5mg/kg，q6h～q12h（配制成6mg/ml）
法莫替丁	i.v.	每次0.25～0.5mg/kg，q24h

续表

药品名称	途径	剂量及用法
雷尼替丁	p.o.	每次2～4mg/kg, q8h～q12h
	i.v.	每次0.1～0.8mg/kg, q6h～q8h
	iv.gtt	0.6mg/(kg·h), 逐渐减量至0.1mg/(kg·h)(胃液pH>4)
奥美拉唑	p.o.	每次0.5～1.5mg/kg, qd
熊去氧胆酸	p.o.	每次10～15mg/kg, q12h
其他用药		
硫酸镁溶液	i.v.	低镁血症:10%液0.25～0.5ml/次, q6h
	iv.gtt	PPHN:首剂0.2g/kg, 维持20～50mg/(kg·h)
肝素	i.v.	插管或冲洗试管　　0.5～1U/ml
	iv.gtt	全身应用　起始剂量:50U/kg, i.v.; 维持:5～35U/(kg·h); 间断用药每次50～100U/kg, q4h
		DIC　<1.5kg, 20～25U/(kg·h) >1.5kg, 25～30U/(kg·h)
	小剂量 i.v.	DIC相关的缺血或坏死　10～15U/(kg·h)

续表

药品名称	途径	剂量及用法
低分子肝素	皮下	血栓治疗：早产儿每次2mg/kg，q12h。根据抗Xa水平调节，维持抗Xa在0.5～1.0U/ml，剂量范围一般为0.3～3mg/kg 预防：每次0.75mg/kg，q12h。根据抗Xa水平调节，维持抗Xa在0.1～0.4U/ml
硫酸鱼精蛋白	i.v. i.m.	抗肝素过量，根据最后一次应用肝素的时间决定剂量： 2小时前：0.25～0.375mg/100U 30～60分钟：0.5～0.75mg/100U <30分钟：1mg/100u
亚甲蓝	i.v.	每次0.1～0.2mg/kg，不少于5分钟，必要时可1小时内重复一次
破伤风抗毒素	i.m.	预防量：1500U/次 治疗量：1万～2万U/d
乙肝疫苗	i.m.	5μg/次，出生时、生后1个月、6个月各一次
乙肝免疫球蛋白	i.m.	100IU/次，出生时
抗RhD免疫球蛋白	i.m.	200～300μg，孕母剂量
人血静脉丙种球蛋白	iv.gtt	败血症：每次500～750mg/kg，qd，3次 免疫性溶血或血小板减少：400mg～1g/（kg·d），2～5天 低丙种球蛋白血症：0.15～0.4g/kg，每2～4周一次

续表

药品名称	途径	剂量及用法
重组人红细胞生成素	i.v.或皮下	200U/kg，总剂量500～1400U/kg，每日或隔日一次，疗程2～6周
人血球蛋白	iv.gtt	低蛋白血症：每次0.5～1g/kg，滴注q2h～q6h，每1～2日重复一次。最大剂量6g/（kg·d）
小儿氨基酸	i.v.	低血容量：0.5～1g/kg，必要时重复。最大剂量6g/（kg·d）
	iv.gtt	起始剂量：1g/（kg·d），出生后第1天给予，以后每日增加1g/kg，最大剂量3.5g/（kg·d）
脂肪乳剂	iv.gtt	起始剂量：1g/（kg·d），出生后第2天开始，以后每日增加1g/kg，最大剂量4g/（kg·d）
多种微量元素注射液 I（派达益儿）	iv.gtt	BW＜1.5kg：1ml/（kg·d），BW＞1.5kg：0.5ml/（kg·d），与肠道外营养液一起静滴
甘油磷酸钠	iv.gtt	0.5～1ml/（kg·d），低磷血症可增加到2ml/（kg·d），与肠道外营养液一起应用
注射用水溶性维生素（水乐维他）	iv.gtt	0.5ml/（kg·d），与肠道外营养液一起应用
多种微量元素注射液 II（安达美）	iv.gtt	0.5ml/（kg·d），胆汁淤积时：0.3ml/（kg·d），与肠道外营养液一起应用
5%碳酸氢钠	i.v.	心肺复苏：首剂1～2ml/kg，1∶1稀释，可重复0.5ml/kg，每10分钟一次或根据pH
	i.v.	代谢性酸中毒：BE×0.6×体重，给半量
	i.v.	肾小管酸中毒：远端肾小管酸中毒2～3ml/（kg·d）；近端肾小管酸中毒5～10ml/（kg·d）
	p.o.	

续表

药品名称	途径	剂量及用法
尿激酶	i.v. iv.gtt	负荷量：4000U/kg，静脉推注20分钟以上 维持量：4000～6000U/（kg·h）
链激酶	i.v. iv.gtt	负荷量：1500～2000U/（kg·h），30～60分钟 维持量：1000U/（kg·h）×24～72小时
透明质酸钠	皮下	一般在渗出后1小时应用，150U/ml。1ml分5份在渗出周围皮下注射

注：i.v.，静脉注射；i.m.，肌内注射；iv.gtt，静脉滴注；p.o.，口服；p.r.，直肠给药；s.c.，皮下注射；q4h，每4小时一次，余依次类推；qd，每日一次。

（许　婧　李　冬）

参考文献

邵肖梅，叶鸿瑁，丘小汕，2019. 实用新生儿学. 5版. 北京：人民卫生出版社：1074-1081.

附录五

早产儿常见疾病临床诊治指南

1.《新生儿呼吸窘迫综合征的防治——欧洲共识指南2019版》

2.《早产儿呼吸窘迫综合征早期防治专家共识》

3.《早产儿经鼻间歇正压通气临床应用指南（2019年版）》

4.《早产儿无创呼吸支持临床应用建议》

5.《早产儿母乳强化剂使用专家共识》

6.《早产、低出生体重儿出院后喂养建议》